中西医护理技术操作规范及并发症护理

北京朝阳中西医结合急诊抢救中心　组织编写

主　审　张秀英　张素秋
主　编　毕越英　贺敬平　刘彩玲
副主编　姜　雪　宁翠霞　韩　东

编　委（姓氏笔画为序）：

于晓宇　马　宁　马苗苗　马佳牧　王九珍
王亚平　王　斌　王慧峥　王　瑾　叶　辉
冯　菲　宁翠霞　司玉静　毕越英　吕荣辉
刘宏丽　刘　铭　刘彩玲　安亚娜　牟文金
李　伟　李素琴　李晓妮　李晓瑞　李　倩
李章莉　李　维　李锦伟　朱玲玲　肖　越
张秀英　张素秋　张继开　张　岚　和惠卿
周　凌　郝天智　郝冀东　姜　雪　贺敬平
商卫娜　梁建娜　董晓红　董　慧　韩　东
鲁　刚　戴　滨　魏敬美

中国协和医科大学出版社

图书在版编目（CIP）数据

中西医护理技术操作规范及并发症护理／毕越英，贺敬平，刘彩玲主编. —北京：中国协和医科大学出版社，2018.7
ISBN 978-7-5679-1002-7

Ⅰ. ①中… Ⅱ. ①毕… ②贺… ③刘… Ⅲ. ①护理学 Ⅳ. ①R47

中国版本图书馆 CIP 数据核字（2017）第 325044 号

中西医护理技术操作规范及并发症护理

主　　编：毕越英　贺敬平　刘彩玲
责任编辑：王朝霞

出版发行：**中国协和医科大学出版社**
　　　　　（北京东单三条九号　邮编100730　电话65260431）
网　　址：www. pumcp. com
经　　销：新华书店总店北京发行所
印　　刷：中煤（北京）印务有限公司

开　　本：700×1000　　1/16 开
印　　张：22
字　　数：350 千字
版　　次：2018 年 7 月第 1 版
印　　次：2018 年 7 月第 1 次印刷
定　　价：51.00 元

ISBN 978-7-5679-1002-7

（凡购本书,如有缺页、倒页、脱页及其他质量问题,由本社发行部调换）

序

护理学是融自然科学、人文科学、社会科学为一体的应用性学科。自南丁格尔创建护理学以来，经过几代护理人艰苦卓绝的不懈努力，护理工作在疾病预防、治疗、康复以及健康维护方面做出了卓越的贡献。随着现代医学飞速发展，人民群众的护理需求日益凸显，亟待创新护理理念，宏观上探究护理产业发展思路和实施路径，微观上必须夯实基础，为人民群众提供专业化、人性化的护理服务。

护理学是一门实践性艺术，重在操作的规范、技术的精准。对于一名优秀的护理工作者而言，服务与技能犹如鸟之两翼，车之双轮，不可或缺，只有凭借优质的服务、精湛的技能才可赢得社会认可，助推学科发展。中西医结合作为新时期健康工作的新航标，规范化护理操作必须要同步强化。在当前医药卫生体制深化改革阶段，在众多研究方向追随时代热点和崇尚大项研究的趋势下，很高兴看到编著团队能把关注重点聚焦在护理操作规范和并发症的护理上，发挥中西医结合独特优势，弘扬祖国传统医学，切实为临床护理实践起到了积极的指导作用，相信《中西医护理技术操作规范及并发症护理》一书的出版，对加强临床护理培训与应用和中医药护理技术的传承具有双重效应。希望该书的出版能够营造中西医护理研究浓厚氛围，鼓励和倡导文化自信，让护理工作在直接服务于病人中诠释专业内涵，在提高人民群众健康水平中彰显学科价值。

健康是人类永恒的主题，是社会进步的重要标志。无论是学科发展，还是专业建设，护理工作只有不忘初心，善于学习，融合创新，方能在健康中国战略建设进程中，担负起实现健康中国梦的重托。

2018.5.30

前　言

　　护理学是一门知识、技术与艺术相结合的应用学科。它承载着人类的生命和健康，其主要任务是帮助患者恢复健康，帮助健康的人群提高生活质量，引领着人类健康观念的不断升华，促进着个性化、人性化专业护理技术服务水平，彰显着护理技术服务质量。

　　《中西医护理技术操作规范及并发症护理》的出版，旨在强化护理人员熟练掌握扎实的医学理论知识和精湛的护理技术，为患者提供规范、安全的护理技术服务，确保患者医疗、保健、康复技术的有力支持。该书以中西医理论知识为基础，结合临床工作实践，进行了深入的研究与探讨，编著了常见的中西医护理技术操作流程及并发症的护理，规范了各项操作流程和评分标准。

　　全书共分为四章。第一章为常用临床护理技术操作，共有三十四项；第二章为中医护理技术操作，共有十七项；第三章为基础护理技术操作，共有二十三项；第四章为护理技术操作并发症预防及处理，共有二十二节。第一至第三章的护理技术操作，包括物品准备、注意事项、操作流程、评分标准四项内容；第四章护理技术操作并发症，包括发生原因、临床表现、预防及处理流程三项内容。

　　《中西医护理技术操作规范及并发症护理》一书，内容简洁，重点突出，表达清晰，对于规范临床护理人员技术操作、提高临床护理质量、规避护理风险有着重要的临床指导意义。适用于临床护士、进修护士及实习护生的训练与考核，是广大护理人员一本具有实用价值的工具书。

　　该书编著过程中，得到了诸多护理专家及其文献的指导，在此表示衷心的感谢！因编者水平有限，难免存在不足之处，敬请广大护理同仁给予指教！

编者

目　录

第一章　常用护理技术操作

一、生命体征测量操作流程及考核标准

（一）物品准备

体温计、治疗盘、盛放消毒体温计的容器、盛放 75% 酒精溶液的容器、纱布一块、听诊器、血压计、生命体征记录单、笔、有秒针的表。

（二）操作流程

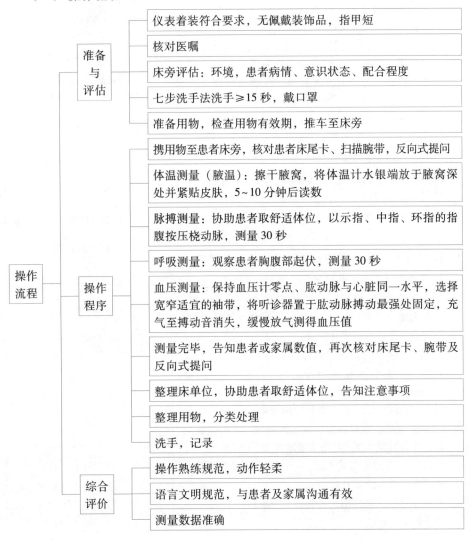

		仪表着装符合要求，无佩戴装饰品，指甲短
		核对医嘱
	准备与评估	床旁评估：环境，患者病情、意识状态、配合程度
		七步洗手法洗手≥15 秒，戴口罩
		准备用物，检查用物有效期，推车至床旁
操作流程		携用物至患者床旁，核对患者床尾卡、扫描腕带，反向式提问
		体温测量（腋温）：擦干腋窝，将体温计水银端放于腋窝深处并紧贴皮肤，5~10 分钟后读数
		脉搏测量：协助患者取舒适体位，以示指、中指、环指的指腹按压桡动脉，测量 30 秒
	操作程序	呼吸测量：观察患者胸腹部起伏，测量 30 秒
		血压测量：保持血压计零点、肱动脉与心脏同一水平，选择宽窄适宜的袖带，将听诊器置于肱动脉搏动最强处固定，充气至搏动音消失，缓慢放气测得血压值
		测量完毕，告知患者或家属数值，再次核对床尾卡、腕带及反向式提问
		整理床单位，协助患者取舒适体位，告知注意事项
		整理用物，分类处理
		洗手，记录
		操作熟练规范，动作轻柔
	综合评价	语言文明规范，与患者及家属沟通有效
		测量数据准确

（三）评分标准

生命体征测量操作考核标准

科室：　　　　　　　　姓名：　　　　　　　　考核者：

检测项目		分值	评分等级				得分
			A	B	C	D	
准备与评估	仪表着装符合要求，无佩戴装饰品，指甲短	2	2	1	0.5	0	
	床旁评估：环境，患者病情、意识、配合程度	2	2	1	0.5	0	
	七步洗手法洗手≥15秒，戴口罩	2	2	1	0.5	0	
	用物准备齐全	6	6	5	4	2	
	检查用物（体温计水银刻度在35℃以下，检查血压计和听诊器）均处于备用状态	3	3	2	1	0.5	
	携用物至患者床旁，核对床尾卡、腕带及反向式提问，协助患者取舒适体位	4	4	3	2	1	
	测量体温（腋温）：用一块纱布擦干腋下，体温计置于腋窝深处紧贴皮肤，5~10分钟后读数	6	6	5	4	2	
	读数、记录，告知患者或家属，将体温计放置于盛放75%酒精溶液的容器内浸泡	4	4	3	2	1	
	测量脉搏：协助患者取舒适体位，以示指、中指、环指按压桡动脉，测量30秒，脉搏异常者，测量1分钟	6	6	5	4	2	
	计数，告知患者或家属	3	3	2	1	0.5	
	测量呼吸：取仰卧位，观察胸腹部起伏，测量30秒，呼吸异常，测量1分钟	6	6	5	4	2	
	计数，告知患者或家属	2	2	1	0.5	0	
	血压测量 1. 协助患者取舒适体位伸直手肘，手掌向上外展45°	2	2	1	0.5	0	
	2. 使血压计零点、肱动脉与心脏同一水平	4	4	3	2	1	
	3. 选择宽窄适宜的袖带，驱尽袖带空气，平整缠于上臂中部，松紧以放入1指为宜，袖带下缘距肘窝2~3cm，开启水银槽开关	8	8	6	5	3	
	4. 将听诊器放于肱动脉搏动点，固定	3	3	2	1	0.5	
	5. 注气，至肱动脉搏动音消失，再使其上升20~30mmHg，后缓慢放气，保持视线与血压计刻度平行，正确读出收缩压、舒张压的数值	10	10	8	6	4	
	6. 测量完毕，驱尽袖带空气，拧紧气门上的螺旋帽，将血压计右倾45°，关闭水银槽开关	4	4	3	2	1	
	7. 记录，告知患者或家属	2	2	1	0.5	0	
	核对床尾卡、腕带及反向式提问	2	2	1	0.5	0	
	整理床单位，整理用物，告知注意事项	2	2	1	0.5	0	
	洗手，记录	2	2	1	0.5	0	

检 测 项 目	分值	评分等级				得分
		A	B	C	D	
评价 语言文明规范，与患者及家属沟通有效	5	5	4	2	1	
操作熟练规范，动作轻柔	5	5	4	2	1	
测量数据准确	5	5	4	2	1	
合　计	100					

（四）注意事项

1. 婴幼儿、意识不清或不合作患者测体温时，护士应守候在患者身旁。

2. 偏瘫患者应选择健侧肢体测量脉搏、血压。

3. 脉搏短绌者，需两位护士同时测量 1 分钟，即一人测脉搏，一人测心率，记录格式：心率/脉搏。

4. 测血压需在患者放松平静时进行，长期测量血压的患者需要做到四定：定时间、定部位、定体位、定血压计。

5. 呼吸异常的患者及婴儿测呼吸时应测量 1 分钟。

6. 呼吸不易观察者，置棉絮于患者鼻孔前，观察棉絮吹动情况。

二、无菌技术操作流程及考核标准

（一）物品准备

治疗盘、无菌治疗巾包、无菌包（治疗碗、弯盘）、无菌持物钳包、无菌溶液、无菌手套、无菌容器（无菌纱布）、安尔碘、棉签、手消毒液、启瓶器、卡片。

（二）操作流程

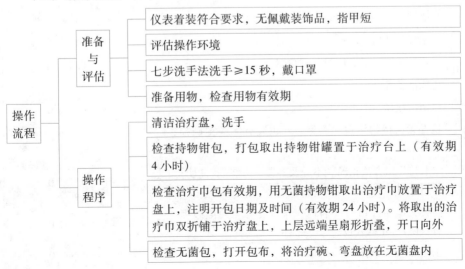

续流程

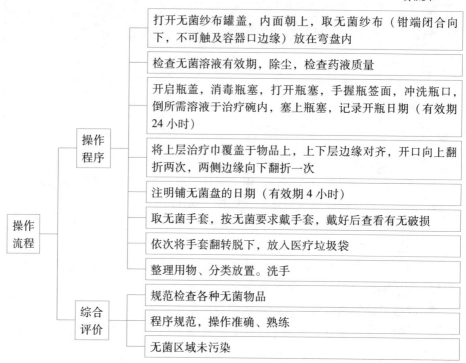

（三）评分标准

无菌技术操作考核标准

科室：　　　　　　　　姓名：　　　　　　　　考核者：

检测项目		分值	评分等级				得分
			A	B	C	D	
准备与评估	仪表着装符合要求，无佩戴装饰品，指甲短	3	3	2	1	0	
	评估操作环境	3	3	2	1	0	
	七步洗手法洗手≥15秒，戴口罩	2	2	1	0.5	0	
	用物准备齐全	4	4	3	2	1	
操作流程	清洁治疗盘，洗手	2	2	1	0.5	0	
	检查无菌持物钳包（名称、外包装有无潮湿破损、有效期）	3	3	2	1	0	
	拿取持物钳方法正确（不触及容器口边缘），注明持物钳开启日期	2	2	1	0.5	0	
	检查无菌治疗巾包（名称、外包装有无潮湿破损、有效期），正确开包	3	3	2	1	0	
	正确开包无污染	2	2	1	0.5	0	

续　表

检测项目		分值	评分等级				得分
			A	B	C	D	
操作流程	夹取治疗巾方法正确，按无菌要求打包剩余治疗巾，注明时间	6	6	4	2	1	
	铺治疗盘方法正确，上层远端呈扇形折叠，开口向外	2	2	1	0.5	0	
	检查无菌包（名称、外包装有无潮湿破损、有效期），正确开包	3	3	2	1	0	
	用无菌持物钳将治疗碗、弯盘放于无菌盘内	4	4	3	2	1	
	正确打开无菌容器	2	2	1	0.5	0	
	取放无菌纱布方法正确，无污染	3	3	2	1	0	
	检查无菌溶液有效期，除尘，检查药液质量	4	4	3	2	1	
	开启铝盖、消毒瓶塞（由上至下环形）	4	4	3	2	1	
	手握瓶签面，冲洗瓶口，倒取溶液，塞瓶塞方法正确无污染	4	4	3	2	1	
	注明无菌溶液开瓶时间	2	2	1	0.5	0	
	盖盘方法正确	5	5	4	3	2	
	注明铺盘日期（有效期4小时）	2	2	1	0.5	0	
	打开手套外包装，取手套方法正确	3	3	2	1	0	
	佩戴手套方法正确，无污染	5	5	4	3	2	
	检查手套有无破损	2	2	1	0.5	0	
	依次将手套翻转脱下，方法正确	4	4	2	1	0	
	整理用物、分类放置，七步洗手法≥15秒	4	4	2	1	0	
评价	规范检查各种无菌物品	3	3	2	1	0	
	程序规范、操作准确、熟练	6	6	4	2	0	
	无菌区域未污染	8	8	6	4	2	
合　计		100					

（四）注意事项

1. 无菌物品按效期先后顺序摆放，不得过期使用。

2. 无菌物品一经取出不得放回，疑有污染不得使用。

3. 无菌容器、无菌包、无菌溶液开启后记录开启时间，24小时内有效。无菌盘有效期不超过4小时。

4. 取无菌持物钳时，无菌持物钳不可触及容器口边缘。使用时钳端不可倒转向上，用后立即放入容器中。

5. 如到远处夹取物品时，无菌持物钳应连同容器一并搬移，就地取出使用。

6. 铺无菌盘区域及治疗盘必须清洁干燥，无菌巾避免潮湿。

7. 戴手套时应注意未戴手套的手不可触及手套外面，戴手套的手不可触及未戴手套的手。

8. 戴手套后如发现破裂，应立即更换。脱手套时，须翻转脱下。

三、七步洗手法操作流程及考核标准

（一）物品准备
洗手液、一次性无菌纸巾或消毒毛巾、水池设施、计时器。

（二）操作流程

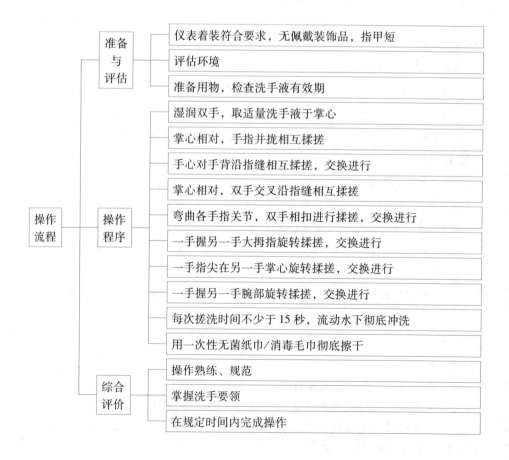

准备与评估
- 仪表着装符合要求，无佩戴装饰品，指甲短
- 评估环境
- 准备用物，检查洗手液有效期

操作流程 — 操作程序
- 湿润双手，取适量洗手液于掌心
- 掌心相对，手指并拢相互揉搓
- 手心对手背沿指缝相互揉搓，交换进行
- 掌心相对，双手交叉沿指缝相互揉搓
- 弯曲各手指关节，双手相扣进行揉搓，交换进行
- 一手握另一手大拇指旋转揉搓，交换进行
- 一手指尖在另一手掌心旋转揉搓，交换进行
- 一手握另一手腕部旋转揉搓，交换进行
- 每次搓洗时间不少于15秒，流动水下彻底冲洗
- 用一次性无菌纸巾/消毒毛巾彻底擦干

综合评价
- 操作熟练、规范
- 掌握洗手要领
- 在规定时间内完成操作

（三）评分标准

七步洗手法操作考核标准

科室： 姓名： 考核者：

检测项目		分值	评分等级				得分
			A	B	C	D	
准备与评估	仪表着装符合要求，无佩戴饰品，指甲短	6	6	4	2	1	
	评估环境，用物准备齐全	10	10	7	4	2	
	检查洗手液有效期、开启日期，在有效期内使用	4	4	3	2	1	
操作流程	湿润双手，取适量洗手液	4	4	3	2	1	
	洗掌心：掌心相对，手指并拢相互揉搓，方法正确	8	8	6	4	2	
	洗手背：手心对手背沿指缝相互揉搓，交换进行，方法正确	8	8	6	4	2	
	洗指缝：掌心相对，双手交叉沿指缝相互揉搓，方法正确	8	8	6	4	2	
	洗指背：弯曲各手指关节，双手相扣进行揉搓，交换进行	8	8	6	4	2	
	洗拇指：手握另一手大拇指旋转揉搓，交换进行	8	8	6	4	2	
	洗指尖：一手指尖在另一手掌心旋转揉搓，交换进行	8	8	6	4	2	
	洗手腕：一手握另一手腕部旋转揉搓，交换进行	8	8	6	4	2	
	流动水冲洗干净，方法正确	6	6	4	2	1	
	消毒毛巾/一次性无菌纸巾擦干双手，无污染	4	4	2	1	0	
评价	操作熟练、规范	4	4	3	2	1	
	掌握要领准确	4	4	3	2	1	
	每次洗手时间≥15秒	2	2	1	0.5	0	
合 计		100					

（四）注意事项

1. 洗手动作稍加用力，所有皮肤均需充分清洗。

2. 洗手时洗手液揉搓时间要在 15 秒以上。

3. 使用一次性无菌纸巾或消毒毛巾擦干双手，毛巾一用一消毒。

4. 手未受到患者血液、体液等明显污染时，可以使用速干手消毒剂消毒双手代替洗手。

四、密闭式静脉输液术操作流程及考核标准

（一）物品准备

治疗盘（输液贴、安尔碘、棉签）、医嘱单、输液本、输液巡视卡、液体及药物标签、止血带、治疗巾、输液器、头皮针、输液架、污物碗、手消毒液、利器盒、浸泡桶。

（二）操作流程

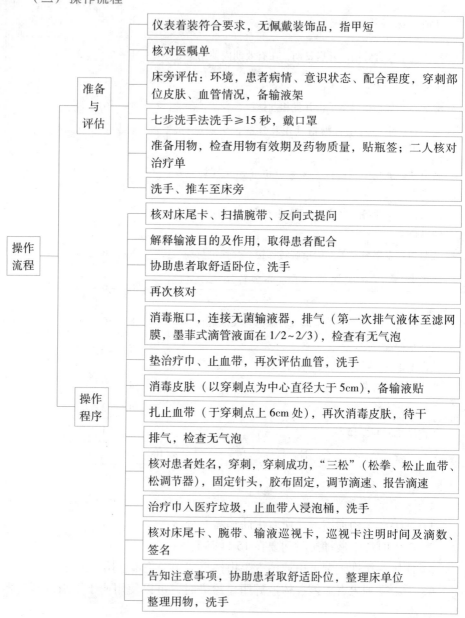

仪表着装符合要求，无佩戴装饰品，指甲短

核对医嘱单

床旁评估：环境，患者病情、意识状态、配合程度，穿刺部位皮肤、血管情况，备输液架

七步洗手法洗手≥15秒，戴口罩

准备用物，检查用物有效期及药物质量，贴瓶签；二人核对治疗单

洗手、推车至床旁

核对床尾卡、扫描腕带、反向式提问

解释输液目的及作用，取得患者配合

协助患者取舒适卧位，洗手

再次核对

消毒瓶口，连接无菌输液器，排气（第一次排气液体至滤网膜，墨菲式滴管液面在1/2~2/3），检查有无气泡

垫治疗巾、止血带，再次评估血管，洗手

消毒皮肤（以穿刺点为中心直径大于5cm），备输液贴

扎止血带（于穿刺点上6cm处），再次消毒皮肤，待干

排气，检查无气泡

核对患者姓名，穿刺，穿刺成功，"三松"（松拳、松止血带、松调节器），固定针头，胶布固定，调节滴速、报告滴速

治疗巾入医疗垃圾，止血带入浸泡桶，洗手

核对床尾卡、腕带、输液巡视卡，巡视卡注明时间及滴数、签名

告知注意事项，协助患者取舒适卧位，整理床单位

整理用物，洗手

准备与评估

操作程序

操作流程

续流程

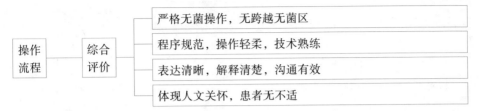

（三）评分标准

密闭式静脉输液操作考核标准

科室：　　　　　　　　　姓名：　　　　　　　　考核者：

检测项目		分值	评分等级				得分
			A	B	C	D	
准备与评估	仪表着装符合要求，无戴装饰品，指甲短	2	2	1	0.5	0	
	二人核对医嘱，用物准备齐全	3	3	2	1	0	
	评估穿刺部位皮肤、血管情况、意识状态及环境，备输液架	3	3	2	1	0	
	七步洗手法洗手≥15秒，戴口罩	2	2	1	0.5	0	
	检查用物有效期、药名、浓度、剂量及药液质量	4	4	3	2	1	
	贴瓶签，二人核对	4	4	3	2	1	
	整理用物、洗手、推车至床旁	3	3	2	1	0	
操作流程	核对床尾卡、扫描腕带、反向式提问	3	3	2	1	0	
	解释输液目的及作用，取得患者配合	3	3	2	1	0	
	协助患者取舒适卧位	2	2	1	0.5	0	
	洗手，再次核对	3	3	2	1	0	
	正确消毒瓶口（开始计时）	2	2	1	0.5	0	
	正确连接无菌输液器	2	2	1	0.5	0	
	排气成功（第一次排气液体到滤网膜，液面在墨菲式滴管1/2~2/3）	5	5	3	2	1	
	检查有无气泡，输液针头悬挂正确	3	3	2	1	0	
	垫治疗巾、止血带，再次评估血管	3	3	2	1	0	
	洗手	2	2	1	0.5	0	
	消毒皮肤，备输液贴	3	3	2	1	0	
	扎止血带，位置正确，再次消毒，待干	4	4	3	2	1	

续 表

检测项目	分值	评分等级				得分
		A	B	C	D	
操作流程 排气, 药液无浪费, 检查无气泡	3	3	2	1	0	
核对患者姓名, 行穿刺, 穿刺成功	10	10	8	6	0	
嘱患者松拳、松止血带, 打开调节器	3	3	2	1	0	
胶布固定针头 (三条胶布平行)	2	2	1	0.5	0	
调节并报告滴速, ±5 滴, 误差每滴扣 0.2 分 (计时结束)	3	3	2	1	0	
治疗巾入医疗垃圾, 止血带入浸泡桶, 洗手	2	2	1	0.5	0	
核对床尾卡、腕带、输液巡视卡	3	3	2	1	0	
巡视卡上注明时间及滴数并签名, 挂于输液架上	3	3	2	1	0	
告知注意事项, 协助患者取舒适卧位, 整理床单位	2	2	1	0.5	0	
整理用物, 洗手	3	3	2	1	0.5	
评价 严格无菌操作, 无跨越无菌区	3	3	2	1	0	
程序规范, 操作轻柔, 技术熟练	3	3	2	1	0	
表达清晰, 解释清楚, 沟通有效	2	2	1	0.5	0	
体现人文关怀, 患者无不适	2	2	1	0.5	0	
合 计	100					

（四）注意事项

1. 选择粗直、弹性好、易于固定的血管, 避开关节和静脉瓣。

2. 输注 2 种以上药液时, 注意核对药物配伍禁忌, 与抗生素和中药注射剂合用时, 两者之间需要输注 0.9%氯化钠溶液（生理盐水）。

3. 排气一次成功: 墨菲式滴管液面达 1/2~2/3, 墨菲式滴管下端输液管无气泡, 避免空气进入血管。

4. 输液部位上端禁止使用血压袖带、止血带, 输液侧肢体禁止抽取血液标本。

5. 保持输液器及药液无菌状态, 连续输液超过 24 小时应更换输液器。

6. 及时巡视病房, 观察液体滴速、液体剩余量、输液局部及患者全身反应。

五、静脉注射术操作流程及考核标准

(一) 物品准备

治疗盘、手消毒液、安尔碘、棉签、输液贴、注射药物、一次性头皮针、止血带、治疗巾、注射卡、医嘱本、利器盒、医疗垃圾桶、生活垃圾桶。

(二) 操作流程

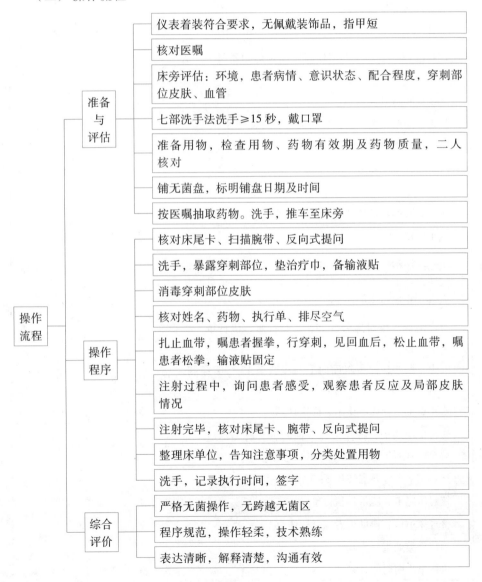

操作流程

准备与评估
- 仪表着装符合要求，无佩戴装饰品，指甲短
- 核对医嘱
- 床旁评估：环境，患者病情、意识状态、配合程度，穿刺部位皮肤、血管
- 七部洗手法洗手≥15秒，戴口罩
- 准备用物，检查用物、药物有效期及药物质量，二人核对
- 铺无菌盘，标明铺盘日期及时间
- 按医嘱抽取药物。洗手，推车至床旁

操作程序
- 核对床尾卡、扫描腕带、反向式提问
- 洗手，暴露穿刺部位，垫治疗巾，备输液贴
- 消毒穿刺部位皮肤
- 核对姓名、药物、执行单、排尽空气
- 扎止血带，嘱患者握拳，行穿刺，见回血后，松止血带，嘱患者松拳，输液贴固定
- 注射过程中，询问患者感受，观察患者反应及局部皮肤情况
- 注射完毕，核对床尾卡、腕带、反向式提问
- 整理床单位，告知注意事项，分类处置用物
- 洗手，记录执行时间，签字

综合评价
- 严格无菌操作，无跨越无菌区
- 程序规范，操作轻柔，技术熟练
- 表达清晰，解释清楚，沟通有效

（三）评分标准

静脉注射术操作考核标准

科室：　　　　　　　　姓名：　　　　　　　　考核者：

检 测 项 目		分值	评分等级				得分
			A	B	C	D	
准备与评估	仪表着装符合要求，不佩戴装饰品，指甲短	2	2	1	0.5	0	
	二人核对医嘱、执行单	2	2	1	0.5	0	
	床旁评估病室环境、患者病情、意识状态、配合程度、注射部位皮肤、血管	4	4	3	2	1	
	七部洗手法洗手≥15秒，戴口罩	2	2	1	0.5	0	
	用物准备齐全，检查药物有效期及药物质量，二人核对	8	8	6	5	4	
	无菌原则打开无菌包	5	5	4	3	2	
	按无菌原则铺无菌盘，标明铺盘日期及时间	5	5	4	3	2	
	按无菌原则抽取药液，放入无菌盘内	5	5	4	3	2	
	洗手，推车至床旁	3	3	2	1	0.5	
操作流程	核对患者床尾卡、扫描腕带，反向式提问	4	4	3	2	1	
	协助患者取舒适体位，暴露穿刺部位	2	2	1	0.5	0	
	洗手≥15秒	3	3	2	1	0.5	
	垫一次性治疗巾，备输液贴，以穿刺点为中心消毒皮肤，直径大于5cm，待干，在穿刺点上6cm处扎止血带（止血带末端向上）	4	4	3	2	1	
	再次消毒，核对患者姓名、药物标签、执行单，排尽空气	4	4	3	2	1	
	嘱患者握拳，针头斜面向上与皮肤呈15~30°穿刺，穿刺（穿刺不成功不得分）	10	10	8	6	4	
	松止血带，嘱患者松拳，固定针翼	3	3	2	1	0.5	
	缓慢推注药液，推注过程中询问患者有无不适，并观察患者的全身反应及局部皮肤情况	4	4	3	2	1	
	注射完毕，穿刺点按压3~5分钟	2	2	1	0.5	0	
	核对床尾卡、腕带、执行单	4	4	3	2	1	
	整理床单位，协助患者取舒适体位	2	2	1	0.5	0	
	用物分类处置，告知注意事项，洗手	4	4	3	2	1	
	执行单注明时间，签字	3	3	2	1	0.5	

续 表

检测项目		分值	评分等级				得分
			A	B	C	D	
综合评价	严格无菌操作，无菌观念强	5	5	4	2	1	
	程序规范，操作轻柔，技术熟练	5	5	4	2	1	
	表达清晰，解释清楚，沟通有效	5	5	4	2	1	
总 分		100					

（四）注意事项

1. 选择粗直、弹性好、易固定的静脉，避开关节和静脉瓣。

2. 需长期静脉给药者，为了保护静脉，应先下后上，从远心端到近心端选择血管进行注射。

3. 根据病情及药物性质，调整注射药物的速度，并随时听取患者主诉，观察局部及病情变化。注射对组织有强烈刺激的药物，先注射生理盐水，确定针头在血管内，再注射相应药物。

六、密闭式静脉输血操作流程及考核标准

（一）物品准备

治疗盘（输液贴、安尔碘、棉签）、医嘱单、发血报告单、输液巡视卡、配型好的血制品、0.9%氯化钠溶液250ml、止血带、治疗巾、输血器、头皮针、输液架、污物碗、手消毒液、利器盒、浸泡桶。

（二）操作流程

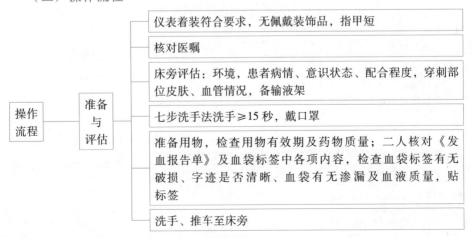

续流程

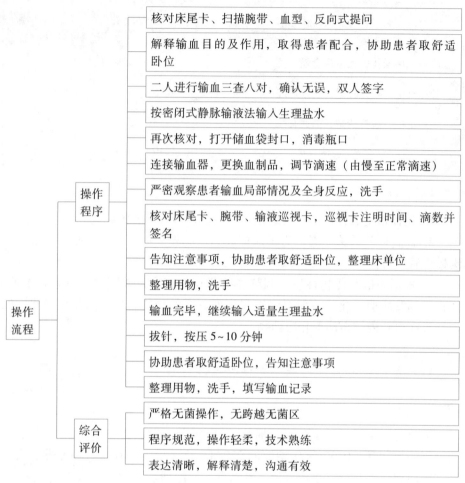

操作流程

操作程序
- 核对床尾卡、扫描腕带、血型、反向式提问
- 解释输血目的及作用，取得患者配合，协助患者取舒适卧位
- 二人进行输血三查八对，确认无误，双人签字
- 按密闭式静脉输液法输入生理盐水
- 再次核对，打开储血袋封口，消毒瓶口
- 连接输血器，更换血制品，调节滴速（由慢至正常滴速）
- 严密观察患者输血局部情况及全身反应，洗手
- 核对床尾卡、腕带、输液巡视卡，巡视卡注明时间、滴数并签名
- 告知注意事项，协助患者取舒适卧位，整理床单位
- 整理用物，洗手
- 输血完毕，继续输入适量生理盐水
- 拔针，按压 5~10 分钟
- 协助患者取舒适卧位，告知注意事项
- 整理用物，洗手，填写输血记录

综合评价
- 严格无菌操作，无跨越无菌区
- 程序规范，操作轻柔，技术熟练
- 表达清晰，解释清楚，沟通有效

（三）评分标准

密闭式静脉输血操作考核标准

科室：　　　　　　　　姓名：　　　　　　　　考核者：

检测项目		分值	评分等级				得分
			A	B	C	D	
准备与评估	着装符合要求，不戴装饰品，指甲短	2	2	1	0.5	0	
	二人核对医嘱	3	3	2	1	0	
	床旁评估：穿刺部位皮肤及血管情况、意识状态、环境，备输液架	3	3	2	1	0	
	七步洗手法洗手≥15 秒，戴口罩	2	2	1	0.5	0	
	用物准备齐全，检查用物有效期及药液质量	4	4	3	2	1	

检 测 项 目		分值	评分等级				得分
			A	B	C	D	
准备与评估	二人核对《发血报告单》及血袋标签中各项内容，检查血袋标签有无破损、字迹是否清晰、血袋有无渗漏及血液质量	5	5	3	2	1	
	贴标签	2	2	1	0.5	0	
	整理用物、洗手、推车至床旁	3	3	2	1	0	
操作流程	核对床尾卡、扫描腕带、血型、反向式提问	4	4	3	2	1	
	解释输血目的及作用	3	3	2	1	0.5	
	患者卧位舒适	2	2	1	0.5	0	
	洗手	2	2	1	0.5	0	
	二人进行输血三查八对	5	5	3	2	1	
	按密闭式静脉输液法正确输入生理盐水	8	8	6	4	1	
	再次核对，打开储血袋封口，消毒瓶口，方法正确	4	4	3	2	1	
	连接输血器，更换血制品，调节滴速（由慢至正常滴速）	4	4	3	2	1	
	严密观察患者输血局部情况及全身反应	4	4	3	2	1	
	洗手	2	2	1	0.5	0	
	核对床尾卡、腕带、输液巡视卡	3	3	3	2	1	
	巡视卡注明时间、滴数并签名	3	3	2	1	0	
	告知注意事项，协助患者取舒适卧位，整理床单位	3	3	2	1	0.5	
	整理用物，洗手	3	3	2	1	0	
	输血完毕，输入适量生理盐水	4	4	3	2	1	
	拔针迅速，按压 5~10 分钟	3	3	2	1	0	
	协助患者取舒适卧位，告知注意事项	3	3	2	1	0	
	整理用物，洗手	3	3	2	1	0	
	填写输血记录，及时准确	5	5	3	2	1	
评价	严格无菌操作，无跨越无菌区	3	3	2	1	0	
	程序规范，操作轻柔，技术熟练	3	3	2	1	0	
	表达清晰，解释清楚，沟通有效	2	2	1	0.5	0	
合　计		100					

（四）注意事项

1. 在取血和输血过程中须两人严格三查八对、无菌操作。

2. 血制品不得加热，不得自行储存，全血、成分血和其他血液制品从血库取出后应在 30 分钟内输注,在 4 小时内输完。

3. 开始输血 15 分钟内,成人滴数 1~2ml/min,防止发生溶血反应,输血过程中注意观察穿刺局部及全身反应。

4. 输血前后及连续输入不同供血者血液制品时,应输入少量生理盐水,防止发生不良反应。

5. 禁止在血液制品中随意加入任何药物,防止发生血液凝集或溶血现象。

6. 血小板输注前要轻摇血袋,同时输注多种血液成分时,应先输血小板。

7. 出现输血反应立即减慢或停止输血,更换输血器,用生理盐水维持静脉通路,通知医生,做好抢救准备,保留余血并记录。

8. 空血袋低温保存 24 小时后按医疗废物处理。

七、周围静脉采血术操作流程及考核标准

(一) 物品准备

治疗盘(输液贴、安尔碘、棉签)、医嘱单、执行单、条形码、真空采血管、试管架、一次性采血针、止血带、治疗巾、污物碗、手消毒液、利器盒、浸泡桶。

(二) 操作流程

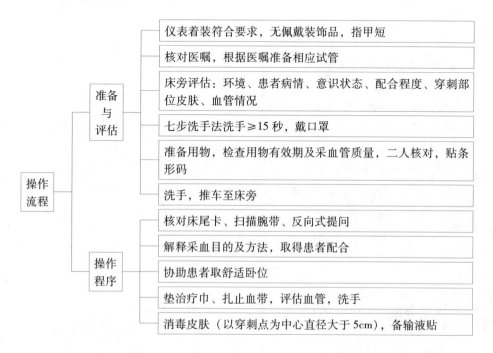

续流程

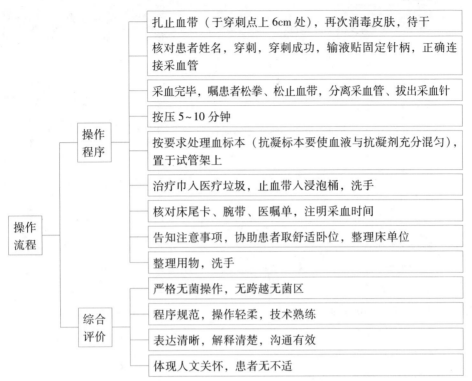

操作流程
├─ 操作程序
│　├─ 扎止血带（于穿刺点上 6cm 处），再次消毒皮肤，待干
│　├─ 核对患者姓名，穿刺，穿刺成功，输液贴固定针柄，正确连接采血管
│　├─ 采血完毕，嘱患者松拳、松止血带，分离采血管、拔出采血针
│　├─ 按压 5~10 分钟
│　├─ 按要求处理血标本（抗凝标本要使血液与抗凝剂充分混匀），置于试管架上
│　├─ 治疗巾入医疗垃圾，止血带入浸泡桶，洗手
│　├─ 核对床尾卡、腕带、医嘱单，注明采血时间
│　├─ 告知注意事项，协助患者取舒适卧位，整理床单位
│　└─ 整理用物，洗手
└─ 综合评价
　　├─ 严格无菌操作，无跨越无菌区
　　├─ 程序规范，操作轻柔，技术熟练
　　├─ 表达清晰，解释清楚，沟通有效
　　└─ 体现人文关怀，患者无不适

（三）评分标准

周围静脉采血术操作考核标准

科室：　　　　　　姓名：　　　　　　考核者：

检 测 项 目		分值	评分等级				得分
			A	B	C	D	
准备与评估	着装符合要求，不戴装饰品，指甲短	2	2	1	0.5	0	
	二人核对医嘱，按医嘱准备采血管正确	3	3	2	1	0	
	评估穿刺部位皮肤、血管情况、意识状态及环境	3	3	2	1	0	
	按七步洗手法洗手≥15 秒，戴口罩	2	2	1	0.5	0	
	检查用物有效期	4	4	3	2	1	
准备与评估	检查采血管质量	3	3	2	1	0	
	二人核对，粘贴条形码（避开刻度）	4	4	3	2	1	
	整理用物、洗手、推车至床旁	2	2	1	0.5	0	

续 表

检 测 项 目		分值	评分等级				得分
			A	B	C	D	
操作流程	核对床尾卡、扫描腕带、反向式提问	3	3	2	1	0	
	解释采血目的及方法	3	3	2	1	0	
	协助患者取舒适卧位	2	2	1	0.5	0	
	垫治疗巾、扎止血带位置准确，再次评估血管	3	3	2	1	0	
	洗手	2	2	1	0.5	0	
	消毒皮肤，范围符合要求，备输液贴	3	3	2	1	0	
	扎止血带，再次消毒，待干	3	3	2	1	0	
	核对患者姓名，穿刺，见血回后针头再进入少许	15	15	10	5	0	
	正确连接采血管	3	3	2	1	0	
	采血量准确	8	8	6	4	2	
	松拳、松止血带，拔针，动作轻柔	2	2	1	0.5	0	
	穿刺点按压 5~10 分钟	3	3	2	1	0	
	处理标本方法正确（抗凝标本充分混匀）	4	4	3	2	1	
	治疗巾入医疗垃圾，止血带入浸泡桶，洗手	3	3	2	1	0	
	核对床尾卡、腕带、医嘱单	3	3	2	1	0	
	注明采血时间	3	3	2	1	0	
	告知注意事项，协助患者取舒适卧位，整理床单位	3	3	2	1	0	
	整理用物，洗手	3	3	2	1	0	
评价	严格无菌操作，无跨越无菌区	3	3	2	1	0	
	程序规范，操作轻柔，技术熟练	3	3	2	1	0	
	表达清晰，解释清楚，沟通有效	2	2	1	0.5	0	
合　计		100					

（四）注意事项

1. 在安静状态下采集血标本，如需空腹血标本应提前告知患者。

2. 选择正确的采集部位，避开输液侧、手术侧、末梢循环差的肢体；同时要避开血肿、炎症及皮肤破损处。

3. 同时采集多种血标本时，按血培养、抗凝、非抗凝顺序依次采集血标本。

4. 标本采集量要准确，标本采集后及时送检，送检过程中避免过度震荡。

5. 血培养标本应选择在抗生素应用前采集。

八、动脉采血术操作流程及考核标准

（一）物品准备

治疗盘（输液贴、安尔碘、棉签）、医嘱单、执行单、条形码、动脉采血针、治疗巾、体温计、污物碗、手消毒液、利器盒、浸泡桶。

（二）操作流程

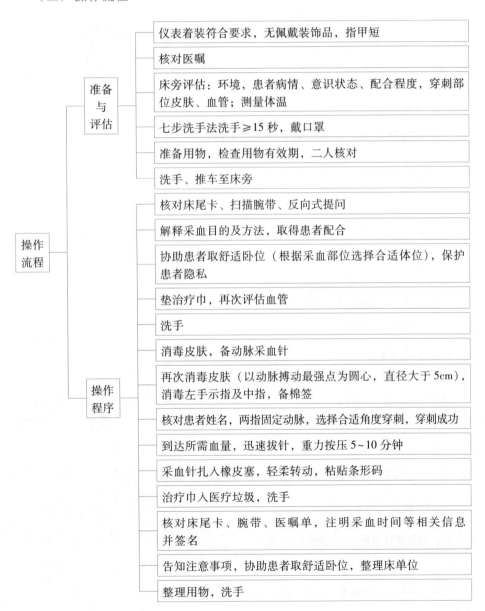

准备与评估

- 仪表着装符合要求，无佩戴装饰品，指甲短
- 核对医嘱
- 床旁评估：环境，患者病情、意识状态、配合程度，穿刺部位皮肤、血管；测量体温
- 七步洗手法洗手≥15秒，戴口罩
- 准备用物，检查用物有效期，二人核对
- 洗手、推车至床旁

操作流程

操作程序

- 核对床尾卡、扫描腕带、反向式提问
- 解释采血目的及方法，取得患者配合
- 协助患者取舒适卧位（根据采血部位选择合适体位），保护患者隐私
- 垫治疗巾，再次评估血管
- 洗手
- 消毒皮肤，备动脉采血针
- 再次消毒皮肤（以动脉搏动最强点为圆心，直径大于5cm），消毒左手示指及中指，备棉签
- 核对患者姓名，两指固定动脉，选择合适角度穿刺，穿刺成功
- 到达所需血量，迅速拔针，重力按压5~10分钟
- 采血针扎入橡皮塞，轻柔转动，粘贴条形码
- 治疗巾入医疗垃圾，洗手
- 核对床尾卡、腕带、医嘱单，注明采血时间等相关信息并签名
- 告知注意事项，协助患者取舒适卧位，整理床单位
- 整理用物，洗手

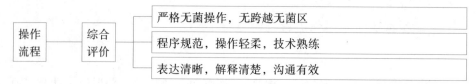

续流程

（三）评分标准

动脉采血术操作考核标准

科室：　　　　　　　姓名：　　　　　　　考核者：

检测项目		分值	评分等级				得分
			A	B	C	D	
准备与评估	着装符合要求，无戴装饰品，指甲短	2	2	2	1	0	
	二人核对医嘱	3	3	2	1	0	
	床旁评估穿刺部位皮肤及血管情况、意识状态、环境	3	3	3	2	1	
	测量体温	2	2	1	0.5	0	
	按七步洗手法洗手≥15秒，戴口罩	2	2	1	0.5	0	
	用物准备齐全，检查用物有效期	4	4	3	2	1	
	二人核对	3	3	2	1	1	
	整理用物、洗手、推车至床旁	3	3	1	0.5	0	
操作流程	核对床尾卡、扫描腕带、反向提问	3	3	2	1	1	
	解释采血目的及方法	3	3	2	1	0	
	协助患者取舒适卧位（根据采血部位选择合适体位），注意保护患者隐私	4	4	3	2	1	
	垫治疗巾，再次评估血管	3	3	2	1	0	
	洗手	2	2	1	0.5	0	
	消毒皮肤范围准确，备动脉采血针	3	3	2	1	0	
	消毒皮肤及左手示指及中指	3	3	2	1	0	
	待干，备棉签	2	2	1	0.5	0	
	核对患者姓名，固定动脉，穿刺（根据穿刺动脉选择合适的进针角度），穿刺成功	10	10	10	5	0	
	采血量准确	8	8	6	4	2	
	拔针，穿刺点重力按压5~10分钟	4	4	3	2	1	

检测项目	分值	评分等级				得分
		A	B	C	D	
操作流程 处理标本方法正确（采血针扎入橡皮塞，标本内无气泡）	4	4	3	2	1	
摇匀手法正确	3	3	2	1	0	
正确粘贴条形码	3	3	2	1	0	
治疗巾入医疗垃圾，洗手	3	3	2	1	0	
再次核对床尾卡、腕带、医嘱单	3	3	2	1	0	
注明采血时间等相关信息并签名	4	4	3	2	1	
告知注意事项，协助患者取舒适卧位，整理床单位	3	3	2	1	0	
整理用物，洗手	2	2	1	0.5	0	
评价 严格无菌操作，无跨越无菌区	3	3	2	1	0	
程序规范，操作轻柔，技术熟练	3	3	2	1	0	
表达清晰，解释清楚，沟通有效	2	2	1	0.5	0	
合　计	100					

（四）注意事项

1. 采血前向患者做好解释工作，使之处于安静状态。

2. 根据动脉选择进针角度，桡动脉 40°~60°、股动脉 90° 穿刺。

3. 采血时速度宜慢，防止产生气泡。

4. 穿刺结束迅速拔针，按压时间不少于 5 分钟，凝血功能异常者增加按压时间，防止出血。

5. 标本采集量必须准确，标本采集后及时送检。

6. 完善登记。在申请单上注明采血时间、患者体温及是否吸氧或应用呼吸机，以便综合评价检测结果。

九、静脉留置针操作流程及考核标准

（一）物品准备

治疗盘（输液贴、安尔碘、棉签）、医嘱单、输液本、输液巡视卡、液体及药物标签、所需药液、止血带、治疗巾、输液器、静脉留置针、无菌透明敷料、输液架、污物碗、手消毒液、利器盒、浸泡桶。

（二）操作流程

```
操作流程
├─ 准备与评估
│   ├─ 仪表着装符合要求，无佩戴装饰品，指甲短
│   ├─ 核对医嘱
│   ├─ 床旁评估：环境，患者病情、意识状态、配合程度，穿刺部位皮肤、血管情况，备输液架
│   ├─ 七步洗手法洗手≥15秒，戴口罩
│   ├─ 准备用物，检查用物有效期及药物质量，贴瓶签。二人核对
│   └─ 洗手、推车至床旁
├─ 操作程序
│   ├─ 核对床尾卡、扫描腕带、反向式提问
│   ├─ 解释操作目的及作用，取得患者配合
│   ├─ 协助患者取舒适卧位，洗手
│   ├─ 再次核对
│   ├─ 消毒瓶口，连接输液器，排气（第一次排气液体至滤网膜，墨菲式滴管液面在1/2～2/3），检查有无气泡
│   ├─ 垫治疗巾、扎止血带，评估血管，洗手
│   ├─ 消毒皮肤（以穿刺点为中心，直径大于8cm），备留置针贴膜
│   ├─ 止血带扎（穿刺点上10cm处），再次消毒皮肤，待干
│   ├─ 连接留置针，调节针尖斜面，再次排气，检查无气泡
│   ├─ 核对患者姓名，穿刺，穿刺成功，撤针芯，送外套管，"三松"（松拳、松止血带、松调节器）
│   ├─ 固定留置针（无张力贴膜），调节、报告滴速
│   ├─ 治疗巾入医疗垃圾，止血带入浸泡桶。洗手
│   ├─ 核对床尾卡、腕带、输液巡视卡，巡视卡注明时间及滴数并签名
│   ├─ 注明留置针日期及时间
│   └─ 告知注意事项，协助患者取舒适卧位，整理用物，洗手
└─ 综合评价
    ├─ 严格无菌操作，无跨越无菌区
    ├─ 程序规范，操作轻柔，技术熟练
    └─ 表达清晰，解释清楚，沟通有效
```

（三）评分标准

静脉留置针操作考核标准

科室：　　　　　　　姓名：　　　　　　　考核者：

检测项目		分值	评分等级				得分
			A	B	C	D	
准备与评估	着装符合要求，无戴装饰品，指甲短	2	2	1	0.5	0	
	二人核对医嘱	3	3	2	1	0	
	床旁评估穿刺部位皮肤、血管情况、意识状态及环境，备输液架	3	3	2	1	0	
	七步洗手法洗手≥15秒，戴口罩	2	2	1	0.5	0	
	用物准备齐全，检查用物有效期、药名、浓度、剂量及药物质量	4	4	3	2	1	
	贴瓶签，二人核对	2	2	1	0.5	0	
	整理用物、洗手、推车至床旁	3	3	2	1	0	
操作流程	核对床尾卡、扫描腕带，反向式提问	3	3	2	1	0	
	耐心解释输液目的及作用	2	2	1	0.5	0	
	协助患者取舒适卧位	2	2	1	0.5	0	
	洗手，再次核对	3	3	2	1	0	
	正确消毒瓶口（开始计时）	4	4	3	2	1	
	正确连接输液器	3	3	2	1	0	
	排气一次成功	4	4	3	2	1	
	检查有无气泡，输液针头悬挂正确	2	2	1	0.5	0	
	垫治疗巾、扎止血带，评估血管	3	3	2	1	0	
	消毒皮肤，备留置针贴膜，	3	3	2	1	0	
	扎止血带，再次消毒皮肤，待干	3	3	2	1	0	
	正确连接留置针	2	2	1	0.5	0	
	再次排气，检查无气泡	2	2	1	0.5	0	
	核对患者姓名，穿刺，穿刺成功；撤针芯、送外套管方法正确	10	10	8	6	0	
	"三松"（松拳、松止血带、松调节器）	3	3	2	1	0	
	固定留置针，无张力贴膜（延长管U型固定）	3	3	2	1	0	
	调节、报告滴速，±5滴，误差每滴扣0.2分，计时结束	3	3	2	1	0	

续　表

检测项目		分值	评分等级				得分
			A	B	C	D	
操作流程	治疗巾入医疗垃圾，止血带入浸泡桶	2	2	1	0.5	0	
	洗手	2	2	1	0.5	0	
	核对床尾卡、腕带、输液巡视卡	3	3	2	1	0	
	巡视卡上注明时间及滴数并签名，悬挂于输液架上	3	3	2	1	0	
	注明留置针日期及时间	2	2	1	0.5	0	
	告知注意事项，协助患者取舒适卧位，整理床单位	3	3	2	1	0	
	整理用物，洗手	3	3	2	1	0	
评价	严格无菌操作，无跨越无菌区	3	3	2	1	0	
	程序规范，操作轻柔，技术熟练	3	3	2	1	0	
	表达清晰，解释清楚，沟通有效	2	2	1	0.5	0	
合　计		100					

（四）注意事项

1. 严格执行无菌操作规程及查对制度。

2. 密切观察患者穿刺部位及生命体征的变化。每次输液前后，检查穿刺部位及静脉走行方向有无红肿，并询问患者有无疼痛与不适。如有异常，应及时拔除留置针并做相应处理。仍需输液者应更换部位另行穿刺。

3. 妥善固定，尽量减少穿刺侧肢体的活动，避免被水沾湿。如需洗脸或洗澡时，用保鲜膜将局部包裹好。能下地活动的患者，静脉留置针避免保留于下肢，以免由于重力作用造成回血，堵塞导管。

4. 每次输液前应先抽回血，再用无菌生理盐水冲洗导管。如抽吸无回血或冲洗有阻力时，应考虑静脉留置针堵塞，此时应拔除静脉留置针，禁止用注射器用力推注，以免将凝固的血栓推进血管，造成栓塞。

十、经外周静脉置入中心静脉导管术（PICC）操作流程及考核标准

（一）物品准备

治疗盘（输液贴、洗必泰）、酒精、医嘱单、知情同意书、PICC穿刺包、PICC导管、无菌手套、0.9%氯化钠注射液、肝素钠、20ml注射器、输液接头、皮尺、3M贴膜、弹力绷带、止血带、污物碗、手消毒液、利器盒、浸泡桶。

（二）操作流程

```
操作
流程
├── 准备
│   与
│   评估
│   ├── 仪表着装符合要求，无佩戴装饰品，指甲短
│   ├── 核对医嘱，确认知情同意书签署情况
│   ├── 床旁评估：环境，患者病情、意识状态、配合程度、穿刺部位皮肤、血管情况
│   ├── 七步洗手法洗手≥15秒，戴口罩
│   ├── 准备用物，检查用物有效期及药物质量。配置肝素盐水，二人核对
│   └── 洗手、推车至床旁
│
└── 操作
    程序
    ├── 核对床尾卡、扫描腕带、反向式提问
    ├── 解释置管目的及方法，取的患者配合
    ├── 协助患者取平卧位，置管侧手臂外展90°
    ├── 再次评估血管，确定穿刺点（避开肘关节，首选贵要静脉）
    ├── 测量置管长度（从穿刺点沿静脉走向至右胸锁关节，再向下至第三肋间隙）及臂围（肘窝上10cm），记录
    ├── 洗手，打开置管包，戴无菌手套，建立无菌区
    ├── 穿刺侧肢体垫无菌巾，消毒（消毒范围上下≥20cm，左右至臂缘；酒精、洗必泰各三遍，遵循顺-逆-顺原则）
    ├── 垫无菌巾、止血带，铺孔巾及中单，待干
    ├── 脱手套、洗手；穿手术衣，戴手套
    ├── 再次核对。打开导管及其他无菌物品，预冲导管、减压套筒、输液接头，检查导管完整性，生理盐水浸润导管；检查穿刺针
    ├── 扎止血带，核对患者。穿刺，见回血，放低角度再进针0.5~1cm
    ├── 送插管鞘，松拳、松止血带，撤针芯（左手示指、中指压在外套管前端，拇指固定），套管下垫无菌纱布
    ├── 缓慢、匀速送入PICC导管（至肩部时，患者头转向穿刺侧并下颌贴肩）至所需长度
    ├── 撤插管鞘、导丝（缓慢、平直撤出导丝）
    └── 修剪导管（垂直修剪，不得剪出斜面或毛碴）
```

续流程

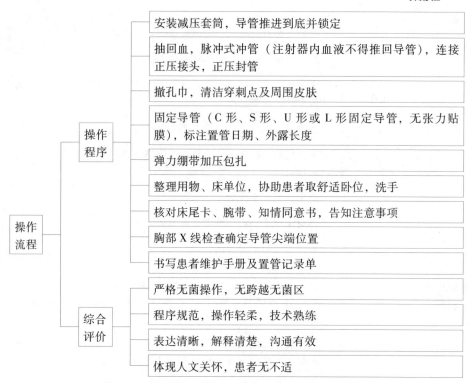

（三）评分标准

经外周静脉置入中心静脉导管（PICC）操作考核标准

科室：　　　　　　　　姓名：　　　　　　　　考核者：

检测项目		分值	评分等级				得分
			A	B	C	D	
准备与评估	着装符合要求，无戴装饰品，指甲短	2	2	1	0.5	0	
	二人核对医嘱，确认签署知情同意书	3	3	2	1	0	
	床旁评估穿刺部位皮肤、血管情况、意识状态及环境	3	3	1	0.5	0	
	七步洗手法洗手≥15秒，戴口罩	2	2	1	0.5	0	
	用物准备齐全，检查用物有效期及药物质量	2	2	1	0.5	0	
	配置肝素盐水方法正确	2	2	1	0.5	0	
	二人核对	2	2	1	0.5	0	
	整理用物、洗手、推车至床旁	3	3	2	1	0	

检测项目		分值	评分等级				得分
			A	B	C	D	
操作流程	核对床尾卡、扫描腕带、反向式提问	3	3	2	1	0	
	解释置管目的及方法，取得患者配合	2	2	1	0.5	0	
	协助患者取平卧位，手臂外展90°	2	2	1	0.5	0	
	再次评估血管，正确选择穿刺点	2	2	1	0.5	0	
	正确测量置管长度、臂围并记录	2	2	1	0.5	0	
	洗手	2	2	1	0.5	0	
	打开置管包，戴无菌手套，建立无菌区，物品摆放合理	3	3	2	1	0	
	穿刺侧肢体垫无菌巾，消毒	4	4	3	2	1	
	垫无菌巾、止血带，铺孔巾及中单，待干	3	3	2	1	0	
	脱手套、洗手	2	2	1	0.5	0	
	穿手术衣，戴手套	2	2	1	0.5	0	
	再次核对，依次打开导管及其他无菌物品	2	2	1	0.5	0	
	预冲导管、减压套筒、输液接头，检查导管完整性，生理盐水浸润导管，检查穿刺针	3	3	2	1	0	
	扎止血带，核对患者姓名	2	2	1	0.5	0	
	行穿刺，穿刺成功	4	4	3	2	1	
	送插管鞘，松拳、松止血带，撤针芯方法正确，套管下垫无菌纱布	2	2	1	0.5	0	
	缓慢、匀速送入PICC导管至所需长度	3	3	2	1	0	
	撤插管鞘、导丝（缓慢、平直撤出导丝）	2	2	1	0.5	0	
	修剪导管方法正确，无斜面及毛碴	2	2	1	0.5	0	
	安装减压套筒并锁定	2	2	1	0.5	0	
	抽回血，脉冲式冲管；连接正压接头，正压封管	3	3	2	1	0	
	清理穿刺点及周围皮肤	2	2	1	0.5	0	
	正确固定导管，标注置管日期、外露长度	3	3	2	1	0	
	弹力绷带加压包扎	2	2	1	0.5	0	
	整理用物	2	2	1	0.5	0	
	脱手套及手术衣	2	2	1	0.5	0	
	协助患者取舒适卧位，整理床单位；洗手	3	3	2	1	0	
	核对床尾卡、腕带、知情同意书，告知注意事项	3	3	2	1	0	
	胸部X线检查确定导管尖端位置	2	2	1	0.5	0	
	书写患者维护手册及置管记录单	2	2	1	0.5	0	

续　表

检 测 项 目	分值	评分等级				得分
		A	B	C	D	
评价　严格无菌操作，无跨越无菌区	2	2	1	0.5	0	
程序规范，操作轻柔，技术熟练	2	2	1	0.5	0	
表达清晰，解释清楚，沟通有效	2	2	1	0.5	0	
体现人文关怀，患者无不适	2	2	1	0.5	0	
合　　计	100					

（四）注意事项

1. 操作前准确评估，避开乳癌切除术和（或）淋巴结清扫、接受放射治疗患者的患侧肢体。

2. 穿刺不成功时，禁止将钢针回套，以免插管鞘破损。

3. 送管动作轻柔、缓慢防止损伤血管，送管困难时禁止暴力送管。

4. 导丝撤除困难时，应立即停止，适当调整，禁止暴力撤除。

5. 弹力绷带加压包扎止血的患者注意观察肢体静脉回流情况，如有不适及时撤除。

6. 弹力绷带加压包扎止血时禁止在 PICC 管下端进行静脉穿刺输液。

7. 输入脂肪乳等高黏滞性药物后立即脉冲式冲管，输注时间在 4 小时以上时，每 4 小时脉冲式冲管一次，禁止用静脉点滴的方式冲管。

8. 使用脉冲方法冲管、正压封管，禁止使用<10ml 注射器给药及封、冲管。

9. 普通导管禁止使用高压注射泵推注造影剂。

10. 置管侧肢体避免提重物或做剧烈运动。

11. 穿刺部位上端禁止使用血压计袖带、止血带。

十一、肌内注射操作流程及考核标准

（一）物品准备

医嘱单、无菌镊子、无菌镊子罐、根据医嘱准备药物标签、棉签、砂轮、注射器、无菌治疗巾、无菌盘、药液、利器盒。

（二）操作流程

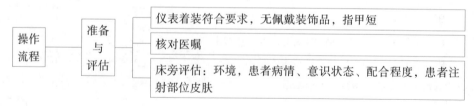

续流程

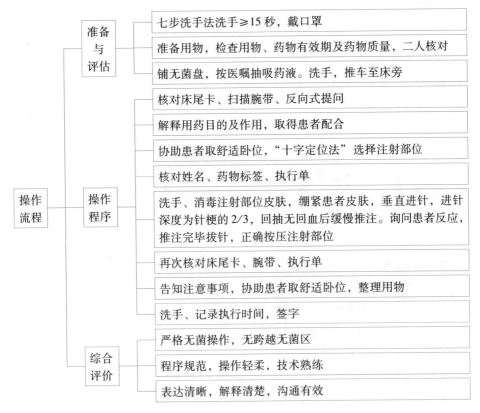

（三）评分标准

肌内注射操作考核标准

科室：　　　　　　　姓名：　　　　　　　考核者：

检测项目	分值	评分等级				得分
		A	B	C	D	
着装符合要求，不戴装饰品，指甲短	2	2	1	0.5	0	
二人核对医嘱、执行单	3	3	2	1	0	
床旁评估病室环境，患者病情、意识状态及注射部位皮肤	2	2	1	0.5	0	
七步洗手法洗手≥15秒，戴口罩	3	3	2	1	0	
用物准备齐全	3	3	2	1	0	
检查用物有效期、药名、浓度、剂量及药物质量	3	3	2	1	0	
无菌原则打开无菌治疗巾包	3	3	2	1	0	
按无菌原则铺盘，注明铺盘日期及时间，注明开包日期及时间	5	5	3	1	0	

※ 准备与评估 (rowspan label on left)

续　表

检 测 项 目		分值	评分等级				得分
			A	B	C	D	
准备与评估	持钳、镊方法正确	3	3	2	1	0	
	取持物钳、镊不得碰触容器边缘	3	3	2	1	0	
	消毒安瓿，无菌原则扇形打开无菌盘，掰开安瓿	3	3	2	1	0	
	取注射器方法正确，针帽放入无菌盘内，检查针尖及注射器	3	3	2	1	0	
	抽吸药液方法正确剂量准确，无污染，排气方法正确，无残留	5	5	3	1	0	
	核对药物、贴标签	3	3	2	1	0	
	盖无菌盘，空安瓿放于无菌巾下方	4	4	3	2	0	
	物品移至治疗车上	2	2	1	0.5	0	
	洗手，推车至床旁	3	3	2	1	0	
操作流程	核对床尾卡、扫描腕带、反向式提问	4	4	3	2	0	
	协助患者取舒适体位，解释用药的目的，取得患者配合	3	3	2	1	0	
	病人卧位正确，"十字定位法"选择注射部位	5	5	3	1	0	
	核对患者姓名、药物标签、执行单	3	3	2	1	0	
	洗手、消毒皮肤，扇形打开无菌盘	3	3	2	1	0	
	注射，垂直进针，深度为针梗的2/3。询问患者反应拔针迅速，按压方法正确	10	10	5	1	0	
	核对床尾卡、腕带、执行单	3	3	2	1	0	
	执行单注明时间，签名	3	3	2	1	0	
	告知注意事项，协助患者取舒适卧位，整理用物，洗手	3	3	2	1	0	
评价	严格无菌操作，无越跨无菌区	4	4	3	2	0	
	程序规范，技术娴熟，动作轻柔	3	3	2	1	0	
	表达清晰，解释清楚，沟通有效	3	3	2	1	0	
合　计		100					

（四）注意事项

1. 选择注射部位应避开瘢痕硬结或压痛处。避免刺伤神经和血管，进针后回抽无回血方可注射。

2. 十字定位法的方法　以臀裂为定点向左或向右画一水平线，髂嵴最高点向下做一垂直平分线，将一侧臀部分为四个象限，其外上象限避开内角即为注射部位。

3. 需长期肌内注射的患者，应交替更换注射部位，防止产生局部硬结。

4. 两种以上药液同时注射时，要注意配伍禁忌，应在不同部位注射。

5. 为防止针梗从根部折断，在注射时切勿将针梗全部刺入，以刺入针梗的三分之二为宜。

十二、皮内注射操作流程及考核标准

（一）物品准备

医嘱单、根据医嘱准备皮试药液、肾上腺素（备用）、标签、安尔碘、75%酒精溶液、棉签、砂轮、一次性使用 2ml 注射器、一次性使用 1ml 注射器、治疗盘、无菌治疗巾、无菌镊子罐、无菌持物钳、手消毒液、利器盒。

（二）操作流程

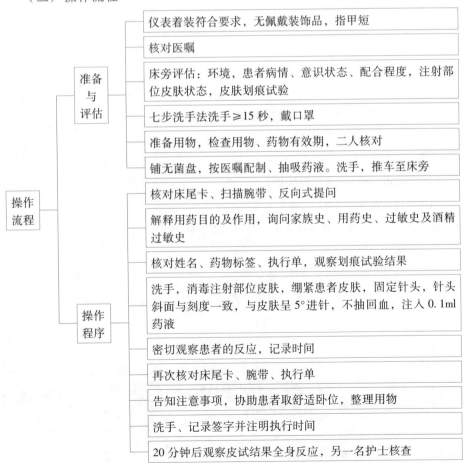

操作流程

准备与评估
- 仪表着装符合要求，无佩戴装饰品，指甲短
- 核对医嘱
- 床旁评估：环境，患者病情、意识状态、配合程度，注射部位皮肤状态，皮肤划痕试验
- 七步洗手法洗手≥15秒，戴口罩
- 准备用物，检查用物、药物有效期，二人核对
- 铺无菌盘，按医嘱配制、抽吸药液。洗手，推车至床旁

操作程序
- 核对床尾卡、扫描腕带、反向式提问
- 解释用药目的及作用，询问家族史、用药史、过敏史及酒精过敏史
- 核对姓名、药物标签、执行单，观察划痕试验结果
- 洗手，消毒注射部位皮肤，绷紧患者皮肤，固定针头，针头斜面与刻度一致，与皮肤呈 5°进针，不抽回血，注入 0.1ml 药液
- 密切观察患者的反应，记录时间
- 再次核对床尾卡、腕带、执行单
- 告知注意事项，协助患者取舒适卧位，整理用物
- 洗手、记录签字并注明执行时间
- 20分钟后观察皮试结果全身反应，另一名护士核查

续流程

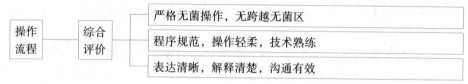

（三）评分标准

皮内注射操作考核标准

科室：　　　　　　姓名：　　　　　　考核者：

检 测 项 目	分值	评分等级				得分
		A	B	C	D	
着装符合要求，不戴装饰品，指甲短	2	2	1	0.5	0	
二人核对医嘱、执行单	3	3	2	1	0	
评估病室环境、患者病情、意识状态、配合程度及注射部位皮肤，做皮肤划痕试验	3	3	2	1	0	
按七步洗手法洗手≥15秒，戴口罩	3	3	2	1	0	
用物准备齐全	3	3	2	1	0	
检查用物有效期、药物浓度、剂量、有效期	3	3	2	1	0	
无菌原则打开无菌治疗巾	3	3	2	1	0	
正确打开治疗巾，按无菌原则铺盘，注明铺盘日期及时间，注明开包日期及时间	4	4	3	2	0	
持钳、镊方法正确	3	3	2	1	0	
取送持物钳、镊不得碰触容器边缘	3	3	2	1	0	
消毒瓶口、无菌原则扇形打开无菌盘	6	6	4	2	0	
取注射器方法正确，针帽放入无菌盘内，检查针尖及注射器	6	6	4	2	0	
抽吸药液的方法正确剂量准确，无污染	6	6	4	2	0	
整理用物，洗手方法正确，推车至床旁	3	3	2	1	0	
核对床尾卡、扫描腕带、反向式提问	4	4	3	2	0	
协助患者取舒适体位，解释用药的目的，取得患者配合	3	3	2	1	0	
询问患者用药史、过敏史、家族史及酒精过敏史	5	5	3	1	0	
观察划痕试验结果阴性，选择注射部位	6	6	4	2	0	
核对患者姓名、执行单	3	3	2	1	0	
洗手，75%酒精溶液消毒皮肤，打开无菌盘	3	3	2	1	0	

准备与评估（第3至16行）

操作流程（第17行起）

检测项目		分值	评分等级				得分
			A	B	C	D	
操作流程	注射部位正确，皮丘大小适宜，推药速度均匀，观察患者反应	5	5	4	2	0	
	核对床尾卡、腕带、执行单	3	3	2	1	0	
	执行单上注明时间并签名	3	3	2	1	0	
	交待注意事项，协助患者取舒适卧位，整理用物，洗手	3	3	2	1	0	
	二十分钟后，二人核查试验结果	2	2	1	0.5	0	
评价	严格无菌操作，无跨越无菌区	3	3	2	1	0	
	程序规范，技术娴熟，动作轻柔	3	3	2	1	0	
	表达清晰，解释清楚，沟通有效	3	3	2	1	0	
合　计		100					

（四）注意事项

1. 注射前询问患者用药史、过敏史、家族史、酒精过敏史。

2. 用物准备时需备盐酸肾上腺素、氧气等急救药物与器材。

3. 注射部位勿用安尔碘消毒，注射后嘱患者勿揉擦及覆盖注射部位，以免影响结果观察。

4. 如需做对照试验，可在对侧相应部位注入 0.1ml 生理盐水。

5. 注射后观察患者有无不良反应，如有恶心不适、呕吐、呼吸困难、皮疹等，立即报告医师进行处理。

6. 观察结果

阴性：皮丘无改变，周围不红肿，无红晕，无自觉症状。

阳性：皮丘隆起增大，出现红晕，直径大于 1cm，周围有伪足伴局部痒感。

十三、皮下注射操作流程及考核标准

（一）物品准备

医嘱单、根据医嘱准备药液、标签、酒精、注射器、治疗盘、无菌治疗巾、无菌镊子罐、手消毒液、利器盒。

（二）操作流程

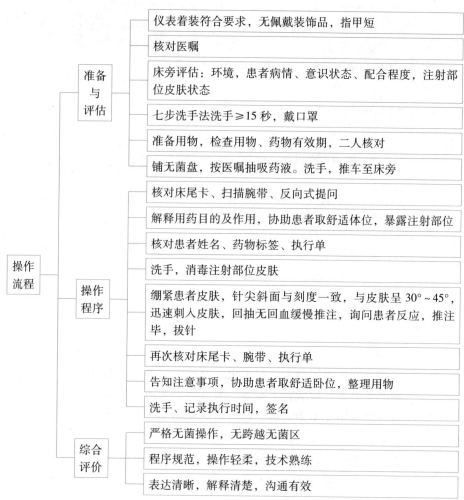

（三）评分标准

皮下注射操作考核标准

科室：　　　　　　　　姓名：　　　　　　　　考核者：

检 测 项 目		分值	评分等级				得分
			A	B	C	D	
准备与评估	着装符合要求，不戴装饰品，指甲短	2	2	1	0.5	0	
	二人核对医嘱，执行单及药液	3	3	2	1	0	
	评估病室环境、患者病情、意识状态、注射部位皮肤	3	3	2	1	0	
	七步洗手法洗手≥15 秒，戴口罩	3	3	2	1	0	
	用物准备齐全	3	3	2	1	0	

续　表

检 测 项 目	分值	评分等级				得分
		A	B	C	D	
检查用物有效期、药名、浓度、剂量及药物质量	3	3	2	1	0	
无菌原则打开无菌治疗巾包	3	3	2	1	0	
正确打开治疗巾，按无菌原则铺盘，注明铺盘日期及时间，注明开包日期及时间	4	4	3	2	0	
持钳、镊方法正确	3	3	2	1	0	
持物钳、镊不得碰触容器边缘	3	3	2	1	0	
消毒瓶口、无菌原则扇形打开无菌盘	5	5	3	1	0	
取注射器方法正确，针帽放入无菌盘内、检查针尖及注射器	5	5	3	1	0	
抽吸药液的方法正确，剂量准确，无污染，排气方法正确，药液无残留	5	5	3	1	0	
核对，贴药物标签，盖无菌盘，物品移至治疗车上	5	5	3	1	0	
整理用物，洗手，推车至床旁	3	3	2	1	0	
核对床尾卡、扫描腕带、反向式提问	4	4	3	2	0	
协助患者取舒适体位，解释用药的目的，取得患者配合	3	3	2	1	0	
询问患者用餐时间，确保15分钟内用餐	5	5	3	1	0	
选择注射部位	3	3	2	1	0	
核对患者姓名、执行单	5	5	3	1	0	
洗手，消毒皮肤，无菌原则正确打开无菌盘	3	3	2	1	0	
45°进针，缓慢注入药物，询问患者反应，推注毕，拔针迅速，按压方法正确	5	5	3	1	0	
核对床尾卡、腕带、执行单	3	3	2	1	0	
执行单上注明时间，并签名	3	3	2	1	0	
告知注意事项，协助患者取舒适卧位，整理用物，洗手	3	3	2	1	0	
严格无菌操作，无跨越无菌区	4	4	3	2	0	
程序规范，技术娴熟，动作轻柔	3	3	2	1	0	
表达清晰，解释清楚，沟通有效	3	3	2	1	0	
合　计	100					

准备与评估／操作流程／评价

（四）注意事项

1. 注射部位为上臂三角肌下缘。
2. 长期注射的患者，注射部位应交替更换，以减少硬结的发生。
3. 若注入胰岛素，应与患者确定用餐时间，确保患者在15分钟内用餐。
4. 若注入胰岛素应用75%酒精溶液消毒皮肤。

十四、氧气吸入法操作流程及考核标准

（一）物品准备

医嘱单、执行单、氧气流量表、一体式吸氧装置、生理盐水、棉签、防管路滑脱标识、手消毒液、吸氧登记本、手表。

（二）操作流程

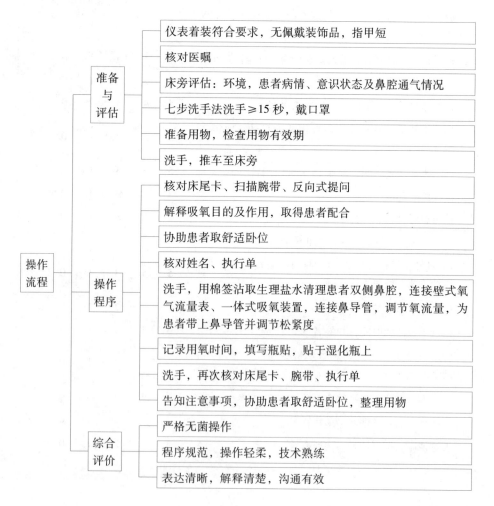

操作流程

准备与评估
- 仪表着装符合要求，无佩戴装饰品，指甲短
- 核对医嘱
- 床旁评估：环境，患者病情、意识状态及鼻腔通气情况
- 七步洗手法洗手≥15秒，戴口罩
- 准备用物，检查用物有效期
- 洗手，推车至床旁

操作程序
- 核对床尾卡、扫描腕带、反向式提问
- 解释吸氧目的及作用，取得患者配合
- 协助患者取舒适卧位
- 核对姓名、执行单
- 洗手，用棉签沾取生理盐水清理患者双侧鼻腔，连接壁式氧气流量表、一体式吸氧装置，连接鼻导管，调节氧流量，为患者带上鼻导管并调节松紧度
- 记录用氧时间，填写瓶贴，贴于湿化瓶上
- 洗手，再次核对床尾卡、腕带、执行单
- 告知注意事项，协助患者取舒适卧位，整理用物

综合评价
- 严格无菌操作
- 程序规范，操作轻柔，技术熟练
- 表达清晰，解释清楚，沟通有效

（三）评分标准

氧气吸入法操作考核标准

科室：　　　　　　　姓名：　　　　　　　考核者：

检 测 项 目	分值	评分等级				得分
		A	B	C	D	
仪表着装符合要求，不戴装饰品，指甲短	2	2	1	0.5	0	
二人核对医嘱、执行单	3	3	2	1	0	
床旁评估：环境，患者病情、意识、鼻腔通气情况	3	3	2	1	0	
评估患者的病情及鼻腔通气情况	3	3	2	1	0	
七步洗手法洗手≥15秒，戴口罩	3	3	2	1	0	
用物准备齐全，检查用物有效期及质量	3	3	2	1	0	
整理用物，洗手方法正确，推车至床旁	3	3	2	1	0	
核对床尾卡、扫描腕带、反向式提问	4	4	3	2	0	
协助患者取舒适体位，解释吸氧的目的，取得患者配合	4	4	3	2	0	
用棉签沾取生理盐水，清理患者双侧鼻孔	5	5	3	1	0	
正确连接壁式氧气流量表	5	5	3	1	0	
接一体式吸氧装置	5	5	3	1	0	
正确连接鼻导管	5	5	3	1	0	
调节氧流量	5	5	3	1	0	
检查鼻导管是否通畅、连接管是否漏气	5	5	3	1	0	
核对患者姓名、执行单	4	4	3	2	0	
插入鼻导管，固定，松紧度适宜	5	5	3	1	0	
准确填写吸氧时间及氧流量，贴于湿化瓶上	4	4	2	1	0	
告知注意事项	4	4	2	1	0	
整理床单位，洗手	3	3	2	1	0	
核对床头卡、腕带、执行单	3	3	2	1	0	
执行单上正确注明时间、吸氧流量、签字	3	3	2	1	0	
垃圾分类处理	3	3	2	1	0	
观察患者病情变化，评估吸氧效果	3	3	2	1	0	
严格无菌操作	4	4	3	2	0	
程序规范，技术娴熟，动作轻柔	3	3	2	1	0	
表达清晰，解释清楚，沟通有效	3	3	2	1	0	
合　计	100					

准备与评估（准备与评估）、操作流程、评价为左侧分栏标题。

（四）注意事项

1. 氧气吸入前一定要先湿化再吸入，以减轻氧气对呼吸道的刺激。注意用氧安全，做好防火、防油、防震、防热。

2. 使用氧气前，应先调节好氧流量再连接吸氧管，停止用氧时要先取下吸氧管，再关流量表，以免造成肺部组织损伤。

3. 使用单腔吸氧管吸氧者，应双侧鼻孔交替使用，以减少对鼻黏膜的刺激和压迫。

4. 给氧中注意观察患者缺氧改善情况，如面色、唇色、甲床颜色及呼吸变化等，按医嘱及时调节氧流量。

十五、雾化吸入法操作流程及考核标准

（一）物品准备

医嘱单、执行单、一次性使用小垫巾、小纱布、弯盘、棉签、氧气雾化吸入装置一套，遵医嘱备药。

（二）操作流程

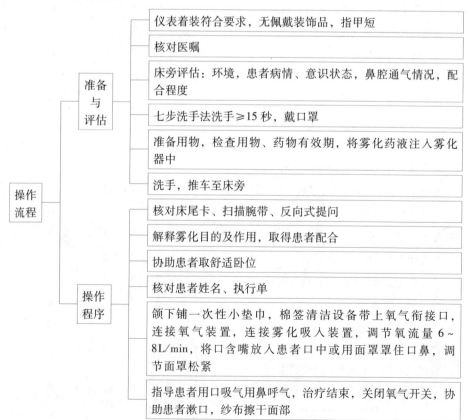

续流程

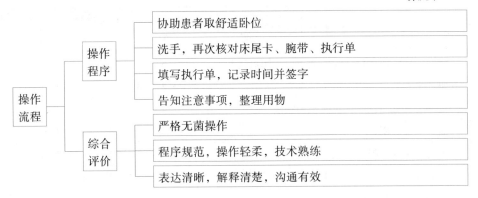

（三）评分标准

雾化吸入法操作考核标准

科室： 姓名： 考核者：

检 测 项 目		分值	评分等级				得分
			A	B	C	D	
准备与评估	仪表着装符合要求，不戴装饰品，指甲短	2	2	1	0.5	0	
	二人核对医嘱，执行单	3	3	2	1	0	
	床旁评估：环境、患者的病情及鼻腔通气情况	3	3	2	1	0	
	七步洗手法洗手≥15秒，戴口罩	3	3	2	1	0	
	用物准备齐全	3	3	2	1	0	
	检查用物有效期及质量，将药液注入雾化器内	3	3	2	1	0	
	整理用物，洗手，推车至床旁	3	3	2	1	0	
操作流程	核对床尾卡、扫描腕带、反向式提问	4	4	3	2	0	
	解释雾化吸入的目的，取得患者配合	4	4	3	2	0	
	协助患者取舒适体位，侧卧或半卧位	3	3	2	1	0	
	核对患者姓名、执行单	4	4	3	2	0	
	颌下铺一次性小垫巾	4	4	3	2	0	
	正确连接氧气装置	5	5	3	1	0	
	正确连接雾化吸入装置	5	5	3	1	0	
	调节氧流量6~8L/min	5	5	3	1	0	
	将口含嘴放入患者口中或用面罩罩住口鼻，调节松紧适宜	5	5	3	1	0	
	指导患者用口吸气用鼻呼气，患者呼吸方法正确	5	5	3	1	0	

续 表

检测项目		分值	评分等级				得分
			A	B	C	D	
操作流程	治疗完毕，取出口含嘴或面罩，关闭氧气开关	5	5	3	1	0	
	协助患者漱口，纱布擦干面部	4	4	3	2	0	
	指导患者适当饮水，及时咳出痰液	4	4	3	2	0	
	面罩消毒备用	4	4	3	2	0	
	核对床尾卡、腕带、执行单	3	3	2	1	0	
	垃圾分类处理，七步洗手法洗手≥15秒	3	3	2	1	0	
	执行单上记录并签字	3	3	2	1	0	
评价	严格无菌操作	4	4	3	2	0	
	程序规范，技术娴熟，动作轻柔	3	3	2	1	0	
	表达清晰，解释清楚，沟通有效	3	3	2	1	0	
合　计		100					

（四）注意事项

1. 雾化吸入器专人使用，雾化吸入液现用现配。

2. 操作前先清理呼吸道，必要时先行吸痰，以确保呼吸道通畅。

3. 指导患者雾化吸入时深呼吸，用口吸气，用鼻呼气。

4. 雾化吸入过程中注意观察雾化量的大小及患者的情况，如面色、呼吸、痰液量的变化等。

十六、鼻饲术操作流程及考核标准

（一）物品准备

PE手套1副、带夹闭夹胃管、镊子、石蜡油棉球、压舌板、纱布数块、20ml注射器、弯盘、无菌治疗盘（适量温开水、38～40℃、鼻饲液200ml、50ml注射器）、治疗盘（盛有温开水治疗碗、棉签、软尺、胶布、安全别针、温度计）、治疗巾、医嘱本、笔、听诊器、手电筒、手消毒液、胃管标识、必要时备纱布条、利器盒。

（二）操作流程

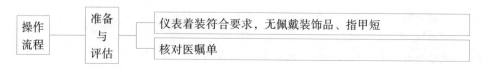

续流程

		床旁评估：环境，患者病情、意识状态、配合程度、鼻腔及口咽部
	准备与评估	七步洗手法洗手≥15秒，戴口罩
		准备用物，检查用物有效期
		洗手，推车至床旁
操作流程	操作程序	核对床尾卡、扫描腕带、反向式提问
		解释操作目的，取得患者配合
		协助患者取舒适体位，备胃管标识
		测量留置胃管长度，垫治疗巾，清理鼻腔分泌物
		洗手，戴手套，检查胃管是否通畅，液状石蜡润滑胃管前端
		再次核对，插管动作轻柔，插管至15cm时嘱患者做吞咽动作（口述：插管过程中遇恶心、呕吐暂停插管做深呼吸；呛咳、呼吸困难、发绀，立即拔管，稍休息后再插）
		验证胃管是否放置于胃内，用注射器抽吸胃液（口述三种验证方法）
		纱布清理鼻部皮肤，撤弯盘和治疗巾，脱下手套，洗手，用胶布固定胃管于鼻翼和面颊部（必要时用纱布条固定胃管）
		温度计测量温开水及鼻饲液的温度，适宜温度为（38~40℃），注入鼻饲液；再注入少量温开水
		胃管末端抬高反折，纱布包裹后用胶布固定，别针固定于患者衣领旁，贴胃管标识
		洗手，核对床尾卡、腕带、执行单
		告知注意事项，整理床单位，整理用物
		洗手、记录，签字
	综合评价	程序规范，技术娴熟，动作轻柔
		表达清晰，解释清楚，沟通有效
		体现人文关怀，患者无不良反应

（三）评分标准

鼻饲术操作考核标准

科室：　　　　　　　姓名：　　　　　　　考核者：

	检 测 项 目	分值	评分等级				得分
			A	B	C	D	
准备与评估	着装符合要求，无戴装饰品，指甲短	2	2	1	0.5	0	
	二人核对医嘱	2	2	1	0.5	0	
	床旁评估：环境，患者病情、意识状态、配合程度，鼻腔及口咽部情况	6	6	4	2	1	
	七步洗手法洗手≥15秒，戴口罩	2	2	1	0.5	0	
	检查用物有效期及性能	3	3	2	1	0	
	用物齐全，推车至床旁	4	4	3	2	1	
操作流程	核对床尾卡、扫描腕带、反向式提问	3	3	2	1	0	
	解释操作目的取得配合	3	3	2	1	0	
	协助患者取舒适合适的体位，备好胃管标识	3	3	2	1	0	
	测量留置胃管长度，方法正确	3	3	2	1	0	
	铺治疗巾，有效清理鼻腔分泌物	3	3	2	1	0	
	正确检查胃管是否通畅，石蜡油湿润胃管前端	3	3	2	1	0	
	再次核对	3	3	2	1	0	
	插管方法正确，动作轻柔，深度适宜，插入至10~15cm时嘱患者做吞咽动作，同时顺势将胃管轻轻插入	10	10	6	4	2	
	正确处理插管中出现的情况（口述：插管过程中遇恶心、呕吐暂停插管做深呼吸；呛咳、呼吸困难、发绀，立即拔管，稍休息后再插）	3	3	2	1	0	
	判断胃管是否在胃内的方法正确，用20ml注射器抽吸胃液（另口述三种方法）	5	5	4	3	2	
	纱布清理鼻部皮肤，安全固定胃管，牢固美观，贴胃管标识	3	3	2	1	0	
	温度计测量温开水及鼻饲液温度准确无误，38~40℃	3	3	2	1	0	
	注入少量温开水（10~20ml）（饲食过程中，防止空气进入）	2	2	1	0.5	0	
	缓慢灌入鼻饲液，操作过程中注意观察患者反应	3	3	2	1	0	
	鼻饲完毕，再次注入少量温水	3	3	2	1	0	

检 测 项 目		分值	评分等级				得分
			A	B	C	D	
操作流程	正确处理鼻饲管末端（胃管末端反折用纱布包好），妥善固定	3	3	2	1	0	
	整理床单位，洗手	2	2	1	0.5	0	
	核对床尾卡、腕带、执行单，告知注意事项	5	5	4	3	2	
	整理用物、洗手、记录，签字	3	3	2	1	0	
评价	程序规范，技术娴熟，动作轻柔	4	4	3	2		
	表达清晰，解释清楚，沟通有效	4	4	3	2		
	温度计读数准确，鼻饲液温度适宜	4	4	3	2		
	体现人文关怀，患者无不良反应	3	3	2	1	0	
合　　计		100					

（四）注意事项

1. 插入胃管动作需轻柔，通过食管狭窄处时尤需注意，避免损伤食管黏膜。

2. 插胃管过程中，如出现剧烈恶心、呕吐，应暂停插管，嘱患者深呼吸，以分散其注意力，缓解患者紧张情绪，减轻胃肌收缩。

3. 患者出现呛咳、呼吸困难，表示误入气管，应立即拔出，休息片刻后重新插入。

4. 昏迷患者因吞咽和咳嗽反射消失，不能合作，在插管前将患者头向后仰，当插至会厌部 10~15cm 时，以左手将患者头部托起，使下颌靠近胸骨柄以增大咽部通道的弧度，便于胃管顺利通过会厌部。

5. 鼻饲前应先检查胃管是否在胃内，证实胃管置于胃内的方法：①将胃管末端置于水中，无气泡溢出；②经胃管注入 10ml 空气，听诊器在胃区听到气过水声；③放射线检查示：胃管置于胃内。确实无误方可注食。每次灌注量不超过 200ml，温度 38~40℃，间隔时间不少于 2 小时；鼻饲前后均应以 10~20ml 水冲洗胃管，防止管道堵塞。

6. 鼻饲后，切忌立即翻动患者，以免引起呕吐及呕吐物逆流入气管，并记录鼻饲量。

7. 长期鼻饲者，胃管应每周更换一次（晚上最后一次鼻饲后拔出，次日再由另一鼻孔插入），每日遵医嘱进行口腔护理。

十七、胃肠减压术操作流程及考核标准

（一）物品准备

PE 手套 1 副、一次性胃管、镊子、石蜡油棉球、压舌板、纱布数块、20ml 注射器、弯盘、治疗盘治疗碗盛有温开水、棉签、软尺、胶布（鼻贴）、安全别针、负压吸引器、治疗巾、医嘱本、笔、听诊器、手电筒、手消毒液、胃管标识，必要时备纱布条、利器盒。

（二）操作流程

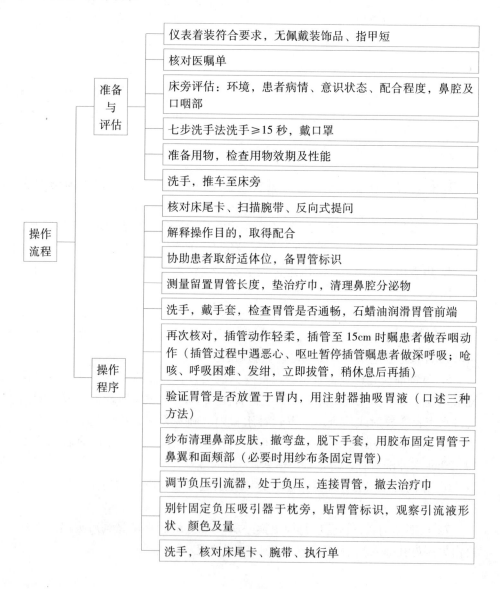

续流程

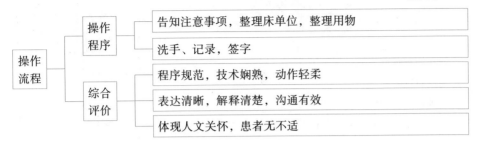

（三）评分标准

胃肠减压术操作考核标准

科室：　　　　　　　姓名：　　　　　　　考核者：

检测项目		分值	评分等级				得分
			A	B	C	D	
准备与评估	着装符合要求，不戴装饰品，指甲长短适宜	2	2	1	0.5	0	
	二人核对医嘱	2	2	1	0.5	0	
	床旁评估：环境，患者病情、意识状态、配合程度，鼻腔及口腔情况	6	6	4	2	1	
	七步洗手法洗手≥15秒，戴口罩	2	2	1	0.5	0	
	检查用物有效期、胃管包型号以及手电筒性能	3	3	2	1	0	
	用物齐全，推车至床旁	4	4	3	2	1	
操作流程	核对床尾卡、扫描腕带、反向式提问	3	3	2	1	0	
	做好解释，取得配合；协助患者取舒适合适的体位，备好胃管标识	5	5	4	3	2	
	测量留置胃管长度，方法正确；铺治疗巾，有效清理鼻腔分泌物	5	5	4	3	2	
	检查胃管是否通畅，液状石蜡湿润胃管前端	4	4	3	2	1	
	再次核对	3	3	2	1	0	
	插管方法正确，动作轻柔，深度适宜，插入至10~15cm时嘱患者做吞咽动作，同时顺势将胃管轻轻插入	12	12	8	4	0	
	正确处理插管中出现的情况（口述：插管过程中遇恶心、呕吐暂停插管做深呼吸；呛咳、呼吸困难、发绀，立即拔管，稍休息后再插；插入不畅检查口腔，胃管是否盘在口内）	3	3	2	1	0	
	判断胃管是否在胃内的方法正确，用20ml注射器抽吸胃液（另口述三种方法）	6	6	3	2	1	

续 表

检 测 项 目	分值	评分等级				得分
		A	B	C	D	
操作流程 — 纱布清理鼻部皮肤，妥善安全固定胃管，牢固美观，贴胃管标识	5	5	4	3	2	
正确检查负压引流器，保持有效负压，连接胃管	5	5	4	3	2	
妥善固定负压引流器（口述：观察引流液量、颜色及性质）	4	4	3	2	1	
整理床单位，洗手	2	2	1	0.5	0	
核对床尾卡、腕带、执行单，告知注意事项	5	5	4	3	2	
整理用物、洗手、记录，签字	4	4	3	2	1	
评价 — 程序规范，技术娴熟，动作轻柔	5	5	4	3	2	
表达清晰，解释清楚，沟通有效	5	5	4	3	2	
体现人文关怀，患者无不良反应	5	5	4	3	2	
总 分	100					

（四）注意事项

1. 了解患者有无上消化道出血史、食管静脉曲张、食管梗阻、鼻出血等。

2. 注意胃管插入的长度是否适宜，过长胃管盘曲，过短不能接触胃内液体，均会影响减压效果。

3. 证实胃管置于胃内的方法：将胃管末端置于水中，无气泡溢出；经胃管注入 10ml 空气，听诊器在胃区听到气过水声；放射线检查示：胃管置于胃内。

4. 胃肠减压期间，患者应禁食水，若需从胃内注入药物，则注入之后，应夹管 1~2 小时，以免注入药物被吸出。

5. 保持胃管通畅和持续有效负压，按需挤压胃管，避免管腔堵塞，引流不畅时，可用少量温盐水或温开水冲洗并及时回抽。

6. 妥善固定胃肠减压管，防止胃管脱出，避免受压、扭曲，负压引流器低于头部。

7. 遵医嘱给予口腔护理，鼓励患者深呼吸，有效咳嗽咳痰，防止肺部并发症。

8. 观察引流物颜色、性质和量，准确记录 24 小时引流量。

十八、男性导尿术操作流程及考核标准

（一）物品准备

治疗盘、小弯盘、一次性导尿包、一次性尿垫、手消毒液、污物碗、执行单、尿管标识。

（二）操作流程

```
操作流程
├─ 准备与评估
│  ├─ 仪表着装符合要求，无佩戴装饰品、指甲短
│  ├─ 核对医嘱单
│  ├─ 床旁评估：环境，患者病情、意识状态、配合程度，会阴部皮肤及膀胱充盈度
│  ├─ 七步洗手法洗手≥15 秒，戴口罩
│  ├─ 准备用物，检查用物有效期
│  └─ 洗手，推车至床旁
├─ 操作程序
│  ├─ 核对床尾卡、扫描腕带、反向式提问
│  ├─ 解释操作目的，取得配合，关门窗，围屏风
│  ├─ 协助患者取仰卧位，双腿屈膝外展，充分暴露外阴，脱对侧裤盖于近侧腿部，棉被遮盖对侧腿部，一次性尿垫垫于患者臀下
│  ├─ 再次核对，洗手，打开导尿包，左手戴无菌手套，右手持镊子夹取消毒棉球消毒外阴：①阴阜：横向由远及近由上至下 2 次；②阴茎背部：近根部-阴茎远端；③阴茎腹侧：（左手持纱布提起阴茎）阴茎远端-近根部-阴囊；④后推包皮暴露尿道口，自尿道口、龟头、冠状沟螺旋消毒 2 次。消毒完毕脱手套
│  ├─ 洗手打开导尿包内层，戴无菌手套，铺洞巾，检查导尿管及气囊，液状石蜡润滑导尿管 18~20cm 备用，连接引流袋。暴露尿道口，再次消毒，提起阴茎，暴露尿道口，螺旋消毒尿道口、龟头至冠状沟 2 次
│  ├─ 提起阴茎与腹壁约呈 60°，一手持镊子将导尿管轻轻插入尿道 18~20cm，见尿后再插 2~3cm，气囊注生理盐水 10~15ml，轻拉导尿管遇阻力后，将引流袋固定于床旁，脱手套，撤洞巾，贴导尿管标识
│  ├─ 协助患者整理衣裤，取舒适卧位，整理床单位
│  ├─ 洗手，核对床尾卡、腕带、执行单
│  ├─ 交待注意事项，整理床单位、整理用物
│  └─ 洗手、记录、签字
└─ 综合评价
   ├─ 严格无菌操作，无跨越无菌区
   ├─ 操作方法正确，技术娴熟，动作轻柔
   └─ 表达清晰，解释清楚，护患沟通有效，保护患者隐私
```

（三）评分标准

男性导尿术操作考核标准

科室：　　　　　　　　姓名：　　　　　　　　　考核者：

检 测 项 目		分值	评分等级				得分
			A	B	C	D	
准备与评估	着装符合要求，不戴装饰品，指甲短	2	2	1	0.5	0	
	二人核对医嘱	2	2	1	0.5	0	
	床旁评估：环境，患者病情、意识状态、配合程度，膀胱充盈程度	6	6	4	2	1	
	七步洗手法洗手≥15秒，戴口罩	2	2	1	0.5	0	
	检查用物；导尿包型号，有效期，有无破损、漏气	3	3	2	1	0	
	用物齐全，推车至床旁	4	4	3	2	1	
操作流程	核对床尾卡、扫描腕带、反向式提问	3	3	2	1	0	
	解释操作目的，取得配合，关门窗，围屏风	4	4	3	2	1	
	协助患者取屈膝仰卧位，两腿外展，暴露外阴，脱去对侧裤腿盖在近侧腿上，一次性尿垫垫于臀下，污物碗置于尿垫上	5	5	4	3	2	
	再次核对，洗手，打开导尿包弯盘置于臀旁	2	2	1	0.5	0	
	左手戴手套、右手持镊子夹取消毒棉球消毒外阴	2	2	1	0.5	0	
	会阴消毒手法及顺序正确（阴阜、阴茎、阴囊），不违反无菌操作原则	6	6	4	2	0	
	戴手套、铺洞巾操作规范，无污染	5	5	4	3	2	
	检查尿管是否通畅及球囊部是否漏气，润滑导尿管前端	3	3	2	1	0	
	再次消毒外阴，消毒手法及顺序正确（阴茎与腹壁呈60°角，包皮向后推，暴露尿道口，依次消毒尿道口、龟头及冠状沟）	10	10	6	4	2	
	尿管插入方法正确，插入长度适宜（18~20cm），见尿液再插2~3cm，注入生理盐水（10~15ml），轻拉导尿管有阻力感	10	10	6	4	2	
	撤洞巾，擦外阴，脱手套，妥善固定引流管，贴管道标签	4	4	3	2	1	
	集尿袋固定低于膀胱的高度，密切注意患者的反应，询问其感觉	2	2	1	0.5	0	
	协助患者取舒适体位，整理床单位	2	2	1	0.5	0	

检测项目		分值	评分等级				得分
			A	B	C	D	
操作流程	洗手，核对床尾卡、腕带、执行单	4	4	3	2	1	
	告知注意事项，整理床单位、整理用物	4	4	3	2	1	
	洗手、记录、签字	3	3	2	1	0	
评价	严格无菌操作，无跨越无菌区	4	4	3	2	1	
	操作方法正确，技术娴熟，动作轻柔	4	4	3	2	1	
	表达清晰，沟通有效，保护患者隐私	4	4	3	2	1	
合 计		100					

（四）注意事项

1. 严格遵守无菌操作，防止感染。

2. 操作时动作轻柔，避免损伤尿道增加患者痛苦。

3. 导尿管前端插入部分应充分润滑。

4. 导尿管管径大小适当，不宜过粗。男性成年人 F14~18 号为宜。

5. 第一次放尿不应超过 1000ml，以免引起膀胱黏膜充血。

6. 集尿袋固定应低于膀胱，以免引起逆行感染。

7. 妥善固定尿管，防止脱出，保持尿管通畅，避免扭曲、打折等。

十九、女性导尿术操作流程及考核标准

（一）物品准备

治疗盘、小弯盘、一次性导尿包、一次性尿垫、手消毒液、污物碗、执行单、尿管标识。

（二）操作流程

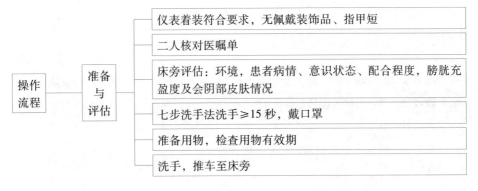

续流程

```
                          ┌─ 核对床尾卡、扫描腕带、反向式提问
                          │
                          ├─ 做好解释，取得配合，关门窗，围屏风
                          │
                          ├─ 协助患者取仰卧位，双腿屈膝外展，充分暴露外阴，脱对侧裤
                          │   盖在近侧腿部，棉被遮盖对侧腿部，一次性尿垫垫于患者臀下
                          │
                          ├─ 再次核对，洗手打开导尿包，左手戴无菌手套，右手持镊子夹
                          │   取消毒棉球消毒外阴：由外向内、由远及近、自上而下（阴阜、
                          │   对侧股内侧、近侧股内侧、对侧大阴唇、近侧大阴唇、对侧小
                          │   阴唇、近侧小阴唇、尿道口至肛门）。消毒完毕后，脱去手套
                          │
                          ├─ 洗手打开导尿包内层，弯盘盘置于两腿之间。戴无菌手套，
                          │   铺洞巾，检查导尿管及气囊，连接引流袋与尿管，石蜡油润
                操作        │   滑尿管
                程序 ──────┤
                          ├─ 左手分开大小阴唇，右手持镊子夹取棉球，再次消毒，依次
                          │   为尿道口、对侧小阴唇、近侧小阴唇、尿道口消毒后，右手
                          │   移去用物
                          │
                          ├─ 右手将导尿管插入尿道 4~6cm，见尿后再插入 1~2cm，气
                          │   囊注入 10~15ml 生理盐水，轻拉导尿管稍有阻力，引流袋固
   操作                    │   定于床旁，脱手套，撤洞巾，贴标识
   流程 ──────┤           │
            │             ├─ 协助患者整理衣裤，取舒适卧位，整理床单位
            │             │
            │             ├─ 洗手，核对床尾卡、腕带、执行单
            │             │
            │             ├─ 告知注意事项，整理床单位、整理用物
            │             │
            │             └─ 洗手、记录、签字
            │
            │             ┌─ 严格无菌操作，无跨越无菌区
            │   综合        │
            └── 评价 ──────┤─ 操作方法正确，技术娴熟，动作轻柔
                          │
                          └─ 表达清晰，护患沟通有效，保护患者隐私
```

（三）评分标准

女性导尿术操作考核标准

科室：　　　　　　　　姓名：　　　　　　　　考核者：

检测项目		分值	评分等级				得分
			A	B	C	D	
准备与评估	着装符合要求，不戴装饰品，指甲短	2	2	1	0.5	0	
	二人核对医嘱	2	2	1	0.5	0	
	床旁评估：环境，患者病情、意识、配合程度、膀胱充盈度	6	6	4	2	1	

	检 测 项 目	分值	评分等级				得分
			A	B	C	D	
准备与评估	七步洗手法洗手≥15秒，戴口罩	2	2	1	0.5	0	
	检查用物导尿包有效期，尿管有无破损、漏气	3	3	2	1	0	
	用物齐全，推车至床旁	3	3	2	1	0	
操作流程	核对床尾卡、腕带、反向式提问	3	3	2	1	0	
	解释操作目的，取得配合，关门窗，围屏风	4	4	3	2	1	
	协助患者取屈膝仰卧位，两腿略外展，暴露外阴，脱去对侧裤腿盖在近侧腿上，一次性尿垫垫于臀下污物碗置于尿垫上	4	4	3	2	1	
	再次核对，洗手，打开导尿包弯盘置于臀旁	2	2	1	0.5	0	
	左手戴手套，右手持镊子夹取消毒棉球消毒外阴	2	2	1	0.5	0	
	无菌原则消毒外阴：由外向内，自上而下，每个棉球限用一次	5	5	4	3	2	
	打开导尿包内层、戴手套、铺洞巾操作规范，无污染	8	8	6	4	2	
	检查尿管是否通畅及球囊部是否漏气，润滑导尿管前端	5	5	4	3	2	
	暴露小阴唇，按无菌原则再次消毒尿道口，顺序正确，无污染	8	8	6	4	2	
	导尿管插入动作轻柔，插入深度适宜（4~6cm），见尿后再插入1~2cm，注入空气（10~15ml），轻拉导尿管有阻力感	10	10	6	4	2	
	撤洞巾，擦外阴，脱手套，妥善固定引流管，贴尿管标签	3	3	2	1	0	
	集尿袋固定低于膀胱的高度，密切注意患者的反应及询问其感觉	3	3	2	1	0	
	协助患者取舒适体位，整理床单位	2	2	1	0.5	0	
	洗手，核对床尾卡、腕带、执行单	4	4	3	2	1	
	告知注意事项，整理床单位、整理用物	4	4	3	2	1	
	洗手、记录、签字	3	3	2	1	0	
评价	严格无菌操作	4	4	3	2	1	
	程序规范，技术熟练，动作轻柔	4	4	3	2	1	
	表达清晰，有效沟通，保护患者隐私	4	4	3	2	1	
	合　计	100					

（四）注意事项

1. 严格遵守无菌原则，每个消毒棉球仅使用一次。

2. 操作时动作缓慢轻柔，切忌过快过猛，避免损伤尿道黏膜，尤忌反复拉动导尿管。

3. 第一次放尿不应超过 1000ml，以免引起膀胱黏膜充血。

4. 女患者导尿如误入阴道，应重新更换导尿管。

5. 集尿袋固定应低于膀胱高度，以免引起逆行感染。

二十、大量不保留灌肠法操作流程及考核标准

（一）物品准备

量杯、治疗盘（一次性治疗巾、一次性灌肠包、一次性手套、棉签、液状石蜡、水温计、弯盘、一次性纸巾），遵医嘱准备灌肠液（生理盐水灌肠液 500ml 或肥皂水灌肠液 500ml）、手消毒液、便盆，必要时备屏风。

（二）操作流程

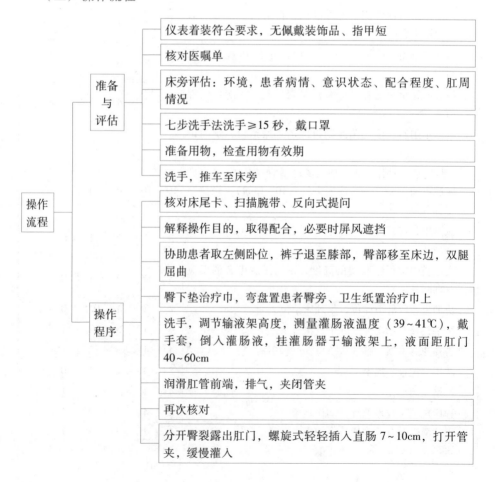

续流程

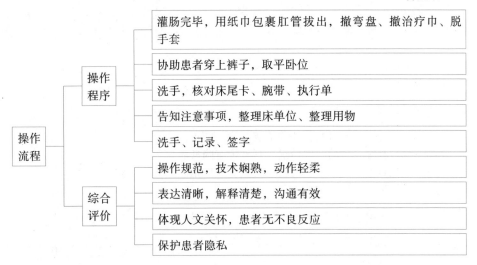

（三）评分标准

大量不保留灌肠法操作考核标准

科室：　　　　　　　姓名：　　　　　　　考核者：

检 测 项 目		分值	评分等级				得分
			A	B	C	D	
准备与评估	着装符合要求，不戴装饰品，指甲短	2	2	1	0.5	0	
	二人核对	2	2	1	0.5	0	
	床旁评估：环境，患者病情、意识状态、配合程度、肛周情况	6	6	4	2	1	
	嘱患者排便排尿，关闭门窗、备输液架及便盆	3	3	2	1	0	
	七步洗手法洗手≥15秒，戴口罩	2	2	1	0.5	0	
	用物齐全，检查用物有效期及性能	3	3	2	1	0	
	洗手，推车至床旁	4	4	3	2	1	
操作流程	核对床尾卡、扫描腕带、反向式提问	3	3	2	1	0	
	解释操作目的，取得配合	2	2	1	0.5	0	
	协助患者取左侧卧位，裤子退至膝部，臀部移至床边，双腿屈曲	3	3	2	1	0	
	臀下垫治疗巾，弯盘置患者臀旁、纸巾置治疗巾上	5	5	4	3	2	
	灌肠液温度适宜（39~41℃）	3	3	2	1	0	
	输液架高度适宜，液面距肛门40~60cm	3	3	2	1	0	
	充分润滑肛管前端，排气	5	5	4	3	2	
	再次核对	2	2	1	0.5	0	

续 表

检 测 项 目	分值	评分等级				得分
		A	B	C	D	
插入肛管手法正确（左手分开臀裂露出肛门，右手持肛管以螺旋式轻轻插入直肠 7~10cm）	8	8	6	4	2	
灌肠液缓慢灌入，无漏液	3	3	2	1	0	
灌肠过程中注意观察并询问患者有无不适，能正确处理灌肠过程中发生的特殊情况（如有便意降低灌肠包，嘱患者深呼吸；若出现腹痛剧烈立即停止灌肠，报告医生，采取急救措施）	5	5	4	3	2	
灌肠完毕，纸巾包裹肛管拔出、手法正确，无滴液	3	3	2	1	0	
肛管放置妥当，擦净肛门，嘱患者可变换体位，5~10 分钟后再排便	3	3	2	1	0	
撤弯盘、撤治疗巾、脱手套	3	3	2	1	0	
协助患者穿上裤子，取平卧位，整理床单位	2	2	1	0.5	0	
洗手，核对床尾卡、腕带、执行单	4	4	3	2	0	
告知注意事项，开窗通风	2	2	1	0.5	0	
整理用物、洗手、记录，签字	4	4	3	2	0	
程序规范，技术娴熟，动作轻柔	5	5	4	3	2	
解释清楚，沟通有效，保护患者隐私	5	5	4	3	2	
水温计读数准确，温度适宜	5	5	4	3	2	
合　计	100					

（四）注意事项

1. 遵医嘱正确选择灌肠溶液，掌握溶液的温度、浓度、流速、压力和量。

2. 急腹症、妊娠早期、消化道出血的患者禁止灌肠。肝性脑病患者禁用肥皂水灌肠；充血性心力衰竭和水钠潴留患者禁用生理盐水灌肠。伤寒患者灌肠量不能超过 500ml，液面距肛门高度不得超过 30cm。

3. 灌肠时如有腹胀或便意时，嘱患者深呼吸，以减轻不适。

4. 灌肠过程中应随时注意观察患者的病情变化，如发现面色苍白、出冷汗、剧烈腹痛、心慌气急时，应立即停止灌肠并通知医生，采取急救措施。

5. 灌肠完毕后，嘱患者可变换体位，尽量保持 5~10 分钟再去排便。

6. 对患者进行降温灌肠时，灌肠后保留 30 分钟后再排便，排便后 30 分钟测量体温。

二十一、保留灌肠法操作流程及考核标准

（一）物品准备

治疗卡、量杯、治疗盘（一次性治疗巾、一次性灌肠包、一次性手套、棉签、液状石蜡油、水温计、弯盘、一次性纸巾），遵医嘱准备灌肠液（药液≤200ml）、小垫枕、手消毒液，必要时备屏风及便盆。

（二）操作流程

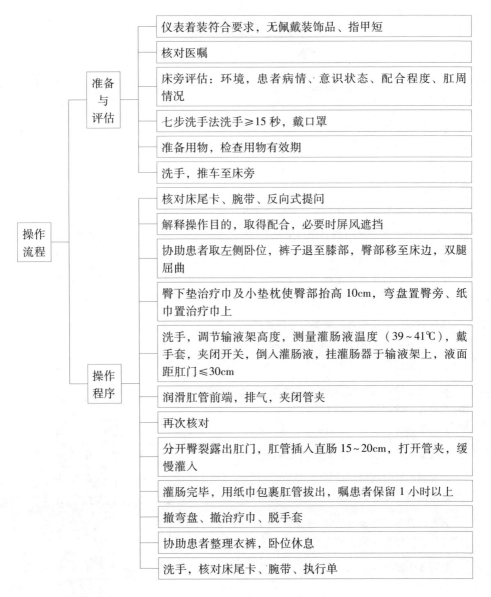

续流程

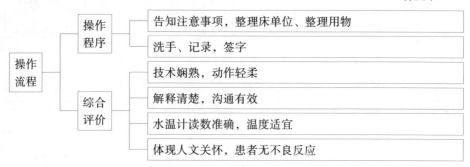

（三）评分标准

保留灌肠法操作考核标准

科室：　　　　　　姓名：　　　　　　考核者：

检 测 项 目		分值	评分等级				得分
			A	B	C	D	
准备与评估	着装符合要求，不戴装饰品，指甲短	2	2	1	0.5	0	
	二人核对	2	2	1	0.5	0	
	床旁评估：环境，患者病情、意识、配合程度、肛周情况	6	6	4	2	1	
	嘱患者排便排尿，关闭门窗、备输液架及便盆	3	3	2	1	0	
	七步洗手法洗手≥15秒，戴口罩	2	2	1	0.5	0	
	检查用物效期及性能	3	3	2	1	0	
	用物齐全，洗手推车至床旁	4	4	3	2	1	
操作流程	核对床尾卡、扫描腕带、反向式提问	3	3	2	1	0	
	做好解释，取得配合，必要时屏风遮挡	2	2	1	0.5	0	
	协助患者取左侧卧位，裤子退至膝部，臀部移至床边，双腿屈曲	4	4	3	2	1	
	臀下垫治疗巾及小垫枕使臀部抬高10cm，弯盘置患者臀旁、纱布置治疗巾上	5	5	4	3	2	
	灌肠液温度适宜（39~41℃）	3	3	2	1	0	
	输液架高度适宜，液面距肛门≤30cm	3	3	2	1	0	
	充分润滑肛管前端，排气	4	4	3	2	1	
	再次核对	2	2	1	0.5	0	
	插入肛管手法正确（左手分开臀裂露出肛门，右手持肛管以螺旋式轻轻插入直肠15~20cm）	10	10	6	4	2	
	灌肠液缓慢灌入，无漏液	3	3	2	1	0	

检测项目		分值	评分等级				得分
			A	B	C	D	
操作流程	灌肠过程中注意观察并询问患者有无不适，能正确处理灌肠过程中发生的特殊情况（口述：有便意降低灌肠包，嘱患者深呼吸；若出现腹痛剧烈立即停止灌肠报告医生，采取急救措施）	3	3	2	1	0	
	灌肠完毕，用纸巾包裹肛管拔出，拔管方法正确，无滴液	3	3	2	1	0	
	肛管放置妥当，擦净肛门轻按揉，嘱患者忍耐，保留1小时以上	3	3	2	1	0	
	撤弯盘、撤治疗巾、脱手套	3	3	2	1	0	
	协助患者穿上裤子，协助患者取右侧卧位，整理床单位	2	2	1	0.5	0	
	洗手，核对床尾卡、腕带、执行单	2	2	1	0.5	0	
	告知注意事项，开窗通风	3	3	2	1	0	
	整理用物、洗手、记录、签字	4	4	3	2	1	
评价	程序规范，技术娴熟，动作轻柔	4	4	3	2	1	
	表达清晰，解释清楚，沟通有效	4	4	3	2	1	
	水温计读数准确，温度适宜	4	4	3	2	1	
	体现人文关怀，患者无不良反应	4	4	3	2	1	
合　计		100					

（四）注意事项

1. 灌肠时，关闭门窗，必要时屏风遮挡，注意保暖。

2. 保留灌肠前，了解灌肠目的和病变部位，以便掌握灌肠时的卧位和插入导管的深度。

3. 肠道疾病患者在睡眠前灌入为宜，将臀部抬高10cm，易于保留药液。

4. 肛门、直肠、结肠等手术后的患者、排便失禁的患者均不宜保留灌肠。

5. 根据病情选择卧位，慢性细菌性痢疾（菌痢）宜取左侧卧位，阿米巴痢疾取右侧卧位。

6. 灌肠前嘱患者排便、排尿，选择较细的肛管，插入深度 15～20cm，药液一次不超过 200ml，压力稍低，液面距肛门≤30cm，以便于有效保留药液，使肠黏膜充分吸收。

二十二、血糖监测法的操作流程

（一）物品准备
血糖仪、污物碗、75%酒精溶液、棉签、匹配的血糖试纸、采血针、血糖记录单、医嘱单、治疗本、笔、速干洗手液、利器盒。

（二）操作流程

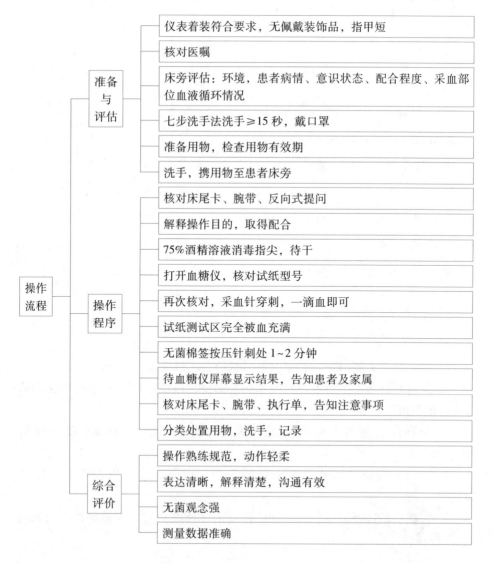

```
操作流程
├─ 准备与评估
│   ├─ 仪表着装符合要求，无佩戴装饰品，指甲短
│   ├─ 核对医嘱
│   ├─ 床旁评估：环境，患者病情、意识状态、配合程度、采血部位血液循环情况
│   ├─ 七步洗手法洗手≥15秒，戴口罩
│   ├─ 准备用物，检查用物有效期
│   └─ 洗手，携用物至患者床旁
├─ 操作程序
│   ├─ 核对床尾卡、腕带、反向式提问
│   ├─ 解释操作目的，取得配合
│   ├─ 75%酒精溶液消毒指尖，待干
│   ├─ 打开血糖仪，核对试纸型号
│   ├─ 再次核对，采血针穿刺，一滴血即可
│   ├─ 试纸测试区完全被血充满
│   ├─ 无菌棉签按压针刺处 1～2 分钟
│   ├─ 待血糖仪屏幕显示结果，告知患者及家属
│   ├─ 核对床尾卡、腕带、执行单，告知注意事项
│   └─ 分类处置用物，洗手，记录
└─ 综合评价
    ├─ 操作熟练规范，动作轻柔
    ├─ 表达清晰，解释清楚，沟通有效
    ├─ 无菌观念强
    └─ 测量数据准确
```

（三）评分标准

血糖监测法操作考核标准

科室：　　　　　　　　姓名：　　　　　　　　　考核者：

检测项目		分值	评分等级				得分
			A	B	C	D	
准备与评估	仪表着装符合要求，无佩戴装饰品，指甲短	2	2	1	0.5	0	
	床旁评估：环境，患者病情、意识、配合程度、采血部位血运情况	6	6	5	4	3	
	洗手≥15秒，戴口罩	2	2	1	0.5	0.5	
	用物准备齐全，检查用物有效期，洗手	6	6	5	4	3	
操作流程	携用物至患者床旁，核对患者床尾卡、扫描腕带，反向式提问	4	4	3	2	1	
	解释操作目的，取得合作	2	2	1	0.5	0	
	再次核对患者上一次进食时间	2	2	1	0.5	0	
	75%酒精溶液消毒采血部位，待干	4	4	3	2	1	
	打开血糖仪，核对试纸型号	6	6	5	4	3	
	洗手	2	2	1	0.5	0	
	将血糖试纸正确插入血糖仪，并推紧	4	4	3	2	1	
	再次核对	2	2	1	0.5	0	
	打开采血针，将采血针紧压采血部位皮肤，按下释放按钮	6	6	5	4	3	
	穿刺成功，手指根部朝指尖方向，采一滴血即可	6	6	5	4	3	
	试纸测试区完全被血充满	8	8	6	5	4	
	无菌干燥棉签按压针刺处1~2分钟	4	4	2	1	0.5	
	读取结果，告知患者及家属	4	4	3	2	1	
	核对床尾卡，腕带、执行单	4	4	3	2	1	
	整理床单位，告知注意事项	2	2	1	0.5	0	
	用物分类处置	5	5	4	3	2	
	洗手，记录，签字	4	4	1	0.5	0	
评价	操作熟练规范，无菌观念强，动作轻柔	5	5	4	2	1	
	表达清晰，解释清楚，沟通有效	5	5	4	2	1	
	测量数据准确	5	5	4	2	1	
总　　分		100					

（四）注意事项

1. 测血糖前，确认血糖仪上的号码与试纸号码一致。

2. 试纸在有效期内使用，筒装试纸有效期为开启后 3 个月内。

3. 禁止用潮湿的手指拿捏试纸。

4. 对于长期监测血糖的患者，需每次更换采血部位。

5. 为了减轻疼痛，应选择手指指腹两侧部分采血。

6. 消毒皮肤需用75%酒精溶液消毒，不得使用碘酒或含"碘"的消毒液消毒预采血部位，确认患者消毒液干透后方可实施采血。

7. 采血时不要过度挤压穿刺点，应从手指根部朝指尖方向轻轻推挤，不可掐指尖取血。

二十三、口服给药法操作流程及考核标准

（一）物品准备

医嘱单、执行单、遵医嘱准备药物、标签、口服药袋或小药杯、剪刀、弯盘、水壶（内盛温开水）、手电筒、快速手消毒液。

（二）操作流程

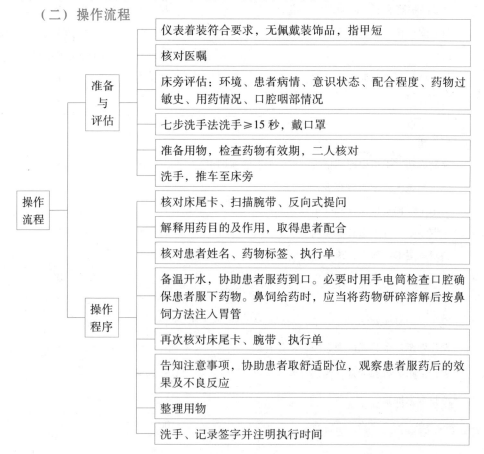

准备与评估
- 仪表着装符合要求，无佩戴装饰品，指甲短
- 核对医嘱
- 床旁评估：环境、患者病情、意识状态、配合程度、药物过敏史、用药情况、口腔咽部情况
- 七步洗手法洗手≥15 秒，戴口罩
- 准备用物，检查药物有效期，二人核对
- 洗手，推车至床旁

操作程序
- 核对床尾卡、扫描腕带、反向式提问
- 解释用药目的及作用，取得患者配合
- 核对患者姓名、药物标签、执行单
- 备温开水，协助患者服药到口。必要时用手电筒检查口腔确保患者服下药物。鼻饲给药时，应当将药物研碎溶解后按鼻饲方法注入胃管
- 再次核对床尾卡、腕带、执行单
- 告知注意事项，协助患者取舒适卧位，观察患者服药后的效果及不良反应
- 整理用物
- 洗手、记录签字并注明执行时间

续流程

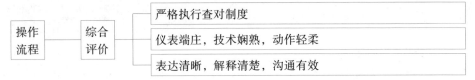

（三）评分标准

口服给药法操作考核标准

科室：　　　　　　　　姓名：　　　　　　　　考核者：

检 测 项 目		分值	评分等级				得分
			A	B	C	D	
准备与评估	着装符合要求，不戴装饰品，指甲短	2	2	1	0.5	0	
	二人核对医嘱、药物	3	3	2	1	0	
	评估：环境，患者病情、配合能力、进食能力，询问患者用药史、家族史、过敏史	4	4	3	1	0	
	按七步洗手法洗手≥15秒	3	3	2	1	0	
	用物准备齐全，检查用物有效期	4	4	3	1	0	
	整理用物，洗手，推车至床旁	4	4	3	1	0	
操作流程	核对床尾卡、扫描腕带、反向式提问	4	4	3	2	0	
	协助患者取舒适体位	3	3	2	1	0	
	解释用药的目的、量、取得患者配合	4	4	3	2	0	
	再次核对，备温开水	3	3	2	1	0	
	洗手，协助患者服药到口	6	6	4	2	0	
	口服液体药物，应精确量取，确保剂量准确	6	6	4	2	0	
	由胃管途径给药时，应将药物研碎，用水溶解后注入胃管	6	6	4	2	0	
	对危重和不能自行服药的患者应给予喂药	6	6	4	2	0	
	检查口腔，确保药物服下	6	6	4	2	0	
	告知注意事项	4	4	3	2	0	
	核对床尾卡、腕带、执行单	4	4	3	2	0	
	协助患者取舒适体位	4	4	3	2	0	
	洗手	3	3	2	1	0	
	执行单上注明时间并签字	4	4	3	2	0	
	整理用物	4	4	3	2	0	
	洗手	3	3	2	1	0	

续 表

	检测项目	分值	评分等级				得分
			A	B	C	D	
评价	严格执行查对制度	4	4	3	2	0	
	仪表端庄、技术娴熟，动作轻柔	3	3	2	1	0	
	表达清晰，解释清楚，沟通有效	3	3	2	1	0	
合　计		100					

（四）注意事项

1. 首次服用药物时需询问患者有无用药过敏史。

2. 对牙齿有腐蚀作用和使牙齿染色的药物，如酸类、铁剂，服用时可用饮水管吸入，服药后漱口；服用铁剂禁止饮茶，以免铁盐形成，妨碍药物的吸收。

3. 止咳糖浆服后不宜饮水，以免降低疗效，同时服用多种药物时应最后服用止咳糖浆。

4. 磺胺类药物服用后应多饮水，防止引起肾小管阻塞；服用退热药物时应多饮水以增强药物疗效。

5. 健胃药物应饭前服，以增进食欲；助消化药及对胃黏膜有刺激性的药物应饭后服，有利于食物消化或减少对胃壁的刺激。

6. 服强心苷类药物时应先测心率及心律，如脉率低于60次/分或节律异常应停服。

7. 若患者不在病房或因故暂不服药，不予发药。

二十四、物理降温法操作流程及考核标准

（一）物品准备

医嘱单、执行单、小毛巾、大毛巾、衣服、冰袋、布套、浴巾、水桶、屏风、脸盆、止血钳、冰帽、32~34℃温水、热水袋（备用）。

（二）操作流程

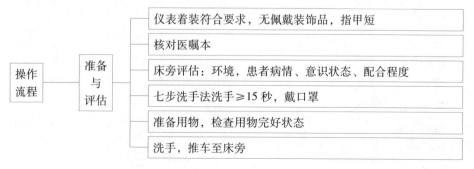

续流程

```
                  ┌─ 核对床尾卡、扫描腕带，反向式提问
                  │
                  ├─ 解释操作目的，取得配合
                  │
                  ├─ 关闭门窗、屏风酌情遮挡，协助患者取舒适安全卧位
                  │
                  ├─ 再次核对
                  │
                  ├─ 松开床尾盖被，协助脱去衣物
                  │
                  ├─ 温水擦浴：暴露擦拭部位，浴巾垫于身体下，温水毛巾擦浴
                  │
                  ├─ 擦浴完毕，用大毛巾擦干，协助更衣
                  │
         操作      ├─ 冰袋：将冰袋置于所需部位（前额、头顶部或体表大血管分布处）
         程序      │
                  ├─ 冰帽：将冰块装入冰帽内约1/2满，排净空气，夹紧袋口，
                  │   擦干。将冰帽引水管夹紧，检查有无漏水
                  │
                  ├─ 将冰帽内放置海绵垫，戴于患者头部
                  │
                  ├─ 核对床尾卡、腕带、执行单
                  │
                  ├─ 告知注意事项，整理床单位、用物
  操作              │
  流程              ├─ 记录用冷部位、时间、患者反应
                  │
                  ├─ 每10分钟观察一次局部皮肤颜色，注意询问患者感受。严
                  │   格执行交接班制度。30分钟后撤掉冰袋/冰帽
                  │
                  └─ 30分钟后测量患者体温

         综合      ┌─ 操作准确、熟练、查对规范
         评价      │
                  ├─ 表达清晰，解释清楚，沟通有效
                  │
                  └─ 注意保护患者，动作轻柔，体现人文关怀
```

（三）评分标准

物理降温法操作考核标准

科室：　　　　　　姓名：　　　　　　考核者：

检 测 项 目		分值	评分等级				得分
			A	B	C	D	
准备与评估	仪表着装符合要求，无佩戴装饰品，指甲短	3	3	2	1	0	
	二人核对医嘱本	4	4	3	2	1	
	床旁评估	3	3	2	1	0	
	七步洗手法≥15秒，戴口罩	2	2	1	0.5	0	
	检查用物，用物准备齐全，洗手，推车至床旁	4	4	3	2	1	

续 表

检测项目		分值	评分等级				得分
			A	B	C	D	
操作流程	查对床尾卡、扫描腕带、反向式提问	4	4	3	2	1	
	解释操作目的，取得患者配合	4	4	3	2	1	
	协助患者取舒适卧位	4	4	3	2	1	
	关闭门窗，屏风遮挡，保护患者隐私	2	2	1	0.5	0	
	再次核对患者	3	3	2	1	0	
	协助患者脱去衣物	2	2	1	0.5	0	
	浴巾垫于身体下擦拭部位	4	4	3	2	1	
	将浸湿的小毛巾拧至半干呈手套式缠于手上，以离心方向擦浴	2	2	1	0.5	0	
	温水擦浴擦拭顺序：侧颈-肩-上臂外侧-前臂外侧至手背；侧胸-腋窝-上臂内侧-肘窝-前臂内侧-手心；颈下-肩部-臀部；以髋部-下肢外侧-足背；腹股沟-下肢内侧-内踝；臀下沟-下肢后侧-腘窝-足跟，擦拭方法正确	8	8	6	4	2	
	冰袋降温：置于所需部位（前额、头顶部或体表大血管分布处）	4	4	3	2	1	
	冰帽降温：将冰块装入冰帽内约 1/2 满，排净空气，夹紧袋口，擦干。将冰帽引水管夹紧，检查有无漏水	3	3	2	1	0	
	将冰帽戴于患者头部（内放置海绵垫，防止冻伤）	4	4	3	2	1	
	观察局部皮肤颜色，有无冻伤情况	4	4	3	2	1	
	核对床尾卡、腕带、执行单	2	2	1	0.5	0	
	交待注意事项，整理床单位、用物	4	4	3	2	1	
	洗手、记录（用冷部位、时间、患者反应）	4	4	3	2	1	
	观察病情变化，询问患者感受	4	4	3	2	1	
	严格执行交接班制度，30 分钟后撤掉冰袋/冰帽	3	3	2	1	0	
	30 分钟后测量体温	2	2	1	0.5	0	
	根据情况更换衣服、床单、枕套	2	2	1	0.5	0	
评价	操作规范、准确、熟练	8	8	6	4	2	
	表达清晰，解释清楚，沟通有效	4	4	3	2	1	
	注意保护患者，动作轻柔，体现人文关怀	3	3	2	1	0	
合 计		100					

（四）注意事项

1. 对冷敏感的患者不宜使用冰帽、冰袋物理方法降温，可选用温水擦浴降温措施。

2. 每10分钟观察用冷部位皮肤状况，若有苍白、青紫、灰白、颤抖、疼痛或有麻木感须立即停止使用。

3. 使用时间一般为10~30分钟或遵医嘱执行。

4. 冰袋不宜过满，过满对冷敷局部的压力过大，影响局部血液循环。

5. 温水擦拭及冰袋禁用部位：枕后、耳后、心前区、腹部、阴囊及足底处。

6. 降温的同时可在足心置热水袋，减轻脑组织充血，促进散热，增加舒适感。

7. 冰袋使用后30分钟需测体温，腋下冰袋降温后，腋温的测量应在50分钟后进行。

二十五、经鼻、口腔吸痰法操作流程及考核标准

（一）物品准备

负压吸引器、吸痰桶、负压吸引连接管、一次性吸痰管、无菌、清洁生理盐水、治疗单和笔、洗手液、手电筒、听诊器、必要时备液状石蜡、冰硼散、压舌板、舌钳、开口器及简易呼吸器。

（二）操作流程

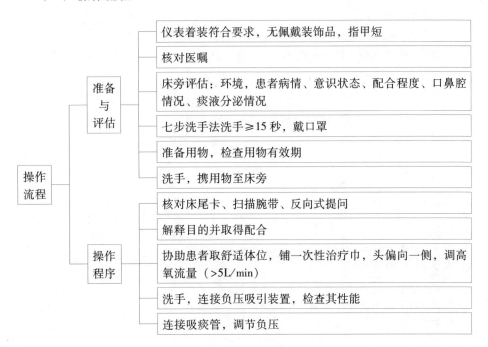

续流程

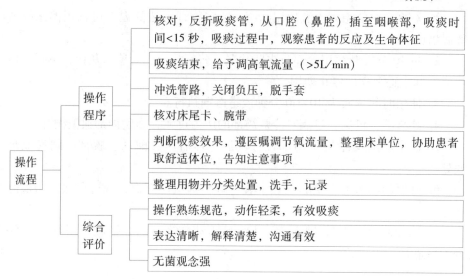

（三）评分标准

经口鼻腔吸痰法操作考核标准

科室：　　　　　　　姓名：　　　　　　　考核者：

检测项目		分值	评分等级				得分
			A	B	C	D	
准备与评估	仪表着装符合要求，不佩戴装饰品，指甲短	2	2	1	0	0	
	二人核对医嘱	2	2	1	0	0	
	床旁评估：病室环境，患者情况（病情、意识、生命体征、吸痰指征、自行排痰能力、口鼻腔黏膜情况、有无活动义齿）	10	10	8	6	5	
	七步洗手法洗手≥15秒，戴口罩	2	2	1	0	0	
	用物准备齐全，检查用物有效期，洗手，推车至床旁	8	8	6	5	4	
操作流程	核对床头卡、扫描腕带，反向式提问	4	4	3	2	1	
	解释吸痰目的，取得配合	2	2	1	0	0	
	协助患者取舒适体位，铺一次性治疗巾，头偏向一侧，面向操作者，调高氧流量（>5L/min）	5	5	4	3	2	
	洗手，正确连接负压吸引装置，调节负压合适（成人0.04~0.053MPa）	5	5	4	3	2	
	开启生理盐水，开瓶日期及时间标注正确，打开吸痰管，右手戴手套保持无菌，连接吸痰管，试吸无菌生理盐水	6	6	5	4	3	

检 测 项 目		分值	评分等级				得分
			A	B	C	D	
操作流程	左手反折吸痰管末端，将吸痰管插至咽喉部（成人口腔插管 10~15cm，鼻腔插管 20~25cm），嘱患者深呼吸，待吸气时将吸痰管送至有阻力处，上提 1cm，松开吸痰管末端，边上提边旋转吸引，时间＜15s，操作方法正确	6	6	5	4	3	
	吸痰过程中观察痰液的颜色、量、性状及患者的反应、生命体征情况	6	6	5	4	3	
	吸痰结束调高氧流量（＞5L/min）	2	2	1	0	0	
	冲洗管路，关闭负压，脱手套，擦拭口鼻腔	4	4	3	2	1	
	核对床尾卡、腕带	3	3	2	1	0	
	肺部听诊，观察吸痰效果，遵医嘱调节氧流量	6	6	5	4	3	
	整理床单位，协助患者取舒适体位，告知注意事项	3	3	2	1	0	
	分类处理用物（生活垃圾与医疗垃圾分类无误）	5	5	4	3	2	
	洗手，记录，签名	4	4	3	2	1	
评价	操作规范、熟练，动作轻柔，有效吸痰	5	5	4	3	2	
	无菌观念强	5	5	4	3	2	
	体现人文关怀，患者无不良反应	5	5	4	3	2	
合 计		100					

（四）注意事项

1. 按照无菌操作原则进行操作。

2. 负压压力选择成人 300~400mmHg（0.04~0.053MPa），儿童 250~300mmHg（0.0226~0.04MPa）。

3. 吸痰前后应给予高流量吸氧，吸痰时间不超过 15 秒，连续吸痰不应超过 3 次，如痰液较多，需再次吸引，应间隔 3~5 分钟，患者耐受后再进行。

4. 患者痰液黏稠，可配合翻身叩背、雾化吸入等；若患者发生缺氧的症状如发绀、心率下降等症状时，应立即停止吸痰，待缓解后再吸。

5. 插管动作轻柔、敏捷，严禁带负压送管。

二十六、经气管切开处吸痰法操作流程及考核标准

（一）物品准备

一次性垫巾、一次性注射器、无菌、清洁生理盐水、负压吸引器、痰桶、一次性连接管、治疗单和笔、洗手液、听诊器、无菌吸痰管、必要时备压舌板、舌钳、开口器及简易呼吸器。

（二）操作流程

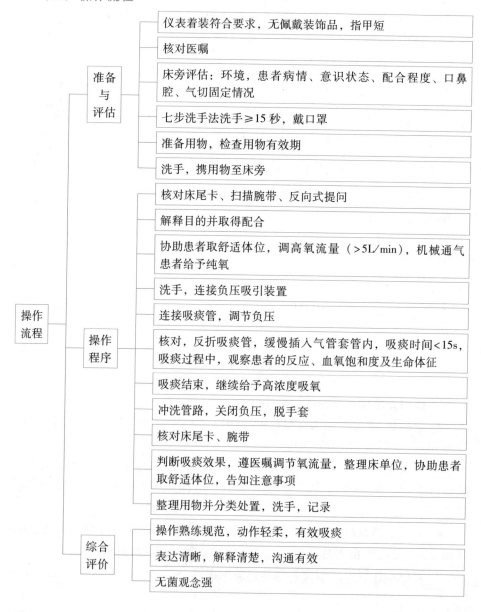

操作流程

准备与评估
- 仪表着装符合要求，无佩戴装饰品，指甲短
- 核对医嘱
- 床旁评估：环境，患者病情、意识状态、配合程度、口鼻腔、气切固定情况
- 七步洗手法洗手≥15秒，戴口罩
- 准备用物，检查用物有效期
- 洗手，携用物至床旁

操作程序
- 核对床尾卡、扫描腕带、反向式提问
- 解释目的并取得配合
- 协助患者取舒适体位，调高氧流量（>5L/min），机械通气患者给予纯氧
- 洗手，连接负压吸引装置
- 连接吸痰管，调节负压
- 核对，反折吸痰管，缓慢插入气管套管内，吸痰时间<15s，吸痰过程中，观察患者的反应、血氧饱和度及生命体征
- 吸痰结束，继续给予高浓度吸氧
- 冲洗管路，关闭负压，脱手套
- 核对床尾卡、腕带
- 判断吸痰效果，遵医嘱调节氧流量，整理床单位，协助患者取舒适体位，告知注意事项
- 整理用物并分类处置，洗手，记录

综合评价
- 操作熟练规范，动作轻柔，有效吸痰
- 表达清晰，解释清楚，沟通有效
- 无菌观念强

（三）评分标准

经气切处吸痰法操作考核标准

科室：　　　　　　　姓名：　　　　　　　考核者：

检测项目		分值	评分等级				得分
			A	B	C	D	
准备与评估	仪表着装符合要求，不佩戴装饰品，指甲短	2	2	1	0.5	0	
	二人核对医嘱	3	3	2	1	0	
	床旁评估：病室环境、患者情况（患者病情、意识、生命体征、口鼻腔及气管切开处皮肤黏膜情况，气管套管固定情况）	8	8	6	5	4	
	七步洗手法洗手≥15秒，戴口罩	2	2	1	0.5	0	
	用物准备齐全，检查用物有效期，洗手	4	4	3	2	1	
操作流程	携用物至患者床旁，核对床尾卡、扫描腕带，反向式提问	4	4	3	2	1	
	解释吸痰目的，并取得配合	2	2	1	0.5	0	
	协助患者取舒适体位，将一次性垫巾至于气管切开处，给予调高氧流量（>5L/min），机械通气患者给予纯氧	5	5	4	3	2	
	洗手，正确连接负压吸引装置，调节合适负压	5	5	3	2	1	
	开启生理盐水，标注开瓶日期及时间，打开吸痰管，右手带手套保持无菌，连接吸痰管，试吸无菌生理盐水	6	6	5	4	3	
	左手反折吸痰管，将吸痰管轻、准、迅速插入气管套管内5~7cm，遇到阻力上提1~2cm，松开吸痰管，边上提边旋转吸引，吸尽痰液，但不得超过15秒	12	12	10	8	6	
	吸痰过程中观察痰液的颜色、量、性状及患者的反应、生命体征情况	5	5	4	3	2	
	吸痰结束，给予高流量或纯氧吸入	2	2	1	0.5	0	
	吸引冲洗管路，关闭负压，脱手套，观察气管切开处皮肤，若有痰液渗出，立即给予气切护理	10	10	8	6	4	
	核对床尾卡、腕带	3	3	2	1	0.5	
	肺部听诊，观察吸痰效果，遵医嘱调节氧流量	3	3	2	1	0.5	
	整理床单位，协助患者取舒适体位，告知注意事项	3	3	2	1	0.5	
	分类处理用物（生活垃圾与医疗垃圾分类无误）	2	2	1	0.5	0	
	洗手，记录	4	4	3	2	1	

续 表

检 测 项 目		分值	评分等级				得分
			A	B	C	D	
评价	操作规范、动作轻柔，有效吸痰	5	5	4	3	2	
	无菌观念强	5	5	4	3	2	
	体现人文关怀，患者无不良反应	5	5	4	3	2	
合 计		100					

（四）注意事项

1. 按照无菌操作原则，进行操作。

2. 压力选择　成人 300~400mmHg（0.04~0.053MPa），儿童 250~300mmHg（0.0226~0.04MPa）。

3. 机械通气患者吸痰前后给予纯氧吸入，以提高肺泡内氧分压。

4. 每次吸痰不宜超过 15 秒，间歇 3~5 分钟。

5. 选择型号适宜的吸痰管，吸痰管外径应≤气管插管内径的 1/2。

6. 痰液黏稠时不可加大负压，可稀释痰液、叩背帮助排痰。

7. 吸痰管一用一插，插管动作轻柔、敏捷，严禁带负压送管

8. 吸痰管插入遇阻力时应分析原因，不可粗暴盲插。

二十七、心电监护操作流程及考核标准

（一）物品准备

心电监护装置（包括心电多参数监护仪、血压袖带导联线）、手消毒液、一次性电极片、棉签、75%酒精溶液、纱布、记录单、笔、污物碗、电源接线板（备用）。

（二）操作流程

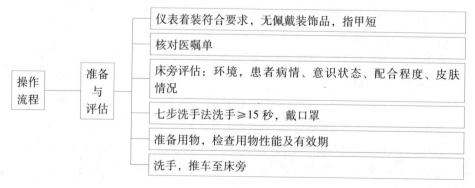

续流程

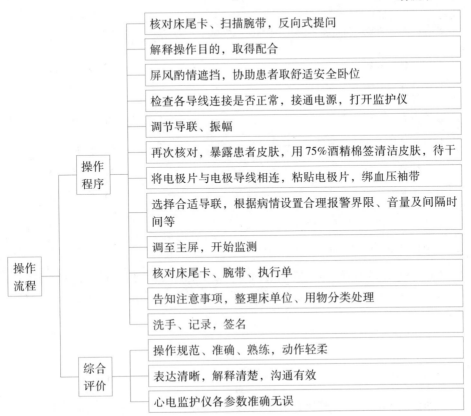

（三）评分标准

心电监护法操作考核标准

科室：　　　　　　姓名：　　　　　　考核者：

检测项目		分值	评分等级				得分
			A	B	C	D	
准备与评估	仪表着装符合要求，无佩戴装饰品，指甲短	3	3	2	1	0	
	二人核对医嘱本	4	4	3	2	1	
	床旁评估：环境，患者病情、意识、配合程度	3	3	2	1	0	
	七步洗手法≥15秒，戴口罩	2	2	1	0.5	0	
	用物齐全，在有效期内，检查监护仪性能，洗手，推车至床旁	4	4	3	2	1	
操作流程	核对床尾卡、扫描腕带，反向式提问	4	4	3	2	1	
	解释操作目的，取得配合	4	4	3	2	1	
	协助患者取舒适安全卧位	4	4	3	2	1	

续　表．

检 测 项 目		分值	评分等级				得分
			A	B	C	D	
操作流程	屏风遮挡，保护患者隐私	4	4	3	2	1	
	检查导线连接是否正常	6	6	4	2	1	
	接通电源	2	2	1	0.5	0	
	打开监护仪，正确调节导联、振幅	5	5	4	3	2	
	再次核对	2	2	1	0.5	0	
	暴露患者皮肤	3	3	2	1	0	
	清洁皮肤，待干，粘贴电极片	2	2	1	0.5	0	
	电极片与导线正确连接	6	6	4	2	1	
	电极片粘贴位置准确，袖带捆绑位置准确	6	6	4	2	1	
	选择合适导联，根据病情设置报警界限	6	6	4	2	1	
	调至主屏监测、观察患者反应	6	6	4	2	1	
	核对床尾卡、腕带	4	4	3	2	1	
	告知注意事项	4	4	3	2	1	
	协助患者取舒适卧位，整理床单位、用物分类处理	4	4	3	2	1	
	洗手、记录，签名	2	2	1	0.5	0	
评价	程序规范，操作轻柔，技术熟练，各参数准确无误	6	6	4	2	1	
	表达清晰，解释清楚，沟通有效	4	4	2	1	0	
合　计		100					

（四）注意事项

1. 密切观察心电图波形，及时处理干扰、电极脱落等情况。

2. 避免在监测仪附近使用手机，以免干扰监测波形。

3. 定期观察患者粘贴电极片处的皮肤，定时更换电极片及粘贴位置。

4. 对躁动患者，应当固定好电极和导线，避免打折、缠绕、脱位。

二十八、输液泵操作流程及考核标准

（一）物品准备

执行单、输液泵、药物、输液器、治疗盘（安尔碘、棉签）、输液贴、手消毒液、胶布、输液架、电源线、利器盒。

（二）操作流程

```
操作流程
├── 准备与评估
│   ├── 仪表着装符合要求，无佩戴装饰品，指甲短
│   ├── 核对医嘱单
│   ├── 床旁评估：环境，患者病情、意识状态、配合程度、注射部位皮肤及血管情况
│   ├── 七步洗手法洗手≥15秒，戴口罩
│   ├── 准备用物，检查用物和输液泵的性能，二人核对
│   └── 洗手，推车至床旁
├── 操作程序
│   ├── 核对床尾卡、扫描腕带，反向式提问
│   ├── 解释操作目的，取得配合
│   ├── 协助患者取舒适安全卧位
│   ├── 将输液泵妥善安置在输液架上，连接电源，打开开关
│   ├── 再次核对
│   ├── 消毒瓶口。打开输液器，正确连接，挂于输液架上，一次排气成功
│   ├── 打开泵门，将输液器滴壶下管路依次按方向嵌入泵内，关上泵门，打开输液器调节夹
│   ├── 设置输液总量、流量及时间，然后按"启动/停止"键启动，检查机器工作情况，排尽输液管前端空气，按键停止
│   ├── 观察、消毒留置针接头，备输液贴。输液器连接留置针接头，按"启动/停止"键开始输液，输液贴妥善固定
│   ├── 观察输液泵运行情况及患者的反应
│   ├── 核对床尾卡、腕带、执行单
│   ├── 签字，注明执行时间；交待注意事项，整理床单位
│   └── 整理用物，洗手
└── 综合评价
    ├── 程序规范、操作轻柔，技术娴熟
    ├── 表达准确、解释清楚、沟通有效
    └── 严格无菌操作，无跨越无菌区
```

（三）评分标准

输液泵操作考核标准

科室：　　　　　　姓名：　　　　　　　　考核者：

检测项目		分值	评分等级				得分
			A	B	C	D	
准备与评估	仪表着装符合要求，无佩戴装饰品，指甲短	3	3	2	1	0	
	二人核对医嘱本，准备用物，准备输注药物并粘贴标签	4	4	3	2	1	
	床旁评估（环境评估、患者评估）	4	4	3	2	1	
	七步洗手法洗手≥15秒，戴口罩	2	2	1	0.5	0	
	用物齐全，输液泵性能良好，准备输注药物并粘贴标签，洗手，推车至床旁	8	8	6	4	2	
操作流程	核对床尾卡、扫描腕带，反向式提问	4	4	3	2	1	
	解释操作目的，取得配合	4	4	3	2	1	
	患者卧位舒适安全	4	4	3	2	1	
	妥善固定输液泵，连接电源，打开开关	2	2	1	0.5	0	
	再次核对	4	4	3	2	1	
	消毒瓶口，连接输液器，排气成功	6	6	4	2	1	
	打开泵门，将输液器依次按方向嵌入泵内（输液泵连接于墨菲滴壶以下）	2	2	1	0.5	0	
	打开输液调节夹	2	2	1	0.5	0	
	根据医嘱调节参数，输液泵工作运行正常	4	4	3	2	1	
	观察留置针是否通畅，是否固定良好	2	2	1	0.5	0	
	消毒留置针接头，备输液贴	5	5	4	3	2	
	连接留置针正确	4	4	3	2	1	
	输液贴妥善固定	3	3	2	1	0	
	观察输液泵输注运行情况及患者反应	4	4	3	2	1	
	核对床尾卡、腕带、执行单	4	4	3	2	1	
	签字并注明执行时间，告知注意事项，整理床单位	4	4	3	2	1	
	整理用物、洗手	3	3	2	1	0	
评价	操作规范、准确、熟练	8	8	6	4	2	
	语言清晰，解释清楚，有效沟通	4	4	3	2	1	
	遵守无菌原则，无跨越无菌区	6	6	4	2	1	
合　计		100					

（四）注意事项

1. 正确设定输液速度等参数，保证准确输注。

2. 随时了解输液泵工作状态，及时排除报警、故障。

3. 注意观察穿刺部位皮肤情况，严防液体外渗。

4. 告知患者输液肢体不能进行剧烈活动。

5. 使用中如需调整输液参数，应先按停止键，重新设置后再启动。如需打开输液泵门，应先夹闭输液管路。

6. 持续使用输液泵时，应 24 小时更换一次性输液器。

二十九、微量泵操作流程及考核标准

（一）物品准备

执行单、微量注射泵、电源线、输液架、治疗盘（安尔碘、棉签）、手消毒液、注射器及抽好的药物、延长管、利器盒、胶布、利器盒。

（二）操作流程

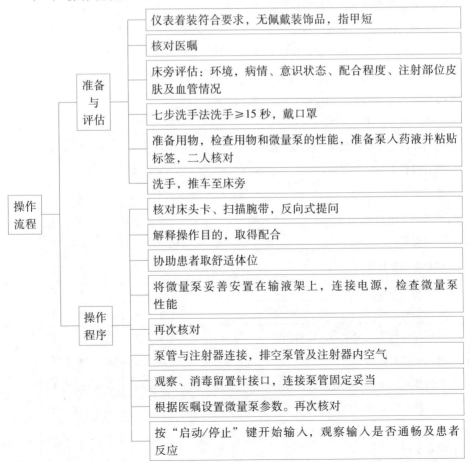

续流程

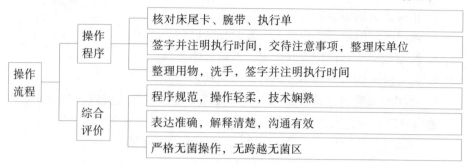

（三）评分标准

微量泵操作考核标准

科室：　　　　　　姓名：　　　　　　　　考核者：

检测项目		分值	评分等级				得分
			A	B	C	D	
准备与评估	仪表着装符合要求，无佩戴装饰品，指甲短	3	3	2	1	0	
	二人核对医嘱本，准备用物	4	4	3	2	1	
	床旁评估（环境评估、患者评估）	4	4	3	2	1	
	七步洗手法洗手≥15秒，戴口罩	3	3	2	1	0	
	用物齐全（微量泵性能良好），准备输注药物并粘贴标签，洗手，推车至床旁	6	6	4	2	1	
操作流程	核对床尾卡、扫描腕带，反向式提问	4	4	3	2	1	
	解释操作目的，取得配合	4	4	3	2	1	
	患者卧位舒适安全	4	4	3	2	1	
	妥善固定微量泵	4	4	3	2	1	
	连接电源	2	2	1	0.5	0	
	检查微量泵性能	4	4	3	2	1	
	再次核对	3	3	2	1	0	
	连接泵管，排气	4	4	3	2	1	
	注射器安装于微量泵内，妥善固定	4	4	3	2	1	
	遵医嘱设置参数	6	6	4	2	1	
	观察留置针是否通畅，是否固定良好	4	4	3	2	1	
	消毒静脉留置针接口，连接泵管	2	2	1	0.5	0	
	按"启动/停止"键开始输入，观察输入是否通畅及患者反应	4	4	3	2	1	

检测项目		分值	评分等级				得分
			A	B	C	D	
操作流程	核对床尾卡、腕带、执行单	4	4	3	2	1	
	告知注意事项	4	4	3	2	1	
	整理床单位、用物	3	3	2	1	0	
	洗手、记录	2	2	1	0.5	0	
评价	操作规范、准确、熟练	8	8	6	4	2	
	表达准确，解释清楚，沟通有效	4	4	3	2	1	
	遵守无菌原则，无跨越无菌区	6	6	4	2	1	
合　计		100					

（四）注意事项

1. 正确设定输液速度等参数，保证输注准确无误。
2. 随时了解微量泵工作状态，及时排除报警、故障。
3. 注意观察穿刺部位皮肤情况，严防液体外渗。
4. 告知患者输液肢体不能进行剧烈活动。
5. 使用中如需调整输液参数，应先按停止键，重新设置后再启动。
6. 持续使用微量泵时，应 24 小时更换输液器。

三十、除颤术（非同步）操作流程及考核标准

（一）物品准备

除颤仪、导电糊、电极片、弯盘、纱布 3 块、手消毒液、护理记录单、手表（自备）、按压板、注意事项。

（二）操作流程

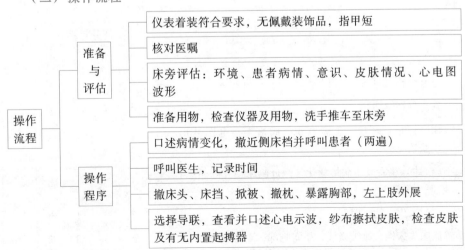

77

续流程

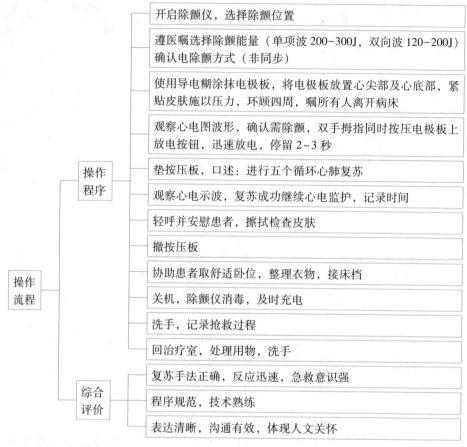

操作流程

操作程序
- 开启除颤仪，选择除颤位置
- 遵医嘱选择除颤能量（单项波 200~300J，双向波 120~200J）确认电除颤方式（非同步）
- 使用导电糊涂抹电极板，将电极板放置心尖部及心底部，紧贴皮肤施以压力，环顾四周，嘱所有人离开病床
- 观察心电图波形，确认需除颤，双手拇指同时按压电极板上放电按钮，迅速放电，停留 2~3 秒
- 垫按压板，口述：进行五个循环心肺复苏
- 观察心电示波，复苏成功继续心电监护，记录时间
- 轻呼并安慰患者，擦拭检查皮肤
- 撤按压板
- 协助患者取舒适卧位，整理衣物，接床档
- 关机，除颤仪消毒，及时充电
- 洗手，记录抢救过程
- 回治疗室，处理用物，洗手

综合评价
- 复苏手法正确，反应迅速，急救意识强
- 程序规范，技术熟练
- 表达清晰，沟通有效，体现人文关怀

（三）评分标准

除颤术评分标准

科室：　　　　　　　姓名：　　　　　　　考核者：

检测项目		分值	评分等级				得分
			A	B	C	D	
准备与评估	仪表着装符合要求，无佩戴装饰品，指甲短	3	3	2	1	0	
	检查仪器及用物	3	3	2	1	0	
	床旁评估：环境，患者意识、病情、心电图波形、皮肤情况	5	5	4	3	2	
操作流程	（口述）患者发生病情变化，撤近侧床档并呼叫患者（呼叫两遍）	5	5	3	1	0	
	呼叫医生，记录时间	3	3	2	1	0	
	撤床头床档，掀被撤枕，暴露胸部，左上肢外展	5	5	4	3	2	

检 测 项 目	分值	评分等级				得分
		A	B	C	D	
操作流程 选择导联，查看并口述心电示波，纱布擦拭皮肤，检查皮肤及有无内置起搏器	6	6	4	2	0	
开启除颤仪，选择除颤位置	3	3	2	1	0	
遵医嘱选择除颤能量（单项波 200～300J，双向波 120～200J）确认电除颤方式（非同步）	3	3	2	1	0	
使用导电糊涂抹电极板，将电极板放置心尖部及心底部，紧贴皮肤实施压力，环顾四周，嘱所有人员离开病床	11	11	7	4	0	
观察心电图波形，确认需除颤，双手拇指同时按压电极板上"放电"按钮，迅速放电，停留2～3秒	11	11	7	4	0	
垫按压板，口述：进行五个循环心肺复苏	4	4	3	2	1	
观察心电示波，复苏成功继续心电监护，记录时间	3	3	2	1	0	
轻呼并安慰患者，擦拭检查皮肤	5	5	4	3	2	
撤按压板	6	6	4	2	0	
协助患者取舒适卧位，整理衣物，接床档	3	3	2	1	0	
关机，除颤仪消毒，充电	5	5	4	3	2	
洗手，记录抢救过程	3	3	2	1	0	
整理用物，洗手	3	3	2	1	0	
评价 反应迅速，急救意识强	4	4	3	2	1	
程序规范，技术熟练	3	3	2	1	0	
表达清晰，沟通有效，体现人文关怀	3	3	2	1	0	
合　计	100					

（四）注意事项

1. 评估时需确定患者除颤部位无潮湿、无敷料。在放电前，应将两极板之间的皮肤擦干。

2. 如患者有植入性起搏器，应注意避开起搏器部位至少 10cm。

3. 电极板放置位置应避开瘢痕、伤口。

4. 除颤前确定周围人员与操作者与患者无直接或间接接触。

5. 操作时保证手部的干燥，必要时戴手套操作。

6. 除颤仪用后充分清洁，及时充电，定期检查维护。

三十一、心肺复苏术操作流程及考核标准

(一) 物品准备

简易呼吸器、血压计、听诊器、手电筒、吸氧管、手消毒液、护理记录单、按压板、手表（自备）。

(二) 操作流程

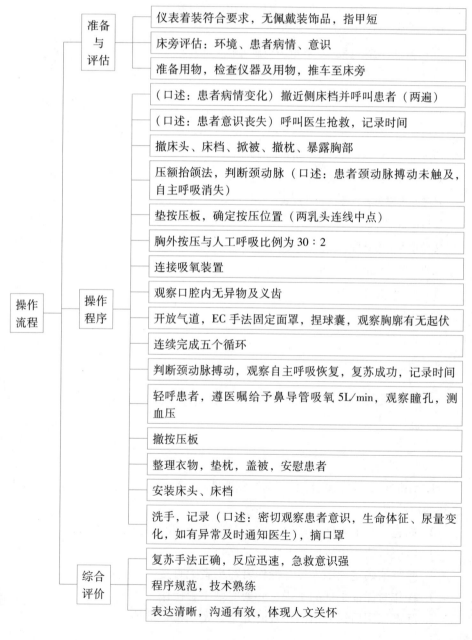

操作流程	准备与评估	仪表着装符合要求，无佩戴装饰品，指甲短
		床旁评估：环境、患者病情、意识
		准备用物，检查仪器及用物，推车至床旁
	操作程序	（口述：患者病情变化）撤近侧床档并呼叫患者（两遍）
		（口述：患者意识丧失）呼叫医生抢救，记录时间
		撤床头、床档、掀被、撤枕、暴露胸部
		压额抬颌法，判断颈动脉（口述：患者颈动脉搏动未触及，自主呼吸消失）
		垫按压板，确定按压位置（两乳头连线中点）
		胸外按压与人工呼吸比例为 30∶2
		连接吸氧装置
		观察口腔内无异物及义齿
		开放气道，EC 手法固定面罩，捏球囊，观察胸廓有无起伏
		连续完成五个循环
		判断颈动脉搏动，观察自主呼吸恢复，复苏成功，记录时间
		轻呼患者，遵医嘱给予鼻导管吸氧 5L/min，观察瞳孔，测血压
		撤按压板
		整理衣物，垫枕，盖被，安慰患者
		安装床头、床档
		洗手，记录（口述：密切观察患者意识，生命体征、尿量变化，如有异常及时通知医生），摘口罩
	综合评价	复苏手法正确，反应迅速，急救意识强
		程序规范，技术熟练
		表达清晰，沟通有效，体现人文关怀

（三）评分标准

心肺复苏术操作考核标准

科室：　　　　　　　姓名：　　　　　　　　　考核者：

检测项目	分值	评分等级				得分
		A	B	C	D	
准备与评估 仪表着装符合要求，无佩戴装饰品，指甲短	3	3	2	1	0	
洗手，戴口罩	3	3	2	1	0	
检查仪器及用物	5	5	4	3	2	
操作流程 （口述：患者病情变化）撤近侧床档并呼叫患者（两遍）	3	3	2	1	0	
（口述：患者意识丧失）呼叫医生抢救，记录时间	3	3	2	1	0	
撤床头床档，掀被撤枕，暴露胸部	4	4	3	2	1	
压额抬颌法，判断颈动脉，手法正确（口述：患者颈动脉搏动未触及，自主呼吸消失）	10	10	6	3	0	
垫按压板，确定按压位置（两乳头连线中点）	2	2	1	0.5	0	
胸外按压与人工呼吸比 30∶2	10	10	6	3	0	
正确连接吸氧装置	5	5	3	1	0	
观察口腔内无异物及义齿	6	6	4	2	0	
开放气道 E-C 手法固定面罩，捏球囊，观察胸廓有无起伏	5	5	3	1	0	
连续完成五个循环	5	5	4	3	2	
判断颈动脉搏动，观察自主呼吸恢复，复苏成功，记录时间	5	5	4	3	2	
轻呼患者，遵医嘱给予鼻导管吸氧 5L/min，观察瞳孔，测血压	5	5	4	3	2	
撤按压板	3	3	2	1	0	
整理衣物，垫枕，盖被，安慰患者	6	6	4	2	0	
安装床头、床档	1	1	0.5	0	0	
洗手（口述：密切观察患者意识，生命体征、尿量变化，如有异常及时通知医生），记录，摘口罩	6	6	4	2	0	
评价 操作流程熟练，动作流畅，反应迅速，急救意识强	4	4	3	2	1	
复苏手法正确，有效	4	4	3	2	1	
体现人文关怀，操作中动作不粗暴，关怀体贴患者	2	2	1	0	0	
合　计	100					

（四）注意事项

1. 按压位置　两乳头连线中点（胸骨中下 1/3 交界处）。

2. 掀被撤枕，暴露胸部时需将胸部完全暴露，露出双脚。

3. 按压时双肩绷直，肩、肘、腕关节呈一条直线，掌跟不能离开胸壁，用力均匀。

4. 胸外心脏按压时需确保足够的频率及深度，尽可能不中断胸外按压，每次胸外按压后要让胸廓充分回弹，以保证心脏得到充分的血液回流。

5. 判断患者呼吸、颈动脉搏动有效指征的时间应不少于 5 秒。

三十二、痰标本采集法操作流程及考核标准

（一）物品准备

医嘱单、条形码、痰杯、培养皿、无菌手套、漱口水、一次性吸痰管（必要时）、手消毒液。

（二）操作流程

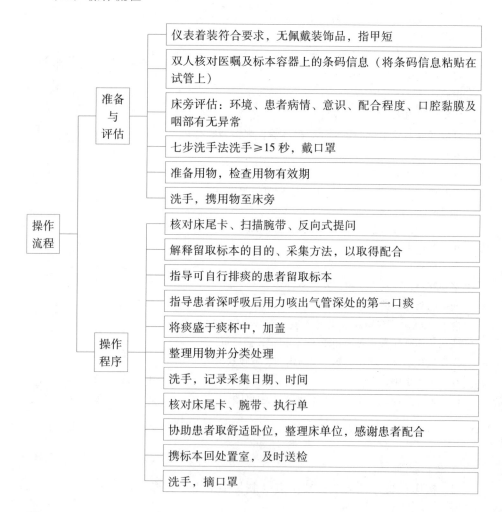

续流程

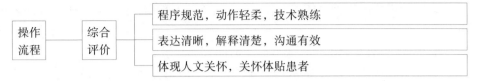

（三）评分标准

痰标本采集法操作考核标准

科室：　　　　　　　姓名：　　　　　　考核人：

检 测 项 目		分值	评分等级				得分
			A	B	C	D	
准备与评估	仪表着装符合要求，无佩戴装饰品，指甲短	3	3	2	1	0	
	双人核对医嘱及标本容器上的条码信息（将条码信息粘贴在试管上）	9	9	6	3	0	
	床旁评估：环境，患者病情、意识、配合程度、口腔黏膜及咽部情况	5	5	4	3	2	
	七步洗手法洗手≥15秒，戴口罩	5	5	4	3	2	
	准备用物，检查用物有效期	5	5	4	3	2	
	洗手，携用物至床旁	3	3	2	1	0	
操作流程	核对床尾卡、扫描腕带、反向式提问	6	6	5	4	3	
	解释留取标本的目的、采集方法，取得配合	6	6	5	4	3	
	指导可自行排痰的患者留取标本	6	6	5	4	3	
	患者晨起未进食前用清水漱口	5	5	4	3	2	
	指导患者深呼吸后用力咳出气管深处的第一口痰	5	5	4	3	2	
	将痰盛于痰杯中，加盖	5	5	4	3	2	
	整理用物并分类处理	5	5	4	3	2	
	嘱患者留痰后再次漱口或做口腔护理	5	5	4	3	2	
	洗手，记录采集日期、时间	5	5	4	3	2	
	核对床尾卡、腕带、执行单	3	3	2	1	0	
	协助患者取舒适卧位，整理床单位，感谢患者配合	3	3	2	1	0	
	携标本回处置室，及时送检	3	3	2	1	0	
	洗手、摘口罩	4	4	3	2	1	
评价	程序规范，动作轻柔，技术熟练	3	3	2	1	0	
	表达清晰，解释清楚，沟通有效	3	3	2	1	0	
	体现人文关怀，关怀体贴患者	3	3	2	1	0	
合　计		100					

（四）注意事项

1. 根据患者的年龄、病情、治疗、排痰情况及配合程度决定痰标本的采集方法。

2. 除 24 小时痰标本外，痰液收集时间宜选择清晨。

3. 注意观察患者口腔黏膜有无异常，采集时避免将唾液、漱口水、鼻涕等混入痰中。

4. 有痰不易咳出，痰液黏稠者，先进行雾化吸入，以稀释痰液。

5. 肺功能较差，有痰而无力咳出者，需协助患者叩背排痰，有利于痰液的排出。

6. 经协助咳痰仍不能留取或昏迷的患者，选择一次性吸痰管吸引采集法。

7. 痰培养的标本应立即送检。

8. 在抗生素应用前采集痰液。

三十三、尿标本采集法操作流程及考核标准

（一）物品准备

医嘱单、条形码、尿杯、试管、培养皿、外阴护理包、必要时（导尿包、注射器）、一次性手套、手消毒液。

（二）操作流程

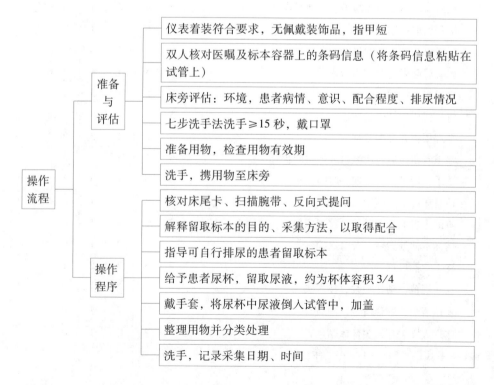

续流程

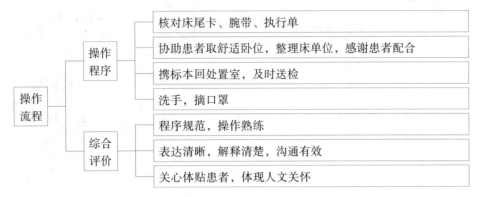

（四）评分标准

尿标本采集法操作考核标准

科室：　　　　　　　　姓名：　　　　　　　　考核人：

检 测 项 目		分值	评分等级				得分
			A	B	C	D	
准备与评估	仪表着装符合要求，不佩戴装饰品，指甲短	4	4	3	2	1	
	双人核医嘱，条形码粘贴正确	5	5	4	3	2	
	床旁评估：环境、病情、意识、配合程度	10	10	8	6	4	
	检查手消毒液有效期，七步洗手法洗手≥15秒，戴口罩	5	5	4	3	2	
	物品准备齐全，检查用物有效期，洗手，携用物至床旁	8	8	6	4	3	
操作流程	再次核对医嘱单、床尾卡、扫描腕带、反向式提问	8	8	6	4	3	
	解释留取标本目的、方法，以取得配合	4	4	3	2	1	
	指导可自行排尿患者留取标本	4	4	3	2	1	
	给予患者尿杯，并告知留取中段尿于尿杯中，约为杯体容积的3/4	3	3	2	1	0.5	
	戴手套，将集尿杯中尿液倒入试管中，加盖	3	3	2	1	0.5	
	再次核对床尾卡、腕带、执行单	5	5	4	3	2	
	整理用物，分类处理	5	5	4	3	2	
	洗手，记录采集日期、时间	6	6	4	3	2	
	协助患者取舒适卧位，整理床单位，感谢患者的配合	5	5	4	3	2	
	携标本回处置室，及时送检	4	4	3	2	1	
	洗手，摘口罩	4	4	3	2	1	

续 表

检测项目		分值	评分等级				得分
			A	B	C	D	
评价	程序规范，操作熟练	5	5	4	3	2	
	表达清晰，解释清楚，沟通有效	4	4	3	2	1	
	操作过程中严密观察病情变化，患者反应	4	4	3	2	1	
	体现人文关怀，关怀体贴患者	4	4	3	2	1	
合 计		100					

（四）注意事项

1. 女患者月经期不留取尿标本。

2. 会阴部分泌物过多时应先清洁或者冲洗后再收集。

3. 尿培养应在使用抗生素之前采集，应按无菌操作原则留取，防止标本污染，影响检验结果。

4. 留取 12 小时或 24 小时尿标本，集尿瓶应放在阴凉处，根据检验要求在瓶内加防腐剂。

5. 告知留取尿标本的时间。

（1）12 小时尿标本：晚 19：00 排空膀胱后开始留取尿液至次日清晨 7：00 留取的最后一次尿液。

（2）24 小时尿标本：晨起 7：00 排空膀胱后开始留尿至次日晨 7：00 留取的最后一次尿液。

（3）留取最后一次尿液后，将 12 小时或 24 小时的全部尿液盛于集尿容器中，用量杯测量总量并记录搅拌均匀，取 10ml 装入尿标本试管中送检，其余弃去。

6. 留取标本，尿、便不得混合，不得留取尿袋中尿液，标本留取后 2 小时内送检。

三十四、便标本采集法操作流程及考核标准

（一）物品准备

医嘱单、条形码、便盒、培养皿（必要时）、棉签、一次性手套、手消毒液。

（二）操作流程

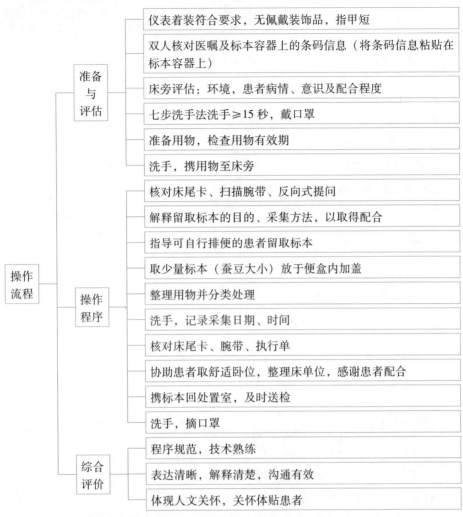

（三）评分标准

便标本采集法操作考核标准

科室：　　　　　　　　姓名：　　　　　　　　考核人：

检 测 项 目		分值	评分等级				得分
			A	B	C	D	
准备与评估	仪表着装符合要求，不佩戴装饰品，指甲短	3	3	2	1	0	
	双人核对医嘱，条形码粘贴正确	5	5	4	3	2	
	床旁评估：环境、患者病情、意识、配合程度	10	10	6	3	0	
	七步洗手法洗手≥15 秒，戴口罩	3	3	2	1	0	
	物品准备齐全，检查用物，洗手	5	5	4	3	2	

续　表

检 测 项 目	分值	评分等级				得分
		A	B	C	D	
携用物至床旁，再次核对医嘱单、床尾卡、扫描腕带、反向式提问	10	10	6	3	0	
指导可自行排便患者留取标本	5	5	4	3	2	
取少量标本（蚕豆大小）放于便盒内加盖	10	10	6	3	0	
洗手，记录采集日期、时间	5	5	4	3	2	
核对床尾卡、腕带、执行单	10	10	6	3	0	
协助患者取舒适卧位，整理床单位，感谢患者的配合	5	5	4	3	2	
整理用物，分类处理用物	5	5	4	3	2	
携标本回处置室，及时送检	5	5	4	3	2	
程序规范，技术熟练	5	5	4	3	2	
表达清晰，解释清楚，沟通有效	5	4	4	3	2	
操作过程中严密观察病情变化，患者反应	5	5	4	3	2	
体现人文关怀，关怀体贴患者	4	4	3	2	1	
合　计	100					

（注：表格左侧竖排标注"操作流程"对应前8项，"评价"对应后4项）

（四）注意事项

1. 标本采集最好在用药前完成。

2. 腹泻患者应尽量在急性期采集标本（3 日以内）。

3. 厌氧菌培养标本应避免与空气接触，以在床旁接种为宜。

4. 粪便检验及培养应取新鲜的标本，盛器洁净，不得混有尿液，及时送检。

5. 采集标本时应选取含有黏液、脓血等病变成分的粪便；外观无异常的粪便需从表面、深处及粪端多处采集，其量至少为蚕豆大小。

6. 查痢疾阿米巴滋养体时应于采集后立即检查。从脓血和稀软部分取材，寒冷季节标本传送及检查时均需保温。

7. 检查蛲虫卵须用透明薄膜拭子于夜间 12 时或清晨排便前自肛门周围皱裂处拭取并立即镜检。

8. 做化学法隐血试验时，应于前三日禁食肉类及含动物血食物并禁服铁剂及维生素 C。

9. 做粪胆原定量时，应连续收集 3 天的粪便，每天将粪便混匀秤重后取出约 20g 送检。

10. 做细菌学检查的粪便标本应采集于灭菌有盖的容器内立即送检。

第二章　中医护理技术操作

一、耳穴贴压技术操作流程及考核标准

（一）物品准备

治疗盘（75%酒精、棉签、耳穴探笔、王不留行籽、止血钳或镊子、弯盘、医用胶布）、免洗手消毒液、耳穴模型。

（二）操作流程

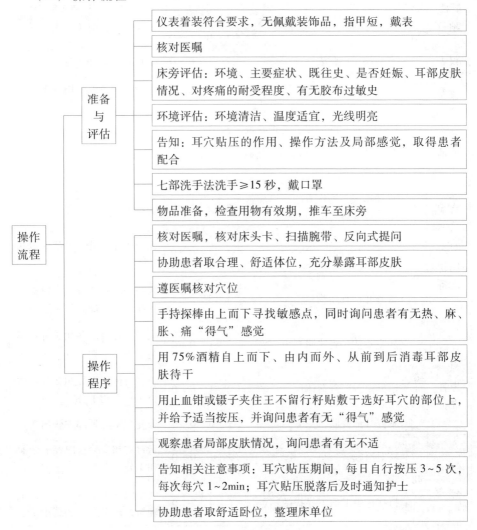

仪表着装符合要求，无佩戴装饰品，指甲短，戴表

核对医嘱

床旁评估：环境、主要症状、既往史、是否妊娠、耳部皮肤情况、对疼痛的耐受程度、有无胶布过敏史

环境评估：环境清洁、温度适宜，光线明亮

告知：耳穴贴压的作用、操作方法及局部感觉，取得患者配合

七部洗手法洗手≥15秒，戴口罩

物品准备，检查用物有效期，推车至床旁

核对医嘱，核对床头卡、扫描腕带、反向式提问

协助患者取合理、舒适体位，充分暴露耳部皮肤

遵医嘱核对穴位

手持探棒由上而下寻找敏感点，同时询问患者有无热、麻、胀、痛"得气"感觉

用75%酒精自上而下、由内而外、从前到后消毒耳部皮肤待干

用止血钳或镊子夹住王不留行籽贴敷于选好耳穴的部位上，并给予适当按压，并询问患者有无"得气"感觉

观察患者局部皮肤情况，询问患者有无不适

告知相关注意事项：耳穴贴压期间，每日自行按压3~5次，每次每穴1~2min；耳穴贴压脱落后及时通知护士

协助患者取舒适卧位，整理床单位

操作流程　准备与评估　操作程序

续流程

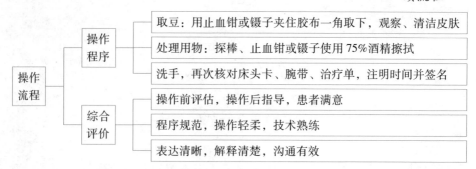

（三）评分标准

耳穴贴压法操作考核评分标准

项目	分值	技术操作要求	评分等级				评分说明
			A	B	C	D	
仪表	2	仪表端庄、戴表	2	1	0	0	一项未完成扣1分
核对	2	核对医嘱	2	1	0	0	未核对扣2分；内容不全面扣1分
评估	5	临床症状、既往史、是否妊娠	3	2	1	0	一项未完成扣1分
		耳部皮肤情况、对疼痛的耐受程度	2	1	0	0	一项未完成扣1分
告知	3	解释作用、操作方法、局部感受，取得患者配合	3	2	1	0	一项未完成扣1分
用物准备	6	洗手，戴口罩	2	1	0	0	未洗手扣1分；未戴口罩扣1分
		备齐并检查用物	4	3	2	1	少备一项扣1分；未检查一项扣1分，最高扣4分
环境与患者准备	6	病室整洁、光线明亮	2	1	0	0	未进行环境准备扣2分；环境准备不全扣1分
		协助患者取舒适体位	2	1	0	0	未进行体位摆放扣2分；体位不舒适扣1分
		暴露耳部皮肤	2	0	0	0	未充分暴露耳部皮肤扣2分
操作过程 贴豆	48	核对医嘱	2	1	0	0	未核对扣2分；内容不全面扣1分
		持探棒由上而下寻找敏感点	6	4	2	0	动作生硬扣2分；穴位不准确扣2分/穴位，最高扣6分

项目		分值	技术操作要求	评分等级				评分说明
				A	B	C	D	
操作过程	贴豆	48	消毒方法：使用 75% 酒精自上而下、由内到外、从前到后消毒皮肤，待干	6	4	2	0	消毒液使用不规范扣 2 分；消毒顺序不正确扣 2 分；未待干扣 2 分
			用止血钳或镊子夹住药贴，贴敷于选好的穴位上	10	8	6	4	贴敷穴位不准确扣 2 分/穴位，最高扣 6 分；贴敷不牢固扣 2 分/穴位，最高扣 4 分
			按压力度适宜，询问患者感受	8	6	4	2	按压力度过轻或过重扣 2分/穴位，最高扣 4 分；未询问患者感受扣 4 分
			观察局部皮肤有无红肿、过敏或贴敷不牢固	6	3	0	0	未观察皮肤扣 3 分；贴敷不牢固扣 3 分
			告知相关注意事项：按压方法、疼痛难忍或药贴脱落及时通知护士	4	2	0	0	未告知扣 2 分/项
			协助患者取舒适体位，整理床单位	4	2	0	0	未安置体位扣 2 分；未整理床单位扣 2 分
			洗手，再次核对	2	1	0	0	未洗手扣 1 分；未核对扣1分
	取豆	6	用止血钳或镊子夹住胶布一角取下	2	1	0	0	未使用止血钳（镊子）扣 1 分；使用不当扣 1 分
			观察、清洁皮肤	2	1	0	0	未观察扣 1 分；未清理扣1分
			洗手，再次核对	2	1	0	0	未洗手扣 1 分；未核对扣1分
操作后处置		6	整理用物：探针、止血钳（镊子）用75%酒精擦拭	2	1	0	0	消毒方法不正确扣 1~2 分
			洗手	2	0	0	0	未洗手扣 2 分
			记录	2	1	0	0	未记录扣 2 分；记录不完全扣 1 分
评价		6	流程合理、技术熟练、询问患者感受	6	4	2	0	一项不合格扣 2 分

续 表

项目	分值	技术操作要求	评分等级				评分说明
			A	B	C	D	
理论提问	10	耳穴贴压的禁忌证	5	3	0	0	回答不全面扣 2 分/题；未答出扣 5 分/题
		耳穴贴压的注意事项	5	3	0	0	
得 分							

主考老师签名： 考核日期： 年 月 日

（四）注意事项

1. 耳郭局部有炎症、冻疮或表面皮肤有破溃者，以及有习惯性流产史的孕妇禁用。

2. 严重贫血、过度疲劳、精神高度紧张、精神异常者慎用或暂不用耳穴贴压。

3. 留置期间嘱患者用手进行压迫刺激，每次 1~2min，每日按压 3~5 次，以增强疗效。

4. 留置时间：夏季留置 1~3 天，冬季留置 7~10 天。

5. 耳穴贴压每次选择一侧耳，双侧耳轮流使用。

6. 观察患者贴压部位情况，严格消毒，预防感染，留置期间预防胶布脱落或污染，对普通胶布过敏者改用脱敏胶布。

7. 患者侧卧耳部感觉不适时，可适当调整。

二、刮痧技术操作流程及考核标准

（一）物品准备

治疗盘（刮痧板、刮痧油、纱布、治疗碗、弯盘、治疗巾）、免洗手消毒液、必要时备浴巾、屏风。

（二）操作流程

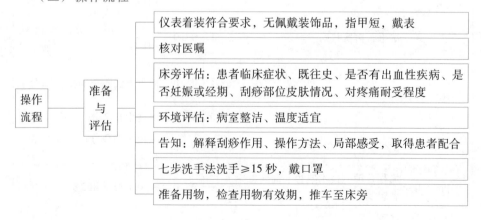

续流程

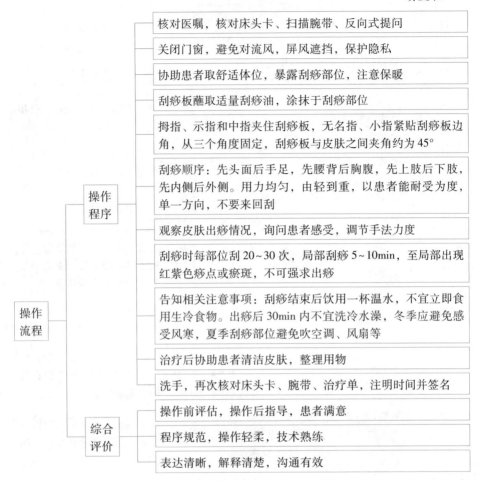

（三）评分标准

刮痧技术操作考核评分标准

项目	分值	技术操作要求	评分等级				评分说明
			A	B	C	D	
仪表	2	仪表端庄、戴表	2	1	0	0	一项未完成扣1分
核对	2	核对医嘱	2	1	0	0	未核对扣2分；内容不全面扣1分
评估	6	临床症状、既往史、是否有出血性疾病、是否妊娠或经期	4	3	2	1	一项未完成扣1分
		刮痧部位皮肤情况、对疼痛的耐受程度	2	1	0	0	一项未完成扣1分

续　表

项目	分值	技术操作要求	评分等级 A	B	C	D	评分说明
告知	4	解释作用、简单的操作方法、局部感受，取得患者配合	4	3	2	1	一项未完成扣1分
用物准备	6	洗手，戴口罩	2	1	0	0	未洗手扣1分；未戴口罩扣1分
		备齐并检查用物	4	3	2	1	少备一项扣1分；未检查一项扣1分，最高扣4分
环境与患者准备	8	病室整洁、保护隐私、注意保暖、避免对流风	4	3	2	1	一项未完成扣1分
		协助患者取舒适体位，暴露刮痧部位	4	3	2	1	未进行体位摆放扣2分；体位不舒适扣1分；未充分暴露刮痧部位皮肤扣2分
操作过程	50	核对医嘱	2	1	0	0	未核对扣2分；内容不全面扣1分
		刮痧板蘸取适量介质涂抹于刮痧部位	6	4	2	0	未蘸取刮痧介质扣4分；介质量过多或过少扣2分；部位不准确扣2分
		拇指、示指和中指夹住刮板，无名指、小指紧贴刮板边角，从三个角度固定，刮板与皮肤之间夹角约为45°	4	2	0	0	握板不正确扣2分；刮板与皮肤之间夹角过大或过小扣2分
		刮痧顺序：先头面后手足，先腰背后胸腹，先上肢后下肢，先内侧后外侧	4	3	2	1	刮痧顺序一项不正确扣1分
		用力均匀，由轻到重，以患者能耐受为度，单一方向，不要来回刮	10	8	6	4	用力不均匀扣2分；未由轻到重扣2分；来回刮扣2分；皮肤受损扣10分
		观察皮肤出痧情况，询问患者感受，调节手法力度	8	6	4	2	未观察皮肤扣2分；未询问患者感受扣2分；未调整手法力度扣4分
		每部位刮20～30次，局部刮痧5～10min，至局部出现红紫色痧点或瘀斑，不可强求出痧	4	2	0	0	刮痧方法一项不正确扣2分

项目	分值	技术操作要求	评分等级				评分说明
			A	B	C	D	
操作过程	50	告知相关注意事项	4	2	0	0	未告知扣4分；告知不全扣2分
		清洁皮肤	2	1	0	0	未清洁皮肤扣2分；清洁不彻底扣1分
		协助患者取舒适体位，整理床单位	4	2	0	0	未安置体位扣2分；未整理床单位扣2分
		洗手、再次核对	2	1	0	0	未洗手扣1分；未核对扣1分
操作后处置	6	用物按《医疗机构消毒技术规范》处理	2	1	0	0	处置方法不正确扣1分/项，最高扣2分
		洗手	2	0	0	0	未洗手扣2分
		记录	2	1	0	0	未记录扣2分；记录不完全扣1分
评价	6	流程合理、技术熟练、局部皮肤无损伤、询问患者感受	6	4	2	0	一项不合格扣2分，最高扣6分
理论提问	10	刮痧的禁忌证	5	3	0	0	回答不全面扣2分/题；未答出扣5分/题
		刮痧的注意事项	5	3	0	0	
得　分							

主考老师签名：　　　　　　　　考核日期：　　　年　　月　　日

（四）注意事项

1. 以下情况不宜行刮痧术：严重心血管疾病、肝肾功能不全、出血倾向疾病、感染性疾病、皮肤疖肿包块者、极度虚弱、皮肤过敏者急性扭挫伤、皮肤出现肿胀破溃者、空腹、饱食后。刮痧不配合者，如醉酒、过度紧张、精神分裂症、抽搐者，孕妇的腹部、腰骶部。

2. 刮痧时注意室内保暖，冬季应避免受风；夏季避免风扇、空调直吹刮痧部位。注意保护患者隐私。

3. 告知患者刮痧部位出现红紫色痧点或痧斑，为正常表现，数日方可消除。刮痧结束后需要休息片刻，可饮用一杯温水，不宜食用生冷、酸辣、油腻或难消化食物。

4. 刮痧过程中若出现头晕、目眩、心慌、出冷汗、面色苍白、恶心欲吐甚至神昏扑倒等晕刮现象，应立即停止刮痧，取平卧位，立即通知医生，配合处理。

5. 部位选取和刮治次数可视病情而定。一般痧点呈现紫黑色应多刮，如出现鲜红色痧点或不易刮出痧点可少刮。

6. 操作中用力要均匀，勿损伤皮肤。患者感觉疼痛不能忍受时应改为轻刮，皮肤出现痧点即可。婴幼儿皮肤娇嫩，可使用间接刮法，给老年人刮痧力度宜轻柔。

7. 使用过的刮具，需清洁、消毒、擦干备用。

三、拔火罐技术操作流程及考核标准

（一）物品准备

治疗盘（火罐、弯盘、纱布、打火机、止血钳、棉签、95%酒精棉球罐、治疗巾、广口瓶、1ml注射器、安而碘消毒液）、免洗手消毒液、浸泡桶、必要时备屏风。

（二）操作流程

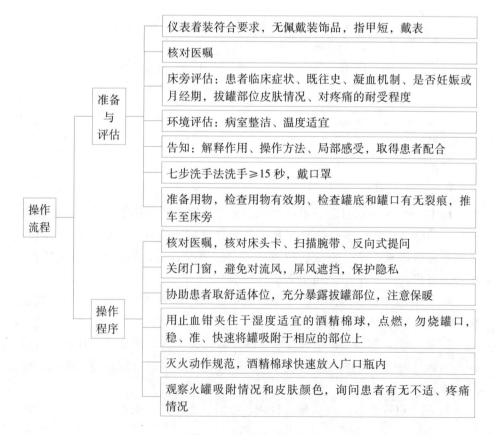

续流程

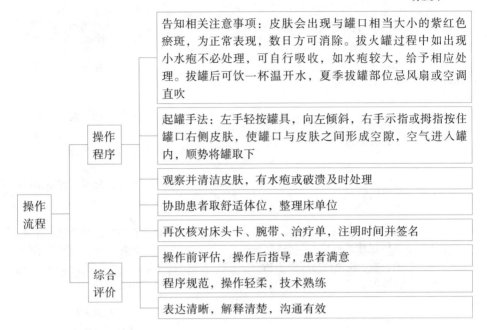

（三）评分标准

拔火罐技术操作考核评分标准

项目	分值	技术操作要求	评分等级				评分说明
			A	B	C	D	
仪表	2	仪表端庄、戴表	2	1	0	0	一项未完成扣1分
核对	2	核对医嘱	2	1	0	0	未核对扣2分；内容不全面扣1分
评估	6	临床症状、既往史、凝血机制、是否妊娠或月经期	4	3	2	1	一项未完成扣1分
		拔罐部位皮肤情况、对疼痛的耐受程度	2	1	0	0	一项未完成扣1分
告知	4	解释作用、简单的操作方法、局部感受，取得患者配合	4	3	2	1	一项未完成扣1分
用物准备	7	洗手，戴口罩	2	1	0	0	未洗手扣1分；未戴口罩扣1分
		备齐并检查用物	5	4	3	2	少备一项扣1分；未检查一项扣1分，最高扣5分

续 表

项目		分值	技术操作要求	评分等级				评分说明
				A	B	C	D	
环境与患者准备		7	病室整洁、保护隐私、注意保暖、避免对流风	3	2	1	0	一项未完成扣1分，最高扣3分
			协助患者取舒适体位，充分暴露拔罐部位	4	3	2	1	未进行体位摆放扣2分；体位不舒适扣1分；未充分暴露拔罐部位扣1分
操作过程	拔罐	38	核对医嘱	2	1	0	0	未核对扣2分；内容不全面扣1分
			用止血钳夹住干湿度适宜的酒精棉球，点燃，勿烧罐口，稳、准、快速将罐吸附于相应的部位上	10	8	6	4	酒精棉球过湿扣2分；部位不准确扣2分；吸附不牢扣2分；动作生硬扣2分；烧罐口扣2分
			灭火动作规范	6	4	2	0	灭火不完全扣4分；未放入相应灭火容器扣2分
			询问患者感受：舒适度、疼痛情况	2	1	0	0	未询问患者感受扣2分；内容不全面扣1分
			观察皮肤：红紫程度、水疱、破溃	6	2	0	0	未观察皮肤扣2分/项
			告知相关注意事项	4	2	0	0	未告知扣4分；告知不全扣2分
			协助患者取舒适体位，整理床单位	4	2	0	0	未安置体位扣2分；未整理床单位扣2分
			洗手，再次核对，记录时间	4	3	2	1	未洗手扣1分；未核对扣1分；未记录时间扣2分
	起罐	12	手法：一手扶罐具，一手手指按住罐口皮肤	4	2	0	0	手法不正确扣4分；手法不熟练扣2分
			观察并清洁皮肤，有水疱或破溃及时处理	4	3	2	1	未观察扣1分；未清洁皮肤1分；有水疱或破溃未处理扣2分
			协助患者取舒适体位，整理床单位	4	2	0	0	未安置体位扣2分；未整理床单位扣2分

项目	分值	技术操作要求	评分等级				评分说明
			A	B	C	D	
操作后处置	6	用物按《医疗机构消毒技术规范》处理	2	1	0	0	处置方法不正确扣1分/项，最高扣2分
		洗手	2	0	0	0	未洗手扣2分
		记录	2	1	0	0	未记录扣2分；记录不完全扣1分
评价	6	流程合理、技术熟练、局部皮肤无损伤、询问患者感受	6	4	2	0	一项不合格扣2分，最高扣6分；出现烫伤扣6分
理论提问	10	拔罐的禁忌证	5	3	0	0	回答不全面扣2分/题；未答出扣5分/题
		拔罐的注意事项	5	3	0	0	
得 分							

主考老师签名： 考核日期： 年 月 日

（四）注意事项

1. 高热抽搐及凝血机制障碍者，皮肤溃疡、水肿及大血管处，孕妇腹部、腰骶部均不宜拔罐。

2. 拔罐时应采取合理、舒适体位，选择肌肉较厚部位，骨骼凹凸不平和毛发较多处不宜拔罐。

3. 操作前一定要检查罐口周围是否光滑，罐口及罐底有无裂痕。

4. 拔罐时动作要稳、准、快，酒精棉球勿过湿，勿烧罐口，防止烫伤，勿触碰罐底防止火焰熄灭。

5. 起罐时切勿强拉，若皮肤出现小水疱无须处理，可自行吸收。水疱较大者，应消毒后用无菌注射器将疱液抽出，再用无菌敷料覆盖以防感染。

6. 根据所拔面积的大小选择大小合适的火罐。

7. 拔罐过程中要注意观察患者的反应，如有不适立即取罐，严重时可让患者平卧，保暖并饮用热水或糖水，还可按揉内关、合谷、太阳、足三里等穴。

8. 使用过的火罐，应用含氯消毒液浸泡消毒备用。

四、穴位按摩技术操作流程及考核标准

（一）物品准备

治疗盘、棉签、浴巾、免洗手消毒液、必要时备屏风。

（二）操作流程

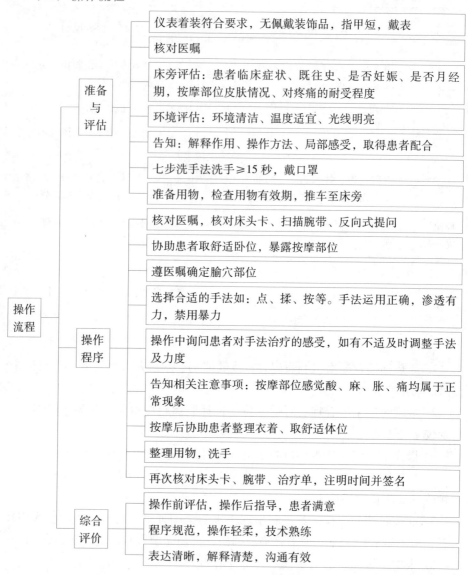

（三）评分标准

穴位按摩技术操作考核标准

项目	分值	技术操作要求	评分等级				评分说明
			A	B	C	D	
仪表	2	仪表端庄、戴表	2	1	0	0	一项未完成扣1分
核对	2	核对医嘱	2	1	0	0	未核对扣2分；内容不全面扣1分

项目	分值	技术操作要求	A	B	C	D	评分说明
评估	6	临床症状、既往史、是否妊娠、是否月经期	4	3	2	1	一项未完成扣1分
		治疗部位皮肤情况、对疼痛的耐受程度	2	1	0	0	一项未完成扣1分
告知	8	解释作用、简单的操作方法、局部感受，取得患者配合	4	3	2	1	一项未完成扣1分
		按摩时及按摩后局部可能出现酸痛的感觉，如有不适及时告知护士	2	1	0	0	一项未完成扣1分
		按摩前后局部注意保暖，可喝温开水	2	1	0	0	一项未完成扣1分
用物准备	4	洗手，戴口罩	2	1	0	0	未洗手扣1分；未戴口罩扣1分
		备齐并检查用物，必要时备屏风	2	1	0	0	少备一项扣1分；未检查一项扣1分，最高扣2分
环境与患者准备	6	病室整洁、光线明亮	2	1	0	0	未进行环境准备扣2分；环境准备不全扣1分
		注意保暖，注意保护隐私	2	1	0	0	未保暖口1分；未保护隐私扣1分；
		患者：取舒适体位，充分暴露按摩部位	2	1	0	0	体位不舒适扣1分；暴露不充分扣1分；最高扣2分
操作过程	50	核对医嘱	2	1	0	0	未核对扣2分；内容不全面扣1分
		遵医嘱确定腧穴部位	10	8	6	4	动作生硬扣4分；经络与穴位不准确扣2分/穴位，最高扣10分
		正确选择点、揉、按等手法	10	5	0	0	手法/每种不正确扣5分，最高扣10分
		力量及摆动幅度均匀	10	5	0	0	力量不均匀扣5分；摆动幅度不均匀扣5分

续 表

项目	分值	技术操作要求	评分等级				评分说明
			A	B	C	D	
操作过程	50	摆动频率均匀，时间符合要求	10	5	0	0	频率不符合要求扣 5 分；时间不符合要求扣 5 分
		操作中询问患者对手法治疗的感受，及时调整手法及力度	6	4	2	0	未询问患者感受扣 2 分；未根据患者反应调整手法及力度扣 2 分/穴位，最高扣 6 分
		洗手，再次核对	2	1	0	0	未洗手扣 1 分；未核对扣1分
操作后处置	6	用物按《医疗机构消毒技术规范》处理	2	1	0	0	处置方法不正确扣 1 分/项，最高扣 2 分
		洗手	2	0	0	0	未洗手扣 2 分
		记录	2	1	0	0	未记录扣 2 分；记录不完全扣 1 分
评价	6	流程合理、技术熟练、局部皮肤无损伤、询问患者感受	6	4	2	0	一项不合格扣 2 分，最高扣 6 分
理论提问	10	穴位按摩的常用手法	5	3	0	0	回答不全面扣 2 分/题；未答出扣 5 分/题
		穴位按摩的注意事项	5	3	0	0	
得 分							

主考老师签名：　　　　　　　　　　　　考核日期：　　　年　　月　　日

（四）注意事项

1. 各种出血性疾病、妇女月经期或妊娠期、孕妇腰腹、皮肤破损及瘢痕等部位禁止按摩。

2. 操作前应修剪指甲，以防损伤患者皮肤。

3. 操作时用力要均匀、柔和、持久，禁用暴力。

4. 注意在治疗过程中，密切观察患者有无特殊不适情况。

5. 注意为患者保暖及保护隐私。

6. 治疗结束后，整理患者着装休息 15~30 分钟，防风受寒。

五、中药离子导入操作流程及考核标准

（一）准备用物

中药制剂、离子导入治疗仪、治疗盘、镊子、棉衬套（垫片）2 个、绷带或松紧搭扣、沙袋、隔水布、小毛巾、水温计，必要时备听诊器、免洗手消毒液。

（二）操作流程

```
                  ┌─ 仪表着装符合要求，无佩戴装饰品，指甲短，戴表
                  │
                  ├─ 核对医嘱
                  │
          准备     ├─ 床旁评估：临床症状、既往史、过敏史、是否妊娠、皮肤感
          与       │   知觉、局部皮肤有无破溃及炎性渗出
          评估     │
                  ├─ 环境评估：环境清洁、温度适宜，光线明亮
                  │
                  ├─ 告知：解释作用、简单介绍操作方法、局部感受、治疗前排
                  │   空二便，取得患者配合
                  │
                  ├─ 七步洗手法洗手≥15秒，戴口罩
                  │
                  └─ 准备用物，检查用物有效期，推车至床旁

                  ┌─ 核对医嘱，核对床头卡、扫描腕带、反向式提问
                  │
                  ├─ 协助患者取舒适体位
                  │
                  ├─ 暴露治疗部位，注意保暖，保护隐私
                  │
                  ├─ 连接电源及电极输出线，检查仪器性能
                  │
                  ├─ 将2块棉衬套浸入中药液加热至38~42℃，取出棉衬套拧至
                  │   不滴水
                  │
                  ├─ 将正负电极板正确放入衬套内，平置于治疗部位，覆盖隔水
操作              │   布，用绷带或松紧搭扣固定
流程   操作        │
       程序       ├─ 启动输出，从低到高缓慢调节电流强度，询问患者感受至耐
                  │   受为宜
                  │
                  ├─ 观察仪器运行情况，随时询问患者感受，及时调节电流强
                  │   度，保暖
                  │
                  ├─ 告知相关注意事项：治疗时间20~30分钟，如有不适及时通
                  │   知护士
                  │
                  ├─ 取下电极板、擦干皮肤、关闭电源，协助患者取舒适体位，
                  │   整理床单位
                  │
                  ├─ 整理用物，洗手，再次核对床头卡、腕带、治疗单，注明时
                  │   间并签名
                  │
                  └─ 观察皮肤有无红疹、烫伤、过敏

                  ┌─ 操作前评估，操作后指导，患者满意
          综合     │
          评价     ├─ 程序规范，操作轻柔，技术熟练
                  │
                  └─ 表达清晰，解释清楚，沟通有效
```

（三）评分标准

中药离子导入技术操作考核评分标准

项目		分值	技术操作要求	评分等级				评分说明
				A	B	C	D	
仪表		2	仪表端庄、戴表	2	1	0	0	一项未完成扣1分
核对		2	核对医嘱	2	1	0	0	未核对扣2分；内容不全面扣1分
评估		6	临床症状、既往史、过敏史、是否妊娠	4	3	2	1	一项未完成扣1分
			皮肤感知觉、局部皮肤有无破溃及炎性渗出	2	1	0	0	一项未完成扣1分
告知		4	解释作用、简单的操作方法、局部感受，取得患者配合	4	3	2	1	一项未完成扣1分
用物准备		5	洗手，戴口罩	2	1	0	0	未洗手扣1分；未戴口罩扣1分
			备齐并检查用物	3	2	1	0	少备一项扣1分；未检查一项扣1分，最高扣3分
环境与患者准备		5	环境清洁、温度适宜，光线明亮	2	1	0	0	未进行环境准备扣2分；环境准备不全扣1分
			嘱患者排空二便，协助患者取舒适体位，暴露治疗部位，注意保护隐私	3	2	1	0	未嘱排二便扣1分；未进行体位摆放扣2分；体位不舒适扣1分；未充分暴露治疗部位扣1分；未保护隐私扣1分；最高扣3分
操作过程	中药离子导入	45	核对医嘱	2	1	0	0	未核对扣2分；内容不全面扣1分
			连接电源及电极输出线，检查仪器性能	4	3	2	0	未连接扣1分/项；未检查性能扣2分
			将2块棉衬套浸入中药液加热至38~42℃，取出棉衬套拧至不滴水	6	4	2	0	未测温度扣2分；温度不准确扣2分；衬套过干或过湿扣2分
			将正负电极板正确放入衬套内，平置于治疗部位，覆盖隔水布，用绷带或松紧搭扣固定	8	6	4	2	电极板放置错误扣8分；电极板裸露扣4分；衬套及隔水布不平整扣2分；固定不牢固扣2分

项目		分值	技术操作要求	评分等级 A	B	C	D	评分说明
操作过程	中药离子导入	45	启动输出，从低到高缓慢调节电流强度，询问患者感受至耐受为宜	10	5	0	0	未缓慢调节电流强度扣5分；未询问患者感受扣5分
			观察仪器运行情况，随时询问患者感受，及时调节电流强度，保暖	5	3	1	0	未观察扣2分；未询问感受扣2分；未保暖扣1分；未及时调节电流强度扣5分
			告知相关注意事项：治疗时间20~30分钟，如有不适及时通知护士	4	2	0	0	未告知扣2分/项
			协助患者取舒适体位，整理床单位	4	2	0	0	未安置体位扣2分；未整理床单位扣2分
			洗手，再次核对	2	1	0	0	未洗手扣1分；未核对扣1分
	治疗结束	10	取下电极板、擦干皮肤、关闭电源，协助患者取舒适体位，整理床单位	5	4	3	2	未擦干皮肤扣1分；顺序颠倒扣2分；未安置体位扣1分；未整理床单位扣1分
			观察皮肤有无红疹、烫伤、过敏	3	2	1	0	未观察扣3分；观察不全面扣1分/项
			洗手，核对	2	1	0	0	未洗手扣1分；未核对扣1分
操作后处置		5	用物按《医疗机构消毒技术规范》处理	2	1	0	0	处置方法不正确扣1分/项，最高扣2分
			洗手	1	0	0	0	未洗手扣1分
			记录	2	1	0	0	未记录扣2分；记录不完全扣1分
评价		6	流程合理、技术熟练、局部皮肤无损伤、询问患者感受	6	4	2	0	一项不合格扣2分，最高扣6分；出现电击伤或烫伤扣6分
理论提问		10	中药离子导入的禁忌证	5	3	0	0	回答不全面扣2分/题；未答出扣5分/题
			中药离子导入的注意事项	5	3	0	0	
得 分								

主考老师签名： 考核日期： 年 月 日

（四）注意事项

1. 高热、湿疹、妊娠、有出血倾向患者，治疗部位有金属异物者，带有心脏起搏器者及恶性肿瘤患者等均不宜应用此治疗方法。

2. 治疗中皮肤出现红疹、疼痛、水疱等，应立即停止治疗并通知医生，配合处置。

3. 同一输出线的两个电极不可分别放置于两侧肢体。

4. 注意操作顺序，防止电击患者。

5. 治疗时注意遮挡，保护患者隐私，注意保暖，防止受凉。

6. 治疗过程中要密切观察患者的反应和机器运行情况，如有异常及时停止并处理。

7. 治疗时间为 20～30 分钟。

六、穴位贴敷技术操作流程及考核标准

（一）物品准备

治疗盘（棉纸或薄胶纸、配制的药物、压舌板、纱布、胶布、0.9%生理盐水棉球）、免洗手消毒液、必要时备屏风、毛毯。

（二）操作流程

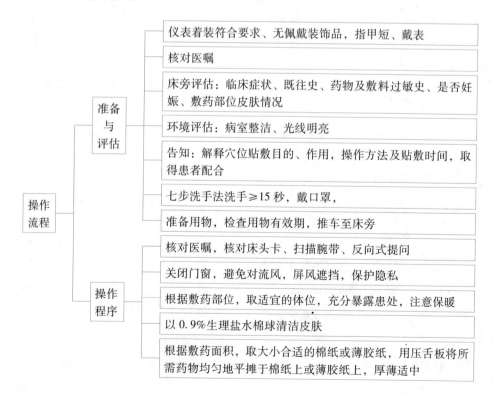

续流程

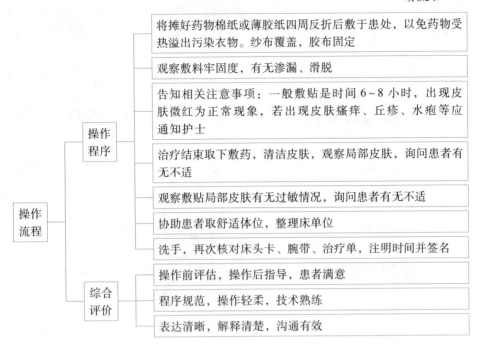

（三）评分标准

穴位敷贴技术操作考核评分标准

项目	分值	技术操作要求	评分等级				评分说明
			A	B	C	D	
仪表	2	仪表端庄、戴表	2	1	0	0	一项未完成扣1分
核对	2	核对医嘱	2	1	0	0	未核对扣2分；内容不全面扣1分
评估	5	临床症状、既往史、药物及敷料过敏史、是否妊娠	4	3	2	1	一项未完成扣1分
		敷药部位皮肤情况	1	0	0	0	一项未完成扣1分
告知	4	解释作用、简单的操作方法、敷贴时间，取得患者配合	4	3	2	1	一项未完成扣1分
用物准备	6	洗手，戴口罩	2	1	0	0	未洗手扣1分；未戴口罩扣1分
		备齐并检查用物	4	3	2	1	少备一项扣1分；未检查一项扣1分，最高扣4分

续　表

项目		分值	技术操作要求	评分等级				评分说明
				A	B	C	D	
环境与患者准备		10	病室整洁、光线明亮	2	1	0	0	未进行环境准备扣2分；环境准备不全扣1分
			协助患者取舒适体位	2	1	0	0	未进行体位摆放扣2分；体位不舒适扣1分
			充分暴露治疗部位，保暖，保护隐私	6	4	2	0	未充分暴露治疗部位扣2分；未保暖扣2分；未保护隐私扣2分
操作过程	敷药	41	核对医嘱	2	1	0	0	未核对扣2分；内容不全面扣1分
			清洁局部皮肤，观察局部皮肤情况	4	3	2	0	未清洁扣2分；清洁不彻底扣1分；未观察扣2分
			根据敷药面积，取大小合适的棉纸或薄胶纸，将所需药物均匀地平摊于棉纸或薄胶纸上，厚薄适中	12	8	4	0	棉质敷料大小不合适扣4分；摊药面积过大或过小或溢出棉质敷料外扣4分；药物过厚或过薄扣4分
			将药物敷贴于穴位或患处，避免药物溢出污染衣物	10	6	4	0	部位不准确扣6分；药液外溢扣4分
			使用敷料或棉垫覆盖，固定牢固	4	2	0	0	未使用敷料或棉垫覆盖扣2分；固定不牢固扣2分
			询问患者有无不适	1	0	0	0	未询问扣1分
			告知注意事项	2	1	0	0	未告知扣2分；告知不全面扣1分
			协助患者取舒适体位，整理床单位	4	2	0	0	未安置体位扣2分；未整理床单位扣2分
			洗手，再次核对	2	1	0	0	未洗手扣1分；未核对扣1分
	取药	8	取下敷药，清洁皮肤	2	1	0	0	未清洁扣2分；清洁不彻底扣1分
			观察局部皮肤，询问患者有无不适	4	2	0	0	未观察皮肤扣2分；未询问扣2分
			洗手，再次核对	2	1	0	0	未洗手扣1分；未核对扣1分

项目	分值	技术操作要求	评分等级				评分说明
			A	B	C	D	
操作后处置	6	用物按《医疗机构消毒技术规范》处理	2	1	0	0	处置方法不正确扣1分/项，最高扣2分
		洗手	2	0	0	0	未洗手扣2分
		记录	2	1	0	0	未记录扣2分；记录不完全扣1分
评价	6	流程合理、技术熟练、局部皮肤无损伤、询问患者感受	6	4	2	0	一项不合格扣2分，最高扣6分
理论提问	10	穴位敷贴的使用范围	5	3	0	0	回答不全面扣2分/题；未答出扣5分/题
		穴位敷贴的注意事项	5	3	0	0	
得 分							

主考老师签名：　　　　　　　　　考核日期：　　年　月　日

（四）注意事项

1. 孕妇的脐部、腹部、腰骶部及某些敏感穴位，如合谷、三阴交等处都不宜敷贴，以免局部刺激引起流产。

2. 支气管扩张患者、活动性肺结核咳血患者、糖尿病患者、血液病患者、严重心肝肾功能障碍者、瘢痕体质者、皮肤过敏者不宜进行穴位贴敷。

3. 贴敷局部皮肤有创伤、溃疡、感染或有较严重的皮肤病者，应禁止穴位贴敷。颜面五官部位，慎用穴位贴敷。

4. 除拔毒膏外，患处有红肿及溃烂时不宜敷贴药物，以免发生化脓性感染。

5. 对于残留在皮肤上的药物不宜采用肥皂或刺激性物品擦洗。

6. 使用敷药后，如出现红疹、瘙痒、水疱等过敏现象，应暂停使用，报告医师，配合处理。

7. 贴敷期间，应忌烟、酒，避免食用寒凉、过咸的食物；避免海味，辛辣及牛羊肉等食物。

七、蜡疗技术操作流程及考核标准

（一）物品准备

治疗盘（治疗碗、0.9%生理盐水棉球、蜡袋、塑料薄膜、纱布、治疗巾）、测温装置、免洗手消毒液、浴巾、必要时备屏风。

（二）操作流程

```
操作流程 ─┬─ 准备与评估 ─┬─ 仪表着装符合要求，无佩戴装饰品，指甲短，戴表
          │              ├─ 核对医嘱
          │              ├─ 床旁评估：临床症状、既往史、过敏史、是否妊娠、蜡疗部位皮肤情况、对热的耐受程度
          │              ├─ 环境评估：病室整洁、光线明亮、温度适宜
          │              ├─ 告知：解释蜡疗目的、操作方法、局部感受，操作前排空二便，取得患者配合
          │              ├─ 七步洗手法洗手≥15秒，戴口罩
          │              └─ 准备用物，检查用物有效期，推车至床旁
          │
          ├─ 操作程序 ─┬─ 核对医嘱，核对床头卡、扫描腕带、反向式提问
          │            ├─ 协助患者取舒适体位，确定治疗部位，清洁皮肤，遇体毛较多者需先备皮。暴露蜡疗部位，注意保暖，保护患者隐私
          │            ├─ 将蜡块加热5~7min至完全熔化，温度达到90~100℃，中途可根据蜡的熔化程度，补充加热
          │            ├─ 选择合适的蜡疗方法：蜡饼法、刷蜡法、浸蜡法、蜡袋法
          │            ├─ 制作方法正确、大小适宜：蜡饼制成厚度为2~3cm、蜡液涂抹均匀，形成厚度0.5~1.0cm的蜡膜；制作蜡袋时防止蜡液流出
          │            ├─ 温度适宜：蜡饼表面温度45~50℃、蜡液温度55~60℃；注意保温
          │            ├─ 蜡疗时间：蜡饼30~60min，浸蜡10min
          │            ├─ 询问患者感受，观察局部皮肤情况，有无烫伤
          │            ├─ 告知相关注意事项：局部皮肤微红为正常现象，如有疼痛、瘙痒、水疱等症状及时通知医护人员，对症处理
          │            ├─ 治疗后协助患者清洁皮肤，观察局部皮肤有无过敏、烫伤、破溃
          │            ├─ 协助患者着衣，取舒适体位，整理床单位
          │            └─ 洗手，再次核对床头卡、腕带、治疗单，注明时间并签名
          │
          └─ 综合评价 ─┬─ 操作前评估，操作后指导，患者满意
                        ├─ 程序规范，操作轻柔，技术熟练
                        └─ 表达清晰，解释清楚，沟通有效
```

（三）评分标准

蜡疗技术操作考核评分标准

项目	分值	技术操作要求	评分等级				评分说明
			A	B	C	D	
仪表	2	仪表端庄，戴表	2	1	0	0	一项未完成扣1分
核对	2	核对医嘱	2	1	0	0	未核对扣2分；内容不全面扣1分
评估	6	临床症状、既往史、过敏史，是否妊娠	4	3	2	1	一项未完成扣1分
		蜡疗部位皮肤情况、对热的耐受程度	2	1	0	0	一项未完成扣1分
告知	4	解释目的、操作方法、局部感受，取得患者配合，排空大小便	4	3	2	1	一项未完成扣1分
用物准备	5	洗手，戴口罩	2	1	0	0	未洗手扣1分；未戴口罩扣1分
		备齐并检查用物	3	2	1	0	少备一项扣1分；未检查一项扣1分，最高扣3分
环境与患者准备	7	病室整洁、光线明亮、温度适宜	2	1	0	0	未进行环境准备扣2分；环境准备不全扣1分
		协助患者取舒适体位	2	1	0	0	未进行体位摆放扣2分；体位不舒适扣1分
		暴露蜡疗部位，注意保暖和保护隐私	3	2	1	0	未充分暴露部位扣1分；未保暖扣1分；未保护隐私扣1分
操作过程	52	核对医嘱	2	1	0	0	未核对扣2分；内容不全面扣1分
		确定部位	2	1	0	0	未定位扣2分；定位不准确扣1分
		清洁皮肤，遇体毛较多者需先备皮	2	1	0	0	未清洁皮肤扣2分；清洁不到位扣1分
		将蜡块加热5~7min至完全熔化，温度达到90~100℃，中途可根据蜡的熔化程度，补充加热	3	0	0	0	未按要求制作扣3分

续　表

项目	分值	技术操作要求	评分等级				评分说明
			A	B	C	D	
操作过程	52	选择合适的蜡疗方法：蜡饼法、刷蜡法、浸蜡法、蜡袋法	4	0	0	0	选择方法不正确扣4分
		制作方法正确、大小适宜：蜡饼制成厚度为2~3cm、蜡液涂抹均匀，形成厚度0.5~1.0cm的蜡膜；制作蜡袋时防止蜡液流出	5	3	2	0	制作不规范扣2分；涂抹不规范扣3分
		温度适宜：蜡饼表面温度45~50℃、蜡液温度55~60℃；注意保温	8	4	0	0	温度不适宜扣4分；未采取保温措施扣4分
		蜡疗时间：蜡饼30~60min；浸蜡10min	5	0	0	0	时间不正确扣5分
		询问患者感受，观察局部皮肤情况，有无烫伤	6	3	0	0	未询问患者感受扣3分；未观察皮肤扣3分
		告知相关注意事项，如有不适及时通知护士	4	2	0	0	未告知扣2分/项
		协助患者取舒适体位，整理床单位	4	2	0	0	未安置体位扣2分；未整理床单位扣2分
		洗手，再次核对	2	1	0	0	未洗手扣1分；未核对扣1分
		治疗完毕，清洁局部皮肤，协助患者着衣，安排舒适体位	3	2	1	0	未清洁皮肤扣1分；未协助着衣扣1分；未安排舒适体位扣1分
		洗手，再次核对	2	1	0	0	未洗手扣1分；未核对扣1分
操作后处置	6	用物按《医疗机构消毒技术规范》处理	2	1	0	0	处置方法不正确扣1分/项，最高扣2分
		洗手	2	0	0	0	未洗手扣2分
		记录	2	1	0	0	未记录扣2分；记录不完全扣1分
评价	6	流程合理、技术熟练、局部皮肤无损伤、询问患者感受	6	4	2	0	一项不合格扣2分，最高扣6分；出现烫伤扣6分

续 表

项目	分值	技术操作要求	评分等级				评分说明
			A	B	C	D	
理论提问	10	蜡疗的禁忌证	5	3	0	0	回答不全面扣 2 分/题；未答出扣 5 分/题
		蜡疗的注意事项	5	3	0	0	
得 分							

主考老师签名： 考核日期： 年 月 日

（四）注意事项

1. 体质衰弱和高热病人，急性化脓性炎症、肿瘤、结核、脑动脉硬化、心肾功能衰竭有出血倾向及出血性疾病、重症糖尿病、甲状腺功能亢进、对温热感觉障碍以及婴幼儿童禁用。皮肤有皮疹、破溃及妊娠期禁用。

2. 小儿治疗时，因不合作，皮肤细嫩，容易发生烫伤，因此治疗温度应稍低于成人。

3. 蜡疗时要保持治疗部位静止不动，防止蜡块、蜡膜破裂致热蜡或热蜡液体接触皮肤，引发烫伤。

4. 在疗程中，必须注意观察和询问患者治疗部位的皮肤情况，如患者有疼痛感及皮疹应立即停止治疗，及时报告医生，对症处理。

5. 治疗结束后，整理患者着装，休息 15～30 分钟，防敞风受寒。

6. 治疗时间以 20 分钟为宜，年老体衰患者适当减少时间。

八、艾灸技术操作流程及考核标准

（一）物品准备

治疗盘（艾条、酒精灯、打火机、小口瓶、纱布、弯盘、治疗巾）、免洗手消毒液、必要时备浴巾、屏风、计时器。

（二）操作流程

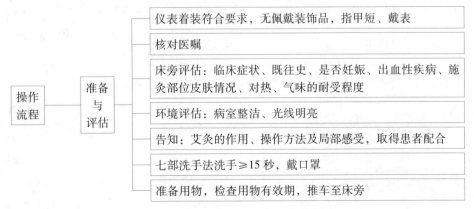

操作流程 — 准备与评估：
- 仪表着装符合要求，无佩戴装饰品，指甲短、戴表
- 核对医嘱
- 床旁评估：临床症状、既往史、是否妊娠、出血性疾病、施灸部位皮肤情况、对热、气味的耐受程度
- 环境评估：病室整洁、光线明亮
- 告知：艾灸的作用、操作方法及局部感受，取得患者配合
- 七部洗手法洗手≥15 秒，戴口罩
- 准备用物，检查用物有效期，推车至床旁

续流程

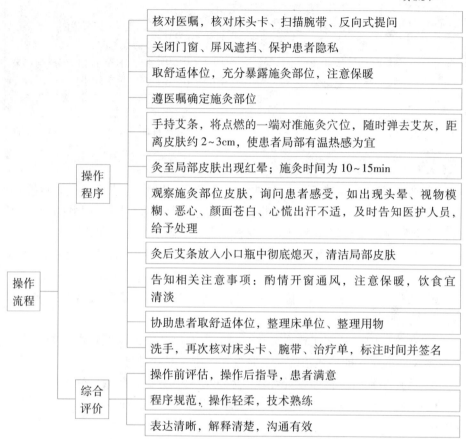

| | 核对医嘱，核对床头卡、扫描腕带、反向式提问 |
| 关闭门窗、屏风遮挡、保护患者隐私 |
| 取舒适体位，充分暴露施灸部位，注意保暖 |
| 遵医嘱确定施灸部位 |
| 手持艾条，将点燃的一端对准施灸穴位，随时弹去艾灰，距离皮肤约2~3cm，使患者局部有温热感为宜 |
| 灸至局部皮肤出现红晕；施灸时间为10~15min |
| 观察施灸部位皮肤，询问患者感受，如出现头晕、视物模糊、恶心、颜面苍白、心慌出汗不适，及时告知医护人员，给予处理 |
| 灸后艾条放入小口瓶中彻底熄灭，清洁局部皮肤 |
| 告知相关注意事项：酌情开窗通风，注意保暖，饮食宜清淡 |
| 协助患者取舒适体位，整理床单位、整理用物 |
| 洗手，再次核对床头卡、腕带、治疗单，标注时间并签名 |

操作流程 — 操作程序

综合评价
- 操作前评估，操作后指导，患者满意
- 程序规范，操作轻柔，技术熟练
- 表达清晰，解释清楚，沟通有效

（三）评分标准

艾灸技术操作考核评分标准

项目	分值	技术操作要求	评分等级				评分说明
			A	B	C	D	
仪表	2	仪表端庄、戴表	2	1	0	0	一项未完成扣1分
核对	2	核对医嘱	2	1	0	0	未核对扣2分；内容不全面扣1分
评估	7	临床症状、既往史、是否妊娠、出血性疾病	4	3	2	1	一项未完成扣1分
		施灸部位皮肤情况、对热、气味的耐受程度	3	2	1	0	一项未完成扣1分
告知	3	解释作用、操作方法、局部感受，取得患者配合	3	2	1	0	一项未完成扣1分

项目	分值	技术操作要求	评分等级				评分说明
			A	B	C	D	
用物准备	5	洗手，戴口罩	2	1	0	0	未洗手扣1分；未戴口罩扣1分
		备齐并检查用物	3	2	1	0	少备一项扣1分；未检查一项扣1分，最高扣3分
环境与患者准备	7	病室整洁、光线明亮，避免对流风	2	1	0	0	未进行环境准备扣2分；准备不全扣1分
		协助患者取舒适体位	2	1	0	0	未进行体位摆放扣2分；体位不舒适扣1分
		暴露施灸部位皮肤，注意保暖，保护隐私	3	2	1	0	未充分暴露施灸部位扣1分；未保暖扣1分；未保护隐私扣1分
操作过程	52	核对医嘱	2	1	0	0	未核对扣2分；内容不全面扣1分
		确定施灸部位	4	2	0	0	未确定施灸部位扣4分；穴位不准确扣2分
		点燃艾条，将点燃的一端对准施灸穴位，艾条与皮肤距离符合要求	4	2	0	0	艾条与皮肤距离不符合要求扣2分/穴位，最高扣4分
		选择三种手法，方法正确	12	8	4	0	少一种手法扣4分；距离不符合要求扣4分
		随时弹去艾灰，灸至局部皮肤出现红晕	8	4	0	0	未弹艾灰扣4分；施灸时间不合理扣4分
		观察施灸部位皮肤，询问患者感受，以病人温热感受调整施灸距离	4	3	2	1	未观察皮肤扣2分；未询问患者感受扣1分；未及时调整施灸距离扣1分
		灸后艾条放入小口瓶中彻底熄灭，清洁局部皮肤	4	2	0	0	艾条熄灭方法不正确扣2分；未清洁皮肤扣2分
		协助患者取舒适体位，整理床单位	4	2	0	0	未安置体位扣2分；未整理床单位扣2分

续　表

项目	分值	技术操作要求	评分等级				评分说明
			A	B	C	D	
操作过程	52	观察患者局部皮肤，询问患者感受	4	2	0	0	施灸后未观察皮肤扣2分；未询问患者感受扣2分
		告知相关注意事项，酌情开窗通风	4	3	2	1	注意事项内容少一项扣1分，最高扣2分；未酌情开窗扣2分
		洗手，再次核对	2	1	0	0	未洗手扣1分；未核对扣1分
操作后处置	6	用物按《医疗机构消毒技术规范》处理	2	1	0	0	处置方法不正确扣1分/项，最高扣2分
		洗手	2	0	0	0	未洗手扣2分
		记录	2	1	0	0	未记录扣2分；记录不完全扣1分
评价	6	流程合理、技术熟练、局部皮肤无损伤、询问患者感受	6	4	2	0	一项不合格扣2分，最高扣6分；出现烫伤扣6分
理论提问	10	悬灸的禁忌证	5	3	0	0	回答不全面扣2分/题；未答出扣5分/题
		悬灸的注意事项以及三种操作手法	5	3	0	0	
得　分							

主考老师签名：　　　　　　　　　　　考核日期：　　　年　　月　　日

（四）注意事项

1. 大血管处、孕妇腹部及腰骶部、皮肤感染、溃疡、瘢痕处、有出血倾向者不宜施灸。

2. 一般情况下，施灸顺序宜先上后下，先灸头顶、胸背，后灸腹部、四肢。

3. 注意观察施灸部位皮肤情况，对糖尿病、肢体麻木及感觉迟钝的患者，需谨慎控制施灸强度，防止烫伤。

4. 施灸后局部皮肤出现微红灼热，属于正常现象。如灸后出现小水疱时，无须处理，可自行吸收。如水疱较大时，可用无菌注射器抽去疱内液体，覆盖无菌纱布，保持干燥，防止感染。

5. 施灸时防止艾灰脱落灼伤皮肤或烧毁衣物，为患者保暖，保护隐私。

九、中药熏蒸技术操作流程及考核标准

（一）物品准备

治疗盘（药液、治疗碗、生理盐水棉球、水温计、小方巾）、手消毒液、熏洗盆、大毛巾、一次性中单、软枕、免洗手消液、必要时备屏风和换药物品。

（二）操作流程

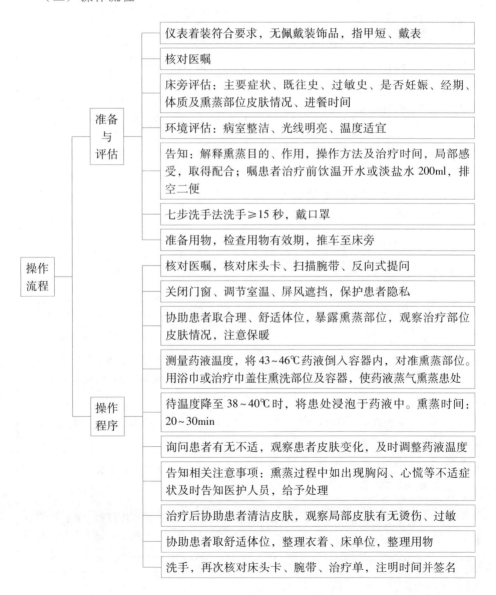

续流程

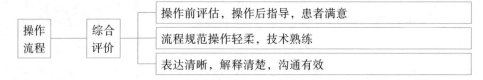

（三）评分标准

中药熏蒸技术操作考核评分标准

项目	分值	技术操作要求	评分等级				评分说明
			A	B	C	D	
仪表	2	仪表端庄、戴表	2	1	0	0	一项未完成扣1分
核对	2	核对医嘱	2	1	0	0	未核对扣2分；内容不全面扣1分
评估	6	主要症状、既往史、过敏史、是否妊娠	4	3	2	1	一项未完成扣1分
		体质及局部皮肤情况、进餐时间	2	1	0	0	一项未完成扣1分
告知	4	解释作用、操作方法、熏蒸时间、局部感受，取得患者配合	4	3	2	1	一项未完成扣1分
用物准备	6	洗手，戴口罩	2	1	0	0	未洗手扣1分；未戴口罩扣1分
		备齐并检查用物	4	3	2	1	少备一项扣1分；未检查一项扣1分，最高扣4分
环境与患者准备	6	病室整洁、温度适宜	2	1	0	0	一项未完成扣1分
		熏蒸前饮淡盐水或温开水200ml	1	0	0	0	未饮水扣1分
		协助患者取合理、舒适体位，暴露熏蒸部位	3	2	1	0	未摆放体位扣2分；体位不合理或不舒适扣1分；未充分暴露熏蒸部位扣1分

项目	分值	技术操作要求	评分等级				评分说明
			A	B	C	D	
操作过程	52	核对医嘱	2	1	0	0	未核对扣2分；内容不全面扣1分
		药液温度：43~46℃，倒入容器内，对准熏蒸部位	10	8	6	4	药液温度过高或过低扣4分；药液漏出容器扣4分；未对准熏蒸部位扣2分
		熏蒸时间：20~30min，观察并询问患者感受	8	6	4	2	熏蒸时间不正确扣2分；未观察病情扣2分；未询问患者感受扣4分
		观察患者局部皮肤变化，调整药液温度	8	4	0	0	未观察皮肤变化扣4分；未及时调节药温扣4分
		治疗结束，清洁患者皮肤，观察局部皮肤有无烫伤、过敏	8	4	0	0	未清洁皮肤扣4分；未观察皮肤扣4分
		操作过程保持衣服、床单位清洁	6	3	0	0	药液污染衣服扣3分；药液污染被服扣3分
		告知相关注意事项，如有不适及时通知护士	4	2	0	0	未告知扣2分/项
		协助患者取舒适体位，整理衣着、床单位	4	3	2	1	未安置体位扣2分；未整理衣着扣1分；未整理床单位扣1分
		洗手，再次核对	2	1	0	0	未洗手扣1分；未核对扣1分
操作后处置	6	用物按《医疗机构消毒技术规范》处理	2	1	0	0	处置方法不正确扣1分/项，最高扣2分
		洗手	2	0	0	0	未洗手扣2分
		记录	2	1	0	0	未记录扣2分；记录不完全扣1分
评价	6	流程合理、技术熟练、局部皮肤无损伤、询问患者感受	6	4	2	0	一项不合格扣2分，最高扣6分；出现烫伤扣6分

续 表

项目	分值	技术操作要求	评分等级				评分说明
			A	B	C	D	
理论提问	10	中药熏蒸的禁忌证	5	3	0	0	回答不全面扣 2 分/项；未答出扣 5 分/题
		中药熏蒸的注意事项	5	3	0	0	
得 分							

主考老师签名：　　　　　　　　　　　　考核日期：　　　年　　月　　日

（四）注意事项

1. 心脏病、严重高血压病、妇女妊娠和月经期间慎用。肢体动脉闭塞性疾病、糖尿病足、肢体干性坏疽者，熏蒸时药液温度不可超过 38℃。操作前嘱患者清洁熏洗部位。

2. 熏蒸过程中密切观察患者有无胸闷，心慌等症状，如有不适立即停止，及时报告医生，对症处理。注意避风，冬季注意保暖，治疗完毕应及时擦干药液和汗液，休息 30 分钟，以防外感风寒，暴露部位尽量加盖衣被。

3. 施行熏蒸时，应注意防止烫伤。

4. 包扎部位熏蒸时，应去除敷料，熏蒸完毕后及时在无菌操作下更换敷料。

5. 熏洗用品应专人专用，避免交叉感染。

十、中药湿热敷技术操作流程及考核标准

（一）物品准备

治疗盘、（药液、敷料、治疗碗、水温计、持物钳、塑料薄膜、纱布）、免洗手消毒液、一次性中单、必要时备屏风。

（二）操作流程

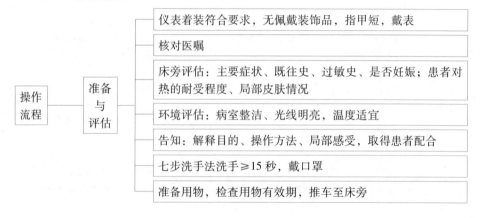

操作流程 — 准备与评估
- 仪表着装符合要求，无佩戴装饰品，指甲短，戴表
- 核对医嘱
- 床旁评估：主要症状、既往史、过敏史、是否妊娠；患者对热的耐受程度、局部皮肤情况
- 环境评估：病室整洁、光线明亮，温度适宜
- 告知：解释目的、操作方法、局部感受，取得患者配合
- 七步洗手法洗手≥15 秒，戴口罩
- 准备用物，检查用物有效期，推车至床旁

续流程

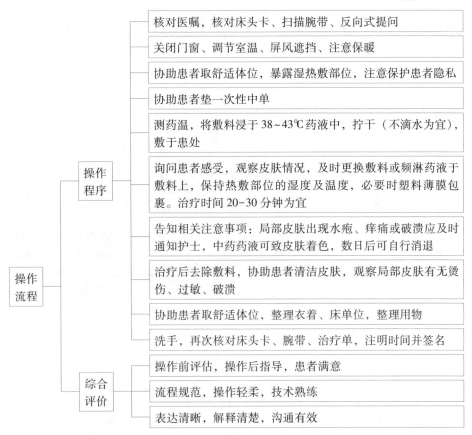

（三）评分标准

中药湿热敷技术操作考核评分标准

项目	分值	技术操作要求	评分等级				评分说明
			A	B	C	D	
仪表	2	仪表端庄、戴表	2	1	0	0	一项未完成扣1分
核对	2	核对医嘱	2	1	0	0	未核对扣2分；内容不全面扣1分
评估	6	主要症状、既往史、过敏史、是否妊娠	4	3	2	1	一项未完成扣1分
		患者对热的耐受程度、局部皮肤情况	2	1	0	0	一项未完成扣1分
告知	4	解释目的、操作方法、局部感受，取得患者配合	4	3	2	1	一项未完成扣1分

续 表

项目	分值	技术操作要求	评分等级 A	B	C	D	评分说明
用物准备	6	洗手、戴口罩	2	1	0	0	未洗手扣1分；未戴口罩扣1分
		备齐并检查用物	4	3	2	1	少备一项扣1分；未检查一项扣1分，最高扣4分
环境与患者准备	5	病室整洁、光线明亮，温度适宜	2	1	0	0	未进行环境准备扣2分；环境准备不全扣1分
		协助患者取舒适体位，暴露湿热敷部位，注意保暖和保护患者隐私	3	2	1	0	未进行体位摆放扣2分；体位不舒适扣1分；未充分暴露部位扣2分；未保暖扣1分；未保护隐私扣1分，最高扣3分
操作过程	湿热敷 42	核对医嘱	2	1	0	0	未核对扣2分；内容不全扣1分
		测试温度，将敷料浸于38~43℃药液中，拧干后敷于患处	12	8	4	0	温度过高或过低扣4分；药液量过多或过少扣4分；位置不准确扣4分
		及时更换敷料或频淋药液于敷料上，保持热敷部位的湿度及温度，持续20~30min	6	3	0	0	未及时更换扣3分；未保持温湿度扣3分
		询问患者感受，注意保暖，保护患者隐私	8	6	4	2	未询问患者感受扣4分；未注意保暖扣2分；未保护患者隐私扣2分
		观察局部皮肤	4	2	0	0	未观察皮肤扣4分；观察不全面扣2分
		告知相关注意事项：局部皮肤出现水疱、痒痛或破溃及时通知护士；中药可致皮肤着色，数日后自行消退	6	4	2	0	未告知扣2分/项，最高扣6分
		洗手，再次核对	4	2	0	0	未洗手扣2分；未核对扣2分

续　表

项目		分值	技术操作要求	评分等级				评分说明
				A	B	C	D	
操作过程	去除敷料	12	撤除敷料，观察、清洁皮肤	6	4	2	0	未撤除敷料扣2分；未观察扣2分；未清洁皮肤扣2分
			协助患者取舒适体位，整理床单位	4	2	0	0	未安置体位扣2分；未整理床单位扣2分
			洗手，再次核对	2	1	0	0	未洗手扣1分；未核对扣1分
操作后处理		5	用物按《医疗机构消毒技术规范》处理	2	1	0	0	处置方法不正确扣1分/项，最高扣2分
			洗手	1	0	0	0	未洗手扣1分
			记录	2	1	0	0	未记录扣2分；记录不完全扣1分
评价		6	流程合理、技术熟练、询问患者感受	6	4	2	0	一项不合格扣2分
理论提问		10	中药湿热敷的适应证	5	3	0	0	回答不全面扣2分；未答出扣5分/题
			中药湿热敷的注意事项	5	3	0	0	
得　分								

主考老师签名：　　　　　　　　　　考核日期：　　　年　　月　　日

（四）注意事项

1. 外伤后患处有伤口、皮肤急性传染病等忌用中药湿热敷技术。疮疡脓肿迅速扩散者不宜湿热敷。

2. 湿敷液应现配现用，注意药液温度38~43℃为宜，老人、幼儿、对热耐受弱者，适当降低温度，以免发生烫伤。

3. 操作中注意观察局部皮肤的颜色，倾听患者的主诉，当湿敷部位出现苍白、红斑、水疱、瘙痒或破溃等症状，立即停止治疗，报告医生，配合处理。

4. 注意保护患者隐私并保暖。

十一、中药冷敷技术操作流程及考核标准

（一）物品准备

治疗盘、中药液、敷料、止血钳、水温计、纱布、治疗巾，必要时备冰敷袋、免洗手消毒液、屏风。

（二）操作流程

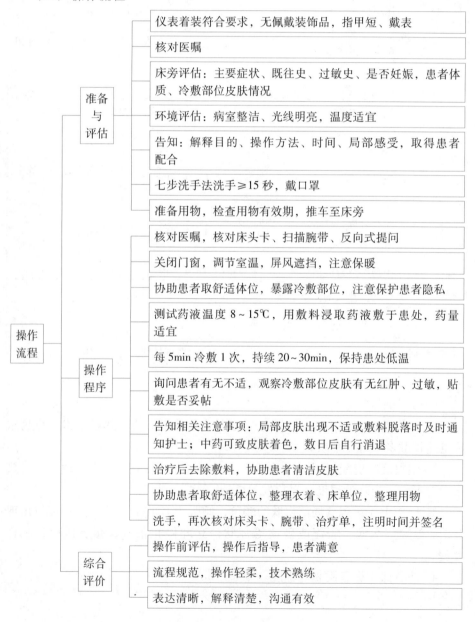

操作流程

准备与评估
- 仪表着装符合要求，无佩戴装饰品，指甲短、戴表
- 核对医嘱
- 床旁评估：主要症状、既往史、过敏史、是否妊娠，患者体质、冷敷部位皮肤情况
- 环境评估：病室整洁、光线明亮，温度适宜
- 告知：解释目的、操作方法、时间、局部感受，取得患者配合
- 七步洗手法洗手≥15秒，戴口罩
- 准备用物，检查用物有效期，推车至床旁

操作程序
- 核对医嘱，核对床头卡、扫描腕带、反向式提问
- 关闭门窗，调节室温，屏风遮挡，注意保暖
- 协助患者取舒适体位，暴露冷敷部位，注意保护患者隐私
- 测试药液温度8~15℃，用敷料浸取药液敷于患处，药量适宜
- 每5min冷敷1次，持续20~30min，保持患处低温
- 询问患者有无不适，观察冷敷部位皮肤有无红肿、过敏，贴敷是否妥帖
- 告知相关注意事项：局部皮肤出现不适或敷料脱落时及时通知护士；中药可致皮肤着色，数日后自行消退
- 治疗后去除敷料，协助患者清洁皮肤
- 协助患者取舒适体位，整理衣着、床单位，整理用物
- 洗手，再次核对床头卡、腕带、治疗单，注明时间并签名

综合评价
- 操作前评估，操作后指导，患者满意
- 流程规范，操作轻柔，技术熟练
- 表达清晰，解释清楚，沟通有效

（三）评分标准

中药冷敷技术操作考核评分标准

项目		分值	技术操作要求	评分等级				评分说明
				A	B	C	D	
仪表		2	仪表端庄、戴表	2	1	0	0	一项未完成扣1分
核对		2	核对医嘱	2	1	0	0	未核对扣2分；内容不全面扣1分
评估		6	主要症状、既往史、过敏史、是否妊娠	4	3	2	1	一项未完成扣1分
			患者体质、冷敷部位皮肤情况	2	1	0	0	一项未完成扣1分
告知		4	解释目的、操作方法、时间、局部感受，取得患者配合	4	3	2	1	一项未完成扣1分
用物准备		6	洗手、戴口罩	2	1	0	0	未洗手扣1分；未戴口罩扣1分
			备齐并检查用物	4	3	2	1	少备一项扣1分；未检查一项扣1分，最高扣4分
环境与患者准备		6	病室整洁，光线明亮	2	1	0	0	未进行环境准备扣2分；环境准备不全扣1分
			协助患者取舒适体位	2	1	0	0	未进行体位摆放扣2分；体位不舒适扣1分；
			暴露部位，保护隐私	2	1	0	0	未充分暴露部位扣1分；未保护隐私扣1分
操作过程	冷敷	42	核对医嘱	2	1	0	0	未核对扣2分；内容不全面扣1分
			测试药液温度 8~15℃，用敷料浸取药液敷于患处，药量适宜	12	8	4	0	温度过高或过低扣4分；药液量过多或过少扣4分；位置不准确扣4分
			每 5min 重复操作 1 次，持续 20~30min，保持患处低温	6	3	0	0	未及时更换扣6分；未保持药液温度扣3分
			询问患者有无不适，注意保暖，保护患者隐私	8	6	4	2	未询问患者感受扣4分；未保暖扣2分；未保护隐私扣2分

续　表

项目	分值	技术操作要求	评分等级 A	B	C	D	评分说明
操作过程	冷敷 42	观察：局部皮肤有无红肿、过敏；贴敷是否妥帖	4	2	0	0	未观察皮肤扣4分；观察不全面扣2分
		告知相关注意事项：局部皮肤出现不适或敷料脱落时及时通知护士；中药可致皮肤着色，数日后自行消退	6	4	2	0	未告知扣2分/项
		洗手，再次核对	4	2	0	0	未洗手扣2分；未核对扣2分
	去除敷料 10	将敷料取下	2	0	0	0	未撤除敷料扣2分
		观察、清洁皮肤	4	2	0	0	未观察皮肤扣2分；未清洁皮肤扣2分
		协助患者取舒适体位，整理床单位	2	1	0	0	未安置体位扣1分；未整理床单位扣1分
		洗手，再次核对	2	1	0	0	未洗手扣1分；未核对扣1分
操作后处置	6	用物按《医疗机构消毒技术规范》处理	2	1	0	0	处置方法不正确扣1分/项，最高扣2分
		洗手	2	0	0	0	未洗手扣2分
		记录	2	1	0	0	未记录扣2分；记录不完扣1分
评价	6	流程合理、技术熟练、询问患者感受	6	4	2	0	一项不合格扣2分
理论提问	10	中药冷敷的适应证	5	3	0	0	回答不全面扣2分/题；未答出扣5分/题
		中药冷敷的注意事项	5	3	0	0	
得　分							

主考老师签名：　　　　　　　　　　　考核日期：　　　年　　月　　日

（四）注意事项

1. 阴寒证及皮肤感觉减退的患者，急性炎症后期、慢性炎症或深部化脓病灶患者，系统性红斑狼疮、冷过敏及断肢再植后患者不宜进行冷敷。

2. 单次冷敷时间不宜过长，每次以20～30min为度，避免局部组织冷刺激过量，冰袋不能与皮肤直接接触。

3. 操作过程中观察皮肤变化，特别是患处靠近关节、皮下脂肪少的患者，注意观察患肢末梢血运，定时询问患者局部感受。如发现皮肤苍白、青紫，应停止冷敷。

4. 操作时注意保护患者隐私。

5. 冷敷完毕后，注意保暖。

十二、中药泡洗法操作流程及考核标准

（一）物品准备

治疗盘（药液、一次性药浴袋、水温计、治疗巾）、泡洗装置、免洗手消毒液、必要时备屏风。

（二）操作流程

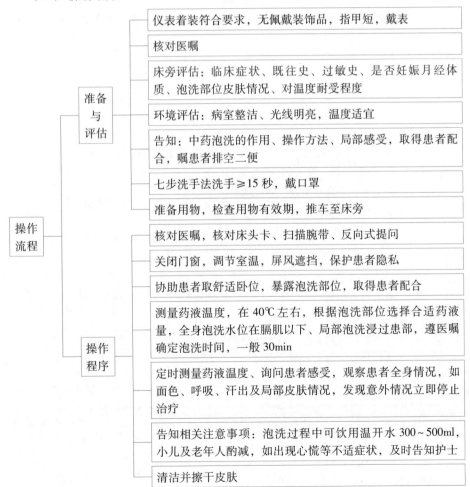

操作流程

准备与评估
- 仪表着装符合要求，无佩戴装饰品，指甲短，戴表
- 核对医嘱
- 床旁评估：临床症状、既往史、过敏史、是否妊娠月经体质、泡洗部位皮肤情况、对温度耐受程度
- 环境评估：病室整洁、光线明亮，温度适宜
- 告知：中药泡洗的作用、操作方法、局部感受，取得患者配合，嘱患者排空二便
- 七步洗手法洗手≥15秒，戴口罩
- 准备用物，检查用物有效期，推车至床旁

操作程序
- 核对医嘱，核对床头卡、扫描腕带、反向式提问
- 关闭门窗，调节室温，屏风遮挡，保护患者隐私
- 协助患者取舒适卧位，暴露泡洗部位，取得患者配合
- 测量药液温度，在40℃左右，根据泡洗部位选择合适药液量，全身泡洗水位在膈肌以下、局部泡洗浸过患部，遵医嘱确定泡洗时间，一般30min
- 定时测量药液温度、询问患者感受，观察患者全身情况，如面色、呼吸、汗出及局部皮肤情况，发现意外情况立即停止治疗
- 告知相关注意事项：泡洗过程中可饮用温开水300～500ml，小儿及老年人酌减，如出现心慌等不适症状，及时告知护士
- 清洁并擦干皮肤

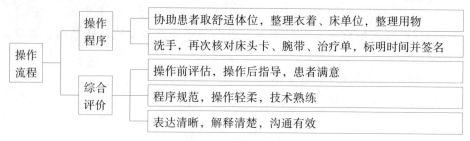

（三）评分标准

中药泡洗技术操作考核评分标准

项目	分值	技术操作要求	评分等级				评分说明
			A	B	C	D	
仪表	2	仪表端庄、戴表	2	1	0	0	一项未完成扣1分
核对	2	核对医嘱	2	1	0	0	未核对扣2分；内容不全面扣1分
评估	6	临床症状、既往史、过敏史、是否妊娠及月经期	4	3	2	1	一项未完成扣1分，最高扣4分
		泡洗部位皮肤情况、对温度的耐受程度	2	1	0	0	一项未完成扣1分
告知	4	解释作用、操作方法、局部感受，取得患者配合	4	3	2	1	一项未完成扣1分
用物准备	6	洗手，戴口罩	2	1	0	0	未洗手扣1分；未戴口罩扣1分
		备齐检查用物	4	3	2	1	少备一项扣2分；未检查扣2分，最高扣4分
环境与患者准备	7	病室整洁、调节室内温度，关闭门窗	2	1	0	0	未进行环境准备扣2分；准备不全扣1分
		协助患者取舒适体位	2	1	0	0	未进行体位摆放扣2分；体位不舒适扣1分
		暴露泡洗部位皮肤，保暖，注意保护隐私	3	2	1	0	未充分暴露部位扣1分；未保暖扣1分；未保护隐私扣1分

续 表

项目		分值	技术操作要求	评分等级				评分说明
				A	B	C	D	
操作过程	泡洗	22	核对医嘱	2	1	0	0	未核对扣2分；内容不全面扣1分
			测量药液温度，在40℃左右	6	3	0	0	未测药液温度扣6分；药液温度不准确扣3分
			根据泡洗部位选择合适药液量：全身泡洗水位在膈肌以下、局部泡洗浸过患部	10	8	4	2	动作生硬扣2分；选择药液量不正确扣4分；泡洗部位不准确扣4分
			遵医嘱确定泡洗时间，一般30min	4	0	0	0	泡洗时间不准确扣4分
	观察	22	定时测量药液温度、询问患者感受	4	2	0	0	未测量药温扣2分；未询问患者感受扣2分
			室温适宜	4	0	0	0	未观察室温是否适宜扣4分
			观察患者全身情况：面色、呼吸、汗出及局部皮肤情况	8	6	4	2	未观察扣2分/项
			询问患者有无不适，体位舒适度	4	2	0	0	未询问扣2分/项；体位不舒适扣2分
			告知相关注意事项	2	1	0	0	未告知扣2分；内容不全扣1分
操作后处置		13	清洁并擦干皮肤	2	1	0	0	未清洁皮肤扣1分；未擦干扣1分
			协助患者着衣，取舒适体位，整理床单位	3	2	1	0	未协助患者着衣扣1分；未安置体位扣1分；未整理床单位扣1分
			洗手，再次核对	2	1	0	0	未洗手扣1分；未核对扣1分
			用物按《医疗机构消毒技术规范》处理	2	1	0	0	处置方法不正确扣1分/项，最高扣2分
			洗手	2	0	0	0	未洗手扣2分
			记录	2	1	0	0	未记录扣2分；记录不完全扣1分

续　表

项目	分值	技术操作要求	评分等级 A	B	C	D	评分说明
评价	6	流程合理、技术熟练、局部皮肤无损伤、询问患者感受	6	4	2	0	一项不合格扣2分，最高扣6分；出现烫伤扣6分
理论提问	10	中药泡洗的作用	5	3	0	0	回答不全面扣2分/题；未答出扣5分/题
		中药泡洗的注意事项	5	3	0	0	
得　分							

主考老师签名：　　　　　　　　　　　考核日期：　　　年　　月　　日

（四）注意事项

1. 严重心肺功能障碍、出血性疾病患者禁用。药物、皮肤过敏者，糖尿病、心脑血管病患者，月经期间、孕妇及儿童均慎用。

2. 操作时病房环境宜温暖，关闭门窗，注意保护患者隐私。冬季注意保暖，避免外感风寒。

3. 药液温度40℃左右，糖尿病、足部皲裂患者泡洗温度适当降低。

4. 泡洗时间不宜过长，20~30min 为宜。空腹及餐后30min 不宜进行中药泡洗，泡洗前应排空二便。

5. 泡洗过程中加强对患者病情观察，注意神志、面色、汗出等情况，发现异常立即停止，报告医生处理。泡洗过程中避免沾湿患者的衣裤。

6. 泡洗过程应饮温水300~500ml，泡洗完毕后休息30min后方可外出，防止外感。

7. 泡洗结束，观察患者泡洗部位皮肤情况，有无破溃、过敏等。

十三、中药坐浴技术操作流程及考核标准

（一）物品准备

治疗盘（中药药液、水温计、纱布）、坐浴盆、坐浴椅、毛巾、暖水瓶、免洗手消毒液、必要时备屏风。

（二）操作流程

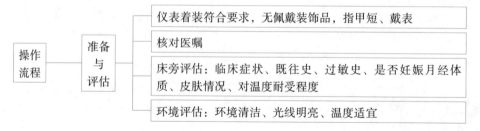

续流程

准备与评估
- 告知：中药坐浴的作用、操作方法、取得患者配合，嘱患者排空二便
- 七步洗手法洗手≥15秒，戴口罩
- 准备用物，检查用物有效期，推车至床旁

操作流程

操作程序
- 核对医嘱，核对床头卡、扫描腕带、反向式提问
- 关闭门窗，调节室温，屏风遮挡，保护患者隐私
- 配置坐浴药液，将药液倒入盆中
- 再倒入2000ml温开水，使药液与水均匀混合，调节药液温度38~43℃，将坐浴盆放置坐浴椅上
- 协助患者取舒适体位，暴露臀部，使会阴、肛周伤口完全浸入药液中，坐浴时间20~30min为宜
- 调节室温，测量药液温度，可根据情况添加温或热水
- 询问患者对热的感受和耐受，体位舒适度；观察局部皮肤情况
- 坐浴完毕，协助患者清洁皮肤，观察局部皮肤情况，整理衣着，取舒适体位
- 告知相关注意事项：如感觉不适，如出现头晕、乏力、心慌等应立即通知护士，停止坐浴
- 整理用物，洗手
- 再次核对床头卡、腕带、治疗单，标明时间并签名

综合评价
- 操作前评估，操作后指导，患者满意
- 程序规范，操作轻柔，技术熟练
- 表达清晰，解释清楚，沟通有效

（三）评分标准

中药坐浴技术操作考核评分标准

项目	分值	技术操作要求	评分等级				评分说明
			A	B	C	D	
仪表	2	仪表端庄、戴表	2	1	0	0	一项未完成扣1分
核对	2	核对医嘱	2	1	0	0	未核对扣2分；内容不全面扣1分

续　表

项目		分值	技术操作要求	评分等级				评分说明
				A	B	C	D	
评估		6	临床症状、既往史、过敏史、是否妊娠及月经期	4	3	2	1	一项未完成扣1分，最高扣4分
			坐浴皮肤情况、对温度的耐受程度	2	1	0	0	一项未完成扣1分
告知		4	解释作用、操作方法、局部感受，取得患者配合	4	3	2	1	一项未完成扣1分
用物准备		6	洗手，戴口罩	2	1	0	0	未洗手扣1分；未戴口罩扣1分
			备齐检查用物	4	3	2	1	少备一项扣2分；未检查扣2分，最高扣4分
环境与患者准备		9	病室整洁、调节室内温度，关闭门窗	2	1	0	0	未进行环境准备扣2分；准备不全扣1分
			核对患者身份，反向式提问	2	1	0	0	未核对身份扣2分；未反向式提问扣1分
			协助患者取舒适体位	2	1	0	0	未进行体位摆放扣2分；体位不舒适扣1分
			暴露泡洗部位皮肤，保暖，注意保护隐私	3	2	1	0	未充分暴露部位扣1分；未保暖扣1分；未保护隐私扣1分
操作过程	坐浴	20	核对医嘱	2	1	0	0	未核对扣2分；内容不全面扣1分
			配置中药液正确	2	1	0	0	配置中药液浓度、剂量不正确扣2分
			测量药液温度，在38~43℃左右	4	3	0	0	未测药液温度扣4分；药液温度不准确扣3分
			体位安全、舒适，充分暴露臀部	8	6	4	2	体位不舒服、安全扣2分；会阴、肛周伤口完未浸入药液中扣4分；动作轻柔扣2分
			遵医嘱确定坐浴时间，一般20~30min	4	0	0	0	坐浴时间不准确扣4分

项目		分值	技术操作要求	评分等级				评分说明
				A	B	C	D	
操作过程	观察	22	询问患者对热的感受和耐受，观察局部皮肤情况	4	2	0	0	未询问患者感受扣2分；未观察患者皮肤扣2分
			室温适宜	4	0	0	0	未观察室温是否适宜扣4分
			观察患者全身情况：面色、呼吸、汗出及局部皮肤情况	8	6	4	2	未观察扣2分/项
			询问患者有无不适，体位舒适度	4	2	0	0	未询问扣2分/项；体位不舒适扣2分
			告知相关注意事项	2	1	0	0	未告知扣2分；内容不全扣1分
操作后处置		13	清洁并擦干皮肤	2	1	0	0	未清洁皮肤扣1分；未擦干扣1分
			协助患者着衣，取舒适体位，整理床单位	3	2	1	0	未协助患者着衣扣1分；未安置体位扣1分；未整理床单位扣1分
			洗手，再次核对	2	1	0	0	未洗手扣1分；未核对扣1分
			用物按《医疗机构消毒技术规范》处理	2	1	0	0	处置方法不正确扣1分/项，最高扣2分
			洗手	2	0	0	0	未洗手扣2分
			记录	2	1	0	0	未记录扣2分；记录不完全扣1分
评价		6	流程合理、技术熟练、局部皮肤无损伤、询问患者感受	6	4	2	0	一项不合格扣2分，最高扣6分；出现烫伤扣6分
理论提问		10	中药坐浴的作用	5	3	0	0	回答不全面扣2分/题；未答出扣5分/题
			中药坐浴的注意事项	5	3	0	0	
得　分								

主考老师签名：　　　　　　　　　　　　　　考核日期：　　　年　　月　　日

（四）注意事项

1. 月经期、阴道出血和妊娠末期或局部有急性炎症者禁止坐浴。

2. 产后 7~10 天方可坐浴。

3. 坐浴前将外阴及肛周清洁干净，排空二便，以利坐浴效果。坐浴时必须要将臀部及外阴全部浸泡在药液中。

4. 注意药液温度及浓度，以免灼伤或烫伤，热浴：38~43℃；温浴：35~37℃；冷浴：14~15℃。子宫脱垂者坐浴温度不超过 38℃，温度过高易将子宫屏出。

5. 指导患者适当的坐浴时间，一般时间 20~30min，遇特殊情况遵医嘱执行。必要时也可中途加热或掺加热水，以保持一定的温度。

6. 坐浴过程中随时询问患者的反应，如患者出现头晕、乏力、心慌等症状应立即停止坐浴，扶起卧床休息并报告医生处理。

7. 注意室内温度和保暖，以防受凉。

十四、中药灌肠技术操作流程及考核标准

（一）物品准备

治疗盘（纱布、中药药液、一次性灌肠袋、石蜡油、棉签、弯盘、一次性中单）、水温计、量筒、小垫枕、屏风、免洗手消毒液、必要时备便盆。

（二）操作流程

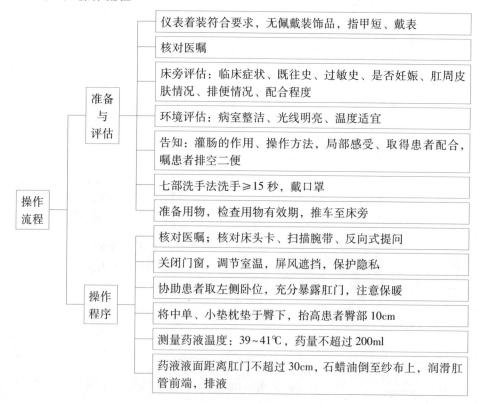

操作流程
- 准备与评估
  - 仪表着装符合要求，无佩戴装饰品，指甲短、戴表
  - 核对医嘱
  - 床旁评估：临床症状、既往史、过敏史、是否妊娠、肛周皮肤情况、排便情况、配合程度
  - 环境评估：病室整洁、光线明亮、温度适宜
  - 告知：灌肠的作用、操作方法、局部感受，取得患者配合，嘱患者排空二便
  - 七部洗手法洗手≥15秒，戴口罩
  - 准备用物，检查用物有效期，推车至床旁
- 操作程序
  - 核对医嘱；核对床头卡、扫描腕带、反向式提问
  - 关闭门窗，调节室温，屏风遮挡，保护隐私
  - 协助患者取左侧卧位，充分暴露肛门，注意保暖
  - 将中单、小垫枕垫于臀下，抬高患者臀部 10cm
  - 测量药液温度：39~41℃，药量不超过 200ml
  - 药液液面距离肛门不超过 30cm，石蜡油倒至纱布上，润滑肛管前端，排液

续流程

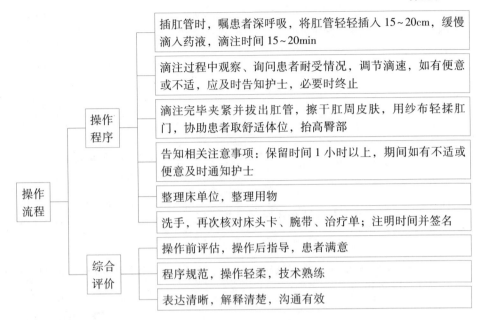

（三）评分标准

中药灌肠技术操作考核评分标准

项目	分值	技术操作要求	评分等级				评分说明
			A	B	C	D	
仪表	2	仪表端庄、戴表	2	1	0	0	一项未完成扣1分
核对	2	核对医嘱	2	1	0	0	未核对扣2分；内容不全面扣1分
评估	7	临床症状、既往史、过敏史、是否妊娠	4	3	2	1	一项未完成扣1分
		肛周皮肤情况、排便情况及患者合作程度	3	2	1	0	一项未完成扣1分
告知	4	解释作用、简单的操作方法、局部感受，取得患者配合	4	3	2	1	一项未完成扣1分
用物准备	5	洗手，戴口罩	2	1	0	0	未洗手扣1分；未戴口罩扣1分
		备齐并检查用物	3	2	1	0	少备一项扣1分；未检查一项扣1分，最高扣3分

续　表

项目	分值	技术操作要求	A	B	C	D	评分说明
环境与患者准备	12	病室整洁、光线明亮	2	1	0	0	未进行环境准备扣2分；环境准备不全扣1分
		嘱患者排空二便	2	1	0	0	未嘱咐扣2分；内容不全面扣1分
		协助患者取左侧卧位	2	1	0	0	未进行体位摆放扣2分；体位不舒适扣1分
		充分暴露肛门，注意保暖及保护隐私	3	2	1	0	未充分暴露部位扣1分；未保暖扣1分；未保护隐私扣1分
		垫中单于臀下，垫枕以抬高臀部10cm	3	2	1	0	未垫中单扣1分；未垫枕扣2分
操作过程	46	核对医嘱	2	1	0	0	未核对扣2分；内容不全面扣1分
		测量药液温度：39~41℃，药量不超过200ml	6	4	2	0	药液温度过高或过低扣4分；药量过多或过少扣2分
		液面距肛门不超过30cm，用石蜡油润滑肛管前端，排液	6	4	2	0	液面距肛门过高或过低扣2分；石蜡油未润滑至肛管前端扣2分；排液过多或空气未排净扣2分
		插肛管时，嘱患者深呼吸，使肛门松弛，插入10~15cm，缓慢滴入药液，滴注时间15~20min	8	6	4	2	未与患者沟通直接插入扣2分；未嘱患者深呼吸扣2分；插入深度<10cm扣2分；滴注时间过快扣2分
		询问患者耐受情况，及时调节滴速，必要时终止	6	3	0	0	未询问患者耐受情况扣3分；未及时调节滴速扣3分
		药液滴完，夹紧并拔除肛管，擦干肛周皮肤，用纱布轻揉肛门	6	4	2	0	拔除肛管污染床单位扣2分；未擦干肛周皮肤扣2分；未用纱布轻揉肛门处扣2分
		协助患者取舒适体位，抬高臀部	4	2	0	0	未按病情取卧位扣2分；未抬高臀部扣2分

项目	分值	技术操作要求	评分等级				评分说明
			A	B	C	D	
操作过程	46	告知相关注意事项：保留时间、如有不适或便意及时通知护士	4	2	0	0	未告知扣2分/项
		整理床单位，洗手，再次核对	4	3	2	1	未整理床单位扣2分；未洗手扣1分；未核对扣1分
操作后处置	6	用物按《医疗机构消毒技术规范》处理	2	1	0	0	处置方法不正确扣1分/项，最高扣2分
		洗手	2	0	0	0	未洗手扣2分
		记录	2	1	0	0	未记录扣2分；记录不全扣1分
评价	6	流程合理、技术熟练、询问患者感受	6	4	2	0	一项不合格扣2分
理论提问	10	中药灌肠的禁忌证	5	3	0	0	回答不全面扣2分/题；未答出扣5分/题
		重要灌肠的注意事项	5	3	0	0	
得 分							

主考老师签名： 考核日期： 年 月 日

（四）注意事项

1. 大便失禁，急腹症，肛门、直肠、结肠术后，严重心血管疾病，妊娠期孕妇禁用。

2. 病室环境、温度适宜；注意保暖及患者隐私。灌肠前30分钟需排空二便。

3. 操作前了解患者的病变部位，根据病情不同选择不同的卧位和插管深度。一般体位采取左侧卧位；阿米巴痢疾病变多在回盲部，应取右侧卧位。根据病变位置不同插入深度不同，如慢性痢疾病变多在直肠和乙状结肠，插入深度以15~20cm，采取左侧卧位为宜；溃疡性结肠炎病变在乙状结肠或降结肠，插入深度以18~25cm为宜；阿米巴痢疾病变多在回盲部，应取右侧卧位。

4. 灌肠时出现局部胀、满、轻微疼痛属于正常现象。

5. 灌肠过程中应随时密切观察患者的病情变化，如发现脉速、面色苍白、出冷汗、剧烈腹痛、心慌气急时，应立即停止灌肠并报告医生，采取急救措施。

6. 灌肠时患者如果出现腹胀或者便意时，应嘱患者深呼吸，以减轻不适。

7. 灌肠液保留 1 小时以上为宜，利于药物吸收。

十五、中药涂药技术操作流程及考核标准

（一）物品准备

治疗盘（中药制剂、治疗碗、生理盐水棉球、棉签、纱布、胶布、绷带、弯盘、镊子）、中单、免洗手消毒液、必要时备屏风。

（二）操作流程

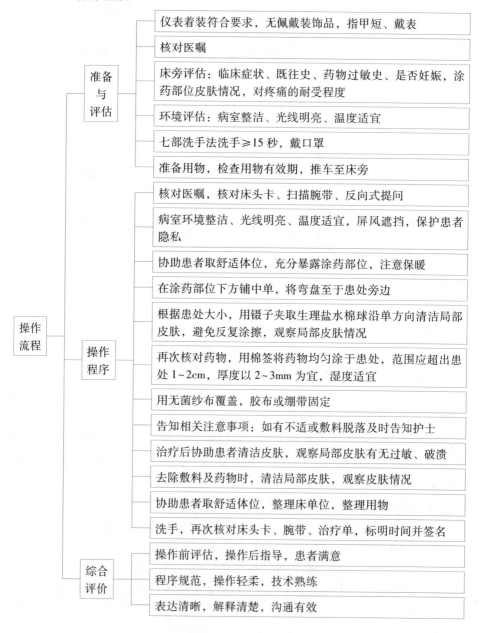

	准备与评估	仪表着装符合要求，无佩戴装饰品，指甲短、戴表
		核对医嘱
		床旁评估：临床症状、既往史、药物过敏史、是否妊娠，涂药部位皮肤情况，对疼痛的耐受程度
		环境评估：病室整洁、光线明亮、温度适宜
		七部洗手法洗手≥15 秒，戴口罩
		准备用物，检查用物有效期，推车至床旁
操作流程	操作程序	核对医嘱，核对床头卡、扫描腕带、反向式提问
		病室环境整洁、光线明亮、温度适宜，屏风遮挡，保护患者隐私
		协助患者取舒适体位，充分暴露涂药部位，注意保暖
		在涂药部位下方铺中单，将弯盘至于患处旁边
		根据患处大小，用镊子夹取生理盐水棉球沿单方向清洁局部皮肤，避免反复涂擦，观察局部皮肤情况
		再次核对药物，用棉签将药物均匀涂于患处，范围应超出患处 1~2cm，厚度以 2~3mm 为宜，湿度适宜
		用无菌纱布覆盖，胶布或绷带固定
		告知相关注意事项：如有不适或敷料脱落及时告知护士
		治疗后协助患者清洁皮肤，观察局部皮肤有无过敏、破溃
		去除敷料及药物时，清洁局部皮肤，观察皮肤情况
		协助患者取舒适体位，整理床单位，整理用物
		洗手，再次核对床头卡、腕带、治疗单，标明时间并签名
	综合评价	操作前评估，操作后指导，患者满意
		程序规范，操作轻柔，技术熟练
		表达清晰，解释清楚，沟通有效

（三）评分标准

中药涂药技术操作考核评分标准

项目	分值	技术操作要求	A	B	C	D	评分说明
仪表	2	仪表端庄、戴表	2	1	0	0	一项未完成扣1分
核对	2	核对医嘱	2	1	0	0	未核对扣2分；内容不全面扣1分
评估	6	临床症状、既往史、药物过敏史、是否妊娠	4	3	2	1	一项未完成扣1分
		涂药部位皮肤情况，对疼痛的耐受程度	2	1	0	0	一项未完成扣1分
告知	4	解释作用、简单的操作方法、局部感受及配合要点，取得患者配合	4	3	2	1	一项未完成扣1分
用物准备	5	洗手，戴口罩	2	1	0	0	未洗手扣1分；未戴口罩扣1分
		备齐并检查用物	3	2	1	0	少备一项扣1分；未检查一项扣1分，最高扣3分
环境与患者准备	7	病室整洁、光线明亮、温度适宜	2	1	0	0	未进行环境准备扣2分；环境准备不全扣1分
		协助患者取舒适体位	2	1	0	0	未进行体位摆放扣2分；体位不舒适扣1分
		暴露患处，注意保暖、保护隐私	3	2	1	0	未充分暴露患处扣1分；未保暖扣1分；未保护隐私扣1分
操作过程 敷药	45	核对医嘱	2	1	0	0	未核对扣2分；内容不全面扣1分
		在涂药部位下方铺橡胶单、中单，将弯盘至于患处旁边	6	4	2		未正确铺单扣2分/项；未正确放置弯盘扣2分
		根据患处大小，沿单方向清洁局部皮肤，避免反复涂擦	4	2	0	0	未清洁局部皮肤扣4分；清洁方法不规范扣2分

续　表

项目		分值	技术操作要求	评分等级				评分说明
				A	B	C	D	
操作过程	敷药	45	再次核对药物,将药物均匀涂于患处,范围:超出患处1~2cm,厚度:以2~3mm为宜	12	10	8	6	未再次核对扣2分;涂擦方法不准确扣4分;未超出患处1~2cm扣4分;厚薄不均匀扣4分,最高扣12分
			覆盖敷料,妥善固定	5	3	2	0	敷料选择不适当扣3分;未妥善固定扣2分
			告知相关注意事项:如有不适或敷料脱落及时告知护士	4	2	0	0	未告知扣4分;少告知一项扣2分
			观察局部皮肤情况,询问患者感受	6	4	2	0	未观察皮肤情况扣4分;未询问患者感受扣2分
			协助患者取舒适体位,整理床单位	4	2	0	0	未安置体位扣2分;未整理床单位扣2分
			洗手,再次核对	2	1	0	0	未洗手扣1分;未核对扣1分
	去除敷药	7	去除敷料及药物,清洁局部皮肤	1	0	0	0	未清洁扣1分
			观察皮肤情况,整理床单位	4	2	0	0	未观察扣2分;未整理床单位扣2分
			洗手,再次核对	2	1	0	0	未洗手扣1分;未核对扣1分
操作后处置		6	用物按《医疗机构消毒技术规范》处理	2	1	0	0	处置方法不正确扣1分/项,最高扣2分
			洗手	2	0	0	0	未洗手扣2分
			记录	2	1	0	0	未记录扣2分;记录不完全扣1分
评价		6	流程合理、技术熟练、局部皮肤无损伤、询问患者感受	6	4	2	0	一项不合格扣2分,最高扣6分
理论提问		10	中药涂药的禁忌证	5	3	0	0	回答不全面扣2分/题;未答出扣5分/题
			中药涂药的注意事项	5	3	0	0	
得　分								

主考老师签名:　　　　　　　　　　　　　考核日期:　　　年　　月　　日

（四）注意事项

1. 婴幼儿颜面部、过敏体质者及妊娠患者慎用。刺激性较强的药物，不可涂于面部。

2. 遵医嘱确定涂药次数。

3. 涂药前需清洁局部皮肤。

4. 水剂、酊剂用后必须塞紧瓶盖，混悬液必须先摇匀后涂擦，霜剂则应用手掌或手指反复摩擦，使之深入肌肤。涂药不宜过厚以防毛孔闭塞。

5. 涂药后，观察局部及全身的情况，如出现丘疹、瘙痒、水疱或局部肿胀等过敏现象，停止用药，将药物擦洗干净并报告医生，配合处理。

6. 患处若有敷料，不可强行撕脱，可用生理盐水棉球沾湿敷料后再揭，并擦去药迹。

十六、中药热熨技术操作流程及考核标准

（一）物品准备

治疗盘（药物及器具、凡士林、棉签、纱布袋2个、纱布或纸巾、中单）大毛巾、免洗手消毒液。必要时备屏风、毛毯、水温计。

（二）操作流程

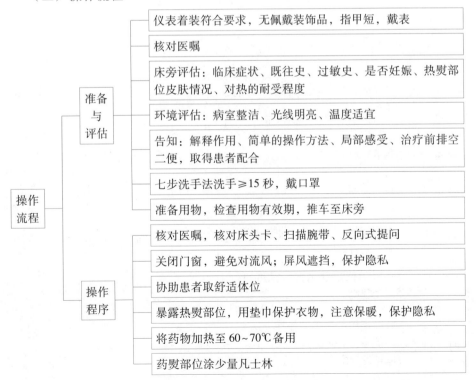

续流程

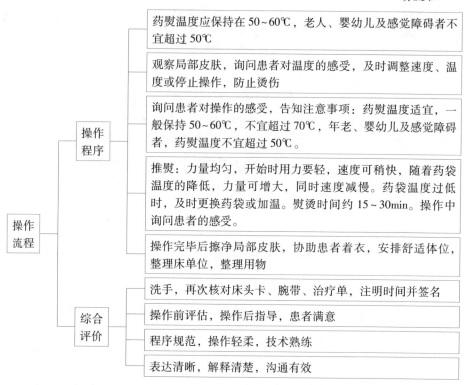

（三）评分标准

中药热熨技术操作考核评分标准

项目	分值	技术操作要求	评分等级				评分说明
			A	B	C	D	
仪表	2	仪表端庄、戴表	2	1	0	0	一项未完成扣1分
核对	2	核对医嘱	2	1	0	0	未核对扣2分；内容不全面扣1分
评估	6	临床症状、既往史、药物过敏史、是否妊娠	4	3	2	1	一项未完成扣1分
		热熨部位皮肤情况、对热的耐受程度	2	1	0	0	一项未完成扣1分
告知	4	解释作用、简单的操作方法、局部感受、热熨前排空二便，取得患者配合	4	3	2	1	一项未完成扣1分

项目	分值	技术操作要求	评分等级 A	B	C	D	评分说明
用物准备	6	洗手，戴口罩	2	1	0	0	未洗手扣1分；未戴口罩扣1分
		备齐并检查用物	4	3	2	1	少备一项扣1分；未检查一项扣1分，最高扣4分
环境与患者准备	10	病室整洁、光线明亮	2	1	0	0	未进行环境准备扣2分；环境准备不全扣1分
		协助患者取舒适体位	2	1	0	0	未进行体位摆放扣2分；体位不舒适扣1分
		暴露热熨部位，用垫巾保护衣物，注意保暖，保护隐私	6	4	2	0	未保护患者衣物扣2分；未注意保暖扣2分；未保护隐私扣2分
操作过程	48	核对医嘱	2	1	0	0	未核对扣2分；内容不全面扣1分
		将药物加热至60~70℃备用	4	0	0	0	温度不符合要求扣4分
		药熨部位涂少量凡士林	2	1	0	0	未涂抹扣2分；涂抹不均匀扣1分
		药熨温度应保持在50~60℃，老人、婴幼儿及感觉障碍者不宜超过50℃	2	0	0	0	温度不正确扣2分
		推熨：力量均匀，开始时用力要轻，速度可稍快，随着药袋温度的降低，力量可增大，同时速度减慢。药袋温度过低时，及时更换药袋或加温。熨烫时间约15~30min。操作中询问患者的感受。	16	12	8	4	力度过轻或过重扣4分；未及时加温扣4分；时间过短或过长扣4分；未询问患者感受扣4分
		观察局部皮肤，询问患者对温度的感受，及时调整速度、温度或停止操作，防止烫伤	12	8	4	0	未观察皮肤扣4分；未询问患者扣4分；发现异常未及时处理扣4分
		操作完毕后擦净局部皮肤，协助患者着衣，安排舒适体位，整理床单位	4	3	2	1	未清洁皮肤扣1分；未协助着衣扣1分；体位不舒适扣1分；未整理床单位扣1分

续　表

项目	分值	技术操作要求	评分等级				评分说明
			A	B	C	D	
操作过程	48	询问患者对操作的感受，告知注意事项	4	2	0	0	未询问患者感受扣 2 分；未告知注意事项扣 2 分
		洗手，再次核对	2	1	0	0	未洗手扣 1 分；未核对扣1分
操作后处置	6	用物按《医疗机构消毒技术规范》处理	2	1	0	0	处置方法不正确扣 1 分/项，最高扣 2 分
		洗手	2	0	0	0	未洗手扣 2 分
		记录	2	1	0	0	未记录扣 2 分；记录不完全扣 1 分
评价	6	流程合理、技术熟练、局部皮肤无烫伤、询问患者感受	6	4	2	0	一项不合格扣 2 分，最高扣 6 分；出现烫伤扣 6 分
理论提问	10	中药热熨敷的适应证	5	3	0	0	回答不全面扣 2 分/题；未答出扣 5 分/题
		中药热熨敷的注意事项	5	3	0	0	
得　分							

主考老师签名：　　　　　　　　　　考核日期：　　　年　　月　　日

（四）注意事项

1. 孕妇腹部及腰骶部、大血管处、皮肤破损及炎症、局部感觉障碍处忌用。

2. 操作过程中应保持药袋温度，温度过低则需及时更换或加热。

3. 药熨温度适宜，一般保持 50～60℃，不宜超过 70℃，年老、婴幼儿及感觉障碍者，药熨温度不宜超过 50℃。操作中注意保暖。

4. 药熨过程中应随时听取患者对温度的感受，观察皮肤颜色变化，出现意外立即停止，并给予适当处理。

5. 纱布袋若需重复使用，应清洗消毒后晒干备用。

十七、中药膏摩技术操作流程及考核标准

（一）物品准备

治疗盘（中药膏剂、温灸器、精油）、治疗碗、纱布、一次性中单、治疗巾、药匙、大毛巾、免洗手消毒液、屏风。

（二）操作流程

操作流程	**准备与评估**	仪表着装符合要求，无佩戴装饰品，指甲短，戴表
		核对医嘱
		床旁评估：临床症状、既往史、药物过敏史、是否妊娠、膏摩部位皮肤情况、对热的耐受程度
		环境评估：病室整洁、光线明亮、温度适宜
		告知：解释作用、简单的操作方法、局部感受、膏摩前排空二便，取得患者配合
		七步洗手法洗手≥15秒，戴口罩
		准备用物，检查用物有效期，推车至床旁
	操作程序	核对医嘱，核对床头卡、扫描腕带、反向式提问
		关闭门窗，避免对流风，屏风遮挡，保护隐私
		协助患者取舒适体位
		暴露膏摩部位，用垫巾保护衣物，注意保暖，保护隐私
		将药物加热至60~70℃备用
		预热温灸器
		将中药膏剂均匀涂抹治疗部位
		采取太极法、点穴法（天枢：脐旁开三指，中脘：脐正中上五指，关元：脐正中下四指）、拧麻花法按摩15分钟，然后温灸器顺时针按摩15分钟，治疗温度60~70℃，询问患者治疗温度及有无不适
		观察局部皮肤，询问患者的感受，及时调整速度、温度或停止操作，防止烫伤
		洗手，再次核对床头卡、腕带、治疗单，注明时间并签名
		告知注意事项：治疗部位出现苍白、红斑、水疱、瘙痒或破溃等症状，立即停止治疗
		操作完毕后擦净局部皮肤，协助患者着衣，取舒适体位，整理床单位，整理用物
	综合评价	操作前评估，操作后指导，患者满意
		程序规范，操作轻柔，技术熟练
		表达清晰，解释清楚，沟通有效

（三）评分标准

中药膏摩技术操作考核评分标准

项目	分值	技术操作要求	评分等级 A	B	C	D	评分说明
仪表	2	仪表端庄、戴表	2	1	0	0	一项未完成扣1分
核对	2	核对医嘱	2	1	0	0	未核对扣2分；内容不全面扣1分
评估	6	临床症状、既往史、药物过敏史、是否妊娠	4	3	2	1	一项未完成扣1分
		膏摩部位皮肤情况、对热的耐受程度	2	1	0	0	一项未完成扣1分
告知	4	解释作用、简单的操作方法、局部感受、膏摩前排空二便，取得患者配合	4	3	2	1	一项未完成扣1分
用物准备	6	洗手，戴口罩	2	1	0	0	未洗手扣1分；未戴口罩扣1分
		备齐并检查用物	4	3	2	1	少备一项扣1分；未检查一项扣1分，最高扣4分
环境与患者准备	10	病室整洁、光线明亮	2	1	0	0	未进行环境准备扣2分；环境准备不全扣1分
		协助患者取舒适体位	2	1	0	0	未进行体位摆放扣2分；体位不舒适扣1分
		暴露膏摩部位，用垫巾保护衣物，注意保暖，保护隐私	6	4	2	0	未保护患者衣物扣2分；未注意保暖扣2分；未保护隐私扣2分
操作过程	48	核对医嘱	2	1	0	0	未核对扣2分；内容不全面扣1分
		将药物加热至60~70℃备用	4	0	0	0	温度不符合要求扣4分
		预热温灸器	2	1	0	0	未预热扣2分；温度过高或过低扣1分
		将中药膏剂均匀涂抹治疗部位	2	0	0	0	中药膏涂抹不均匀扣2分

项目	分值	技术操作要求	评分等级 A	B	C	D	评分说明
操作过程	48	采取太极法、点穴法（天枢：脐旁开三指，中脘：脐正中上五指，关元：脐正中下四指）、拧麻花法按摩 15min，然后温灸器顺时针按摩 15min，治疗温度 60～70℃操作中询问患者的感受	16	12	8	4	力度过轻或过重扣4分；取穴不准确扣4分；时间过短或过长扣4分；未询问患者感受扣4分
		观察局部皮肤，询问患者对温度的感受，及时调整速度、温度或停止操作，防止烫伤	12	8	4	0	未观察皮肤扣4分；未询问患者扣4分；发现异常未及时处理扣4分
		操作完毕后擦净局部皮肤，协助患者着衣，安排舒适体位，整理床单位	4	3	2	1	未清洁皮肤扣1分；未协助着衣扣1分；体位不舒适扣1分；未整理床单位扣1分
		询问患者对操作的感受，告知注意事项	4	2	0	0	未询问患者感受扣2分；未告知注意事项扣2分
		洗手，再次核对	2	1	0	0	未洗手扣 1 分；未核对扣1分
操作后处置	6	用物按《医疗机构消毒技术规范》处理	2	1	0	0	处置方法不正确扣1分/项，最高扣2分
		洗手	2	0	0	0	未洗手扣2分
		记录	2	1	0	0	未记录扣2分；记录不完全扣1分
评价	6	流程合理、技术熟练、局部皮肤无烫伤、询问患者感受	6	4	2	0	一项不合格扣2分，最高扣6分；出现烫伤扣6分
理论提问	10	中药热膏摩的适应证	5	3	0	0	回答不全面扣2分/题；未答出扣5分/题
		中药热膏摩的注意事项	5	3	0	0	
得　分							

主考老师签名：　　　　　　　　　　　考核日期：　　　年　　月　　日

（四）注意事项

1. 孕妇腹部及腰骶部、大血管处、皮肤破损及炎症、局部感觉障碍处忌用。

2. 操作前嘱患者排空二便。

3. 充分暴露局部皮肤，注意保暖，保护患者隐私。

4. 操作中注意观察局部皮肤的颜色，倾听患者的主诉。当治疗部位出现苍白、红斑、水疱、瘙痒或破溃等症状，立即停止治疗，报告医生，配合处理。

第三章　基础护理技术操作

一、清醒患者口腔护理法操作流程及考核标准

（一）物品准备

治疗盘、口腔护理包、手电筒、吸管、水杯、治疗巾、毛巾、免洗手消毒液、液状石蜡、棉签、无菌持物钳及无菌干罐、口腔护理液。

（二）操作流程

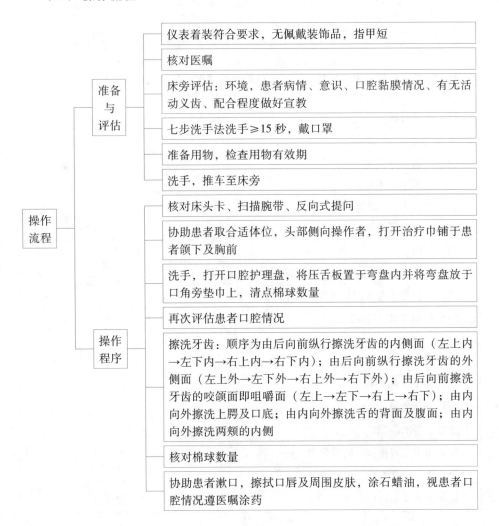

仪表着装符合要求，无佩戴装饰品，指甲短

核对医嘱

床旁评估：环境，患者病情、意识、口腔黏膜情况、有无活动义齿、配合程度做好宣教

七步洗手法洗手≥15秒，戴口罩

准备用物，检查用物有效期

洗手，推车至床旁

核对床头卡、扫描腕带、反向式提问

协助患者取合适体位，头部侧向操作者，打开治疗巾铺于患者颌下及胸前

洗手，打开口腔护理盘，将压舌板置于弯盘内并将弯盘放于口角旁垫巾上，清点棉球数量

再次评估患者口腔情况

擦洗牙齿：顺序为由后向前纵行擦洗牙齿的内侧面（左上内→左下内→右上内→右下内）；由后向前纵行擦洗牙齿的外侧面（左上外→左下外→右上外→右下外）；由后向前擦洗牙齿的咬颌面即咀嚼面（左上→左下→右上→右下）；由内向外擦洗上腭及口底；由内向外擦洗舌的背面及腹面；由内向外擦洗两颊的内侧

核对棉球数量

协助患者漱口，擦拭口唇及周围皮肤，涂石蜡油，视患者口腔情况遵医嘱涂药

准备与评估 / 操作程序 / 操作流程

续流程

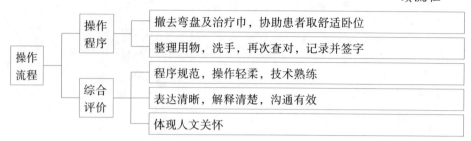

（三）评分标准

清醒患者口腔护理法操作考核标准

科室：　　　　　　　　姓名：　　　　　　　　考核者：

检测项目		分值	评分等级				得分
			A	B	C	D	
准备与评估	仪表着装符合要求，无佩戴装饰品，指甲短	2	2	1	0.5	0	
	核对医嘱	2	2	1	0.5	0	
	床旁评估：环境，患者病情、意识、口腔黏膜情况、有无活动义齿、配合程度，宣教	3	3	2	1	0	
	洗手、戴口罩	4	4	2	1	0	
	准备用物	5	5	3	1	0	
	检查用物及有效期	2	2	1	0.5	0	
	洗手、推车至床旁	3	3	2	1	0	
操作流程	核对床头卡、扫描腕带、反向式提问	3	3	2	1	0	
	协助患者取舒适体位	3	3	2	1	0	
	铺治疗巾	3	3	2	1	0	
	洗手，打开口腔护理盘，核对棉球数量	3	3	2	1	0	
	将压舌板置于弯盘内并将弯盘放于口角旁垫巾上	3	3	2	1	0	
	再次评估患者口腔情况	4	4	2	1	0	
	观察患者口唇及口角的情况，选择是否予湿润口唇及口角	3	3	2	1	0	
	擦洗顺序符合要求	25	25	20	10	0	
	核对棉球数量						
	协助患者漱口	3	3	2	1	0	
	用毛巾予患者擦拭口唇及周围皮肤	3	3	2	1	0	
	视患者口腔情况涂石蜡油或遵医嘱用药	3	3	2	1	0	
	撤去弯盘及治疗巾	3	3	2	1	0	

检 测 项 目		分值	评分等级				得分
			A	B	C	D	
操作流程	询问患者感受并协助患者取舒适卧位	3	3	2	1	0	
	整理用物	3	3	2	1	0	
	洗手，记录并签字	3	3	2	1	0	
评价	程序规范，操作轻柔，技术熟练	4	4	3	1	0	
	表达清晰，解释清楚，沟通有效	4	4	3	1	0	
	体现人文关怀	3	3	2	1	0	
合 计		100					

（四）注意事项

1. 操作应轻柔、细致，避免损伤口腔黏膜及牙龈。

2. 弯止血钳夹棉球时应夹在棉球的中间部，避免钳头裸露，擦洗时误伤患者牙龈及黏膜等柔软部位。

3. 使用的棉球不可过湿，以不能挤出液体为宜，防止因水分过多而造成误吸。

4. 操作前后清点棉球数目，以防遗留口腔内。

5. 观察患者有无轻度或重度活动的牙齿，如有轻度活动的牙齿应在操作中注意保护，重度活动的牙齿应建议患者拔除，防止自然脱落。

6. 传染病患者的用物需要按消毒隔离原则进行处理。

7. 按需要准备口腔护理液

（1）0.9%氯化钠：用于清洁口腔，预防感染。

（2）复方硼砂溶液（朵贝尔液）：用于除臭抑菌。

（3）0.02%呋喃西林液：用于清洁口腔、广谱抗菌。

（4）2%～3%硼酸溶液：用于防腐、抑菌。

（5）1%～3%过氧化氢溶液：用于口腔感染及出血的患者，有抗菌除臭的作用。

（6）1%～4%碳酸氢钠溶液：用于口腔真菌感染的患者。

（7）0.1%醋酸溶液：用于口腔铜绿假单胞菌感染的患者。

（8）0.08%甲硝唑溶液：用于厌氧菌感染。

二、昏迷患者口腔护理法操作流程及考核标准

（一）物品准备

治疗盘、口腔护理包、压舌板、开口器、手电筒、无菌纱布、治疗

巾、毛巾、免洗手消毒液、石蜡油、棉签、无菌持物钳及无菌干罐、口腔护理液。

（二）操作流程

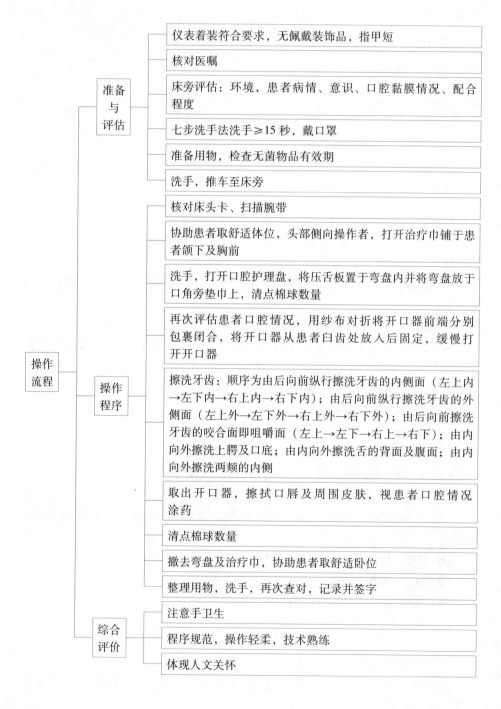

准备与评估
- 仪表着装符合要求，无佩戴装饰品，指甲短
- 核对医嘱
- 床旁评估：环境，患者病情、意识、口腔黏膜情况、配合程度
- 七步洗手法洗手≥15秒，戴口罩
- 准备用物，检查无菌物品有效期
- 洗手，推车至床旁

操作程序
- 核对床头卡、扫描腕带
- 协助患者取舒适体位，头部侧向操作者，打开治疗巾铺于患者颌下及胸前
- 洗手，打开口腔护理盘，将压舌板置于弯盘内并将弯盘放于口角旁垫巾上，清点棉球数量
- 再次评估患者口腔情况，用纱布对折将开口器前端分别包裹闭合，将开口器从患者臼齿处放入后固定，缓慢打开开口器
- 擦洗牙齿：顺序为由后向前纵行擦洗牙齿的内侧面（左上内→左下内→右上内→右下内）；由后向前纵行擦洗牙齿的外侧面（左上外→左下外→右上外→右下外）；由后向前擦洗牙齿的咬合面即咀嚼面（左上→左下→右上→右下）；由内向外擦洗上腭及口底；由内向外擦洗舌的背面及腹面；由内向外擦洗两颊的内侧
- 取出开口器，擦拭口唇及周围皮肤，视患者口腔情况涂药
- 清点棉球数量
- 撤去弯盘及治疗巾，协助患者取舒适卧位
- 整理用物，洗手，再次查对，记录并签字

综合评价
- 注意手卫生
- 程序规范，操作轻柔，技术熟练
- 体现人文关怀

（三）评分标准

昏迷患者口腔护理法操作考核标准

科室：　　　　　　姓名：　　　　　　　考核者：

检测项目		分值	评分等级				得分
			A	B	C	D	
准备与评估	仪表着装符合要求，无佩戴装饰品，指甲短	2	2	1	0.5	0	
	核对医嘱	3	3	2	1	0	
	床旁评估：环境，患者病情、意识、口腔黏膜情况、配合程度	3	3	2	1	0	
	洗手，戴口罩	3	3	2	1	0	
	准备用物	5	5	3	1	0	
	检查无菌物品有效期	2	2	1	0.5	0	
	洗手、推车至床旁	2	2	1	0.5	0	
操作流程	核对床头卡、扫描腕带	3	3	2	1	0	
	协助患者取舒适体位	3	3	2	1	0	
	铺治疗巾	2	2	1	0.5	0	
	洗手、打开口腔护理盘，清点棉球数量	3	3	2	1	0	
	将压舌板置于弯盘内并将弯盘放于口角旁垫巾上	3	3	2	1	0	
	再次评估患者口腔情况	3	3	2	1	0	
	观察患者口唇及口角的情况选择是否予湿润口唇及口角	3	3	2	1	0	
	取出纱布对折将开口器前端分别包裹闭合，将开口器从患者臼齿处放入后固定，缓慢打开开口器	3	3	2	1	0	
	擦洗顺序符合要求	25	25	20	10	0	
	将开口器前端闭合后取出	3	3	2	1	0	
	用毛巾予患者擦拭口唇及周围皮肤，视患者口腔情况涂药或石蜡油	3	3	2	1	0	
	清点棉球数量	3	3	2	1	0	
	撤去弯盘及治疗巾	3	3	2	1	0	
	协助患者取舒适卧位	3	3	2	1	0	
	整理用物	3	3	2	1	0	
	洗手，再次查对，记录并签字	3	3	2	1	0	
评价	注意手卫生	4	4	3	1	0	
	程序规范，操作轻柔，技术熟练	4	4	3	1	0	
	体现人文关怀	3	3	2	1	0	
合　计		100					

（四）注意事项

1. 操作应轻柔、细致，避免损伤口腔黏膜及牙龈。

2. 弯止血钳夹棉球时应夹在棉球的中间部，避免钳头裸露，擦洗时误伤患者牙龈及黏膜等柔软部位。

3. 使用的棉球不可过湿，以不能挤出液体为宜，防止因水分过多而造成误吸。

4. 操作前后清点棉球数目，以防遗留口腔内。

5. 观察患者有无轻度或重度活动的牙齿，如有轻度活动的牙齿应在操作中注意保护，重度活动的牙齿应建议患者拔除，防止自然脱落。

6. 使用开口器时应取出纱布对折将开口器前端分别包裹闭合，将开口器从患者臼齿处放入后固定，缓慢打开开口器。

7. 传染病患者的用物需要按消毒隔离原则进行处理。

8. 按需要准备口腔护理液

（1）0.9%氯化钠溶液：用于清洁口腔，预防感染。

（2）复方硼砂溶液（朵贝尔液）：用于除臭抑菌。

（3）0.02%呋喃西林液：用于清洁口腔、广谱抗菌。

（4）2%~3%硼酸溶液：用于防腐、抑菌。

（5）1%~3%过氧化氢溶液：用于口腔感染及出血的患者，有抗菌除臭的作用。

（6）1%~4%碳酸氢钠溶液：用于口腔真菌感染的患者。

（7）0.1%醋酸溶液：用于口腔铜绿假单胞菌感染的患者。

（8）0.08%甲硝唑溶液：用于厌氧菌感染。

三、气管插管患者口腔护理法操作流程及考核标准

（一）物品准备

治疗盘、口腔护理包、手电筒、注射器、吸痰管、负压吸引装置1套、治疗巾、毛巾、免洗手消毒液、液状石蜡、棉签、无菌持物钳及无菌干罐、听诊器、胶布、牙垫、5ml注射器、口腔护理液。

（二）操作流程

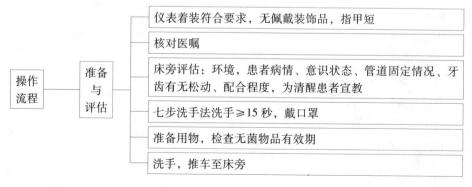

续流程

```
操作流程 ─┬─ 操作程序 ─┬─ 核对床头卡、扫描腕带
         │          ├─ 听诊后按需吸痰，整理固定各管路
         │          ├─ 协助患者取舒适体位，头部侧向操作者，打开治疗巾铺于患者颌下及胸前
         │          ├─ 洗手，清点棉球数量，打开口腔护理盘，将压舌板置于弯盘内并将弯盘放于口角旁垫巾上
         │          ├─ 两人同时操作，操作者查看气管插管深度并拆除原气管插管固定胶布，助手固定气管插管和牙垫
         │          ├─ 再次评估口腔内情况
         │          ├─ 助手取注射器抽取溶液从不同方向对患者牙面、颊部、舌面、咽部、硬腭进行缓慢冲洗，操作者用吸引器连接吸痰管将口腔内液体吸净，一侧冲洗干净后，将气管插管移至另一侧口角，同法进行对侧口腔冲洗，直至吸出液体与溶液色质相同为止
         │          ├─ 擦洗牙齿顺序同清醒患者的口腔护理
         │          ├─ 更换新的牙垫及位置，根据患者口腔情况涂药
         │          ├─ 操作者查看气管插管深度无误后固定
         │          ├─ 擦拭口唇及周围皮肤，必要时涂药或石蜡油，撤弯盘及治疗巾
         │          ├─ 协助患者取舒适卧位，听诊双侧呼吸音，与操作前对照，必要时吸痰
         │          └─ 清点棉球数量，整理用物，洗手，再次查对，记录并签字
         │
         └─ 综合评价 ─┬─ 程序规范，操作轻柔，技术熟练
                    ├─ 防止误吸，避免脱管
                    └─ 体现人文关怀
```

（三）评分标准

气管插管患者口腔护理法操作考核标准

科室：　　　　　　　　　　姓名：　　　　　　　　　考核者：

检测项目	分值	评分等级				得分
		A	B	C	D	
准备与评估 — 仪表着装符合要求，无佩戴装饰品，指甲短	2	2	1	0.5	0	
核对医嘱	2	2	1	0.5	0	
床旁评估：环境，患者病情、意识状态、管道固定情况、牙齿有无松动、配合程度，宣教	3	3	2	1	0	

续　表

检测项目		分值	评分等级				得分
			A	B	C	D	
准备与评估	洗手、戴口罩	4	4	2	1	0	
	准备用物	5	5	3	1	0	
	检查无菌物品有效期	2	2	1	0.5	0	
	洗手、推车至床旁	2	2	1	0.5	0	
操作流程	核对床头卡、扫描腕带、反向式提问	3	3	2	1	0	
	听诊是否需吸痰	2	2	1	0.5	0	
	整理并固定各种管路	2	2	1	0.5	0	
	协助取舒适体位	3	3	2	1	0	
	铺治疗巾	2	2	1	0.5	0	
	洗手，打开口腔护理盘并将压舌板置于弯盘内，将弯盘放于口角旁垫巾上，清点棉球数量	3	3	2	1	0	
	两人同时操作，操作者查看气管插管深度，并拆除原气管插管固定胶布，助手固定患者气管插管和牙垫	5	5	3	1	0	
	再次评估患者口腔情况	3	3	2	1	0	
	观察患者口唇及口角的情况，选择是否予湿润口唇及口角	3	3	2	1	0	
	口腔冲洗方法符合要求	11	11	9	5	0	
	擦洗牙齿顺序同清醒患者的口腔护理	15	15	12	8	0	
	清点棉球数量						
	更换新的牙垫及位置，根据患者口腔情况涂药	2	2	2	1	0	
	操作者查看气管插管深度无误后固定	3	3	2	1	0	
	擦拭口唇及周围皮肤，必要时涂药或石蜡油，撤去弯盘及治疗巾，为患者取舒适卧位	3	3	2	1	0	
	听诊双侧呼吸音，与操作前对照，必要时吸痰	3	3	2	1	0	
	整理用物	3	3	2	1	0	
	洗手，再次查对，记录并签字	3	3	2	1	0	
综合评价	程序规范，操作轻柔，技术熟练	4	4	3	1	0	
	防止误吸，避免脱管	4	4	3	1	0	
	体现人文关怀	3	3	2	1	0	
合　计		100					

（四）注意事项

1. 操作应轻柔、细致，避免损伤口腔黏膜及牙龈。

2. 操作前检查气管插管套囊是否完好，确认气道是否封闭良好。

3. 操作前后听双肺呼吸音是否清晰，有无痰鸣音。

4. 操作前用手电筒仔细察看口腔黏膜及牙齿的数目，注意有无松动的牙齿。如有松动的牙齿，可用缝针线牵于口腔外固定。

5. 弯止血钳夹棉球时应夹在棉球的中间部，避免钳头裸露，擦洗时误伤患者牙龈及黏膜等柔软部位。

6. 使用的棉球不可过湿，以不能挤出液体为宜，防止因水分过多而造成误吸。

7. 每次口腔护理应更换新的牙垫及位置，避免牙垫压迫时间过长造成牙龈损伤。

8. 操作前后清点棉球数目，以防遗留口腔内。

9. 冲洗过程中观察患者有无呛咳、呕吐、缺氧等情况。

10. 吸引压力要低，以刚好能吸出为宜。

11. 传染病患者的用物需要按消毒隔离原则进行处理。

12. 按需要准备口腔护理液

（1）0.9%氯化钠溶液：用于清洁口腔，预防感染。

（2）复方硼砂溶液（朵贝尔液）：用于除臭抑菌。

（3）0.02%呋喃西林液：用于清洁口腔、广谱抗菌。

（4）2%~3%硼酸溶液：用于防腐、抑菌。

（5）1%~3%过氧化氢溶液：用于口腔感染及出血的患者，有抗菌除臭的作用。

（6）1%~4%碳酸氢钠溶液：用于口腔真菌感染的患者。

（7）0.1%醋酸溶液：用于口腔铜绿假单细胞菌感染的患者。

（8）0.08%甲硝唑溶液：用于厌氧菌感染。

四、戴义齿患者口腔护理法操作流程及考核标准

（一）物品准备

治疗盘、口腔护理包、手电筒、吸管、水杯、治疗巾、毛巾、免洗手消毒液、液状石蜡、棉签、无菌持物钳及无菌干罐、PE手套、无菌纱布、口腔护理液。

（二）操作流程

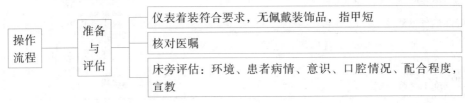

续流程

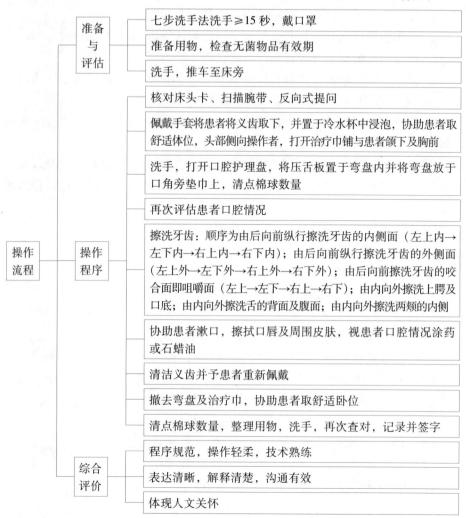

（三）评分标准

戴义齿患者口腔护理法操作考核标准

科室：　　　　　　　姓名：　　　　　　　考核者：

检 测 项 目	分值	评分等级				得分
		A	B	C	D	
准备与评估 仪表着装符合要求，无佩戴装饰品，指甲短	2	2	1	0.5	0	
核对医嘱	2	2	1	0.5	0	
床旁评估：环境，患者病情、意识、口腔情况、配合程度，宣教	3	3	2	1	0	
洗手、戴口罩	4	4	2	1	0	

检 测 项 目		分值	评分等级				得分
			A	B	C	D	
准备与评估	准备用物	5	5	3	1	0	
	检查无菌物品有效期	3	3	2	1	0	
	洗手、推车至床旁	3	3	2	1	0	
操作流程	核对床头卡、扫描腕带、反向式提问	3	3	2	1	0	
	佩戴手套协助患者将义齿取下，并置于冷水杯中浸泡	3	3	2	1	0	
	协助患者取舒适体位，头部侧向操作者，铺治疗巾	4	4	3	1	0	
	洗手，打开口腔护理盘，清点棉球数量	3	3	2	1	0	
	将压舌板置于弯盘内并将弯盘放于口角旁垫巾上	3	3	2	1	0	
	再次评估患者口腔情况	3	3	2	1	0	
	观察患者口唇及口角的情况选择是否予湿润口唇及口角	3	3	2	1	0	
	擦洗顺序符合要求	20	20	15	8	0	
	清点棉球数量						
	协助患者漱口	3	3	2	1	0	
	用毛巾予患者擦拭口唇及周围皮肤	3	3	2	1	0	
	视患者口腔情况涂药或石蜡油	3	3	2	1	0	
	清洁义齿并协助患者重新佩戴，嘱患者做咬合动作并询问患者有无不适	5	5	4	2	0	
	撤去弯盘及治疗巾并协助患者取舒适卧位	3	3	2	1	0	
	整理用物	3	3	2	1	0	
	洗手，再次查对，记录并签字	5	5	4	2	0	
评价	程序规范，操作轻柔，技术熟练	4	4	3	1	0	
	表达清晰，解释清楚，沟通有效	4	4	3	1	0	
	体现人文关怀	3	3	2	1	0	
合　计		100					

（四）注意事项

1. 操作应轻柔、细致，避免损伤口腔黏膜及牙龈。

2. 弯止血钳夹棉球时应夹在棉球的中间部，避免钳头裸露，擦洗时误伤患者牙龈及黏膜等柔软部位。

3. 使用的棉球不可过湿，以不能挤出液体为宜，防止因水分过多而造成误吸。

4. 操作前后清点棉球数目，以防遗留口腔内。

5. 义齿禁用热水或消毒液浸泡。

6. 摘取义齿最好推拉基托边缘，而不要以强力拉卡环，以免卡环变形。

7. 清洗义齿时应用纱布轻轻擦洗各个面，重点是牙托的内面及剩余与牙龈接触的部位。

8. 佩戴义齿时，应用手套就位后再咬合，绝不可以用牙咬合就位，以免损坏义齿。

9. 予患者重新佩戴义齿时，应嘱患者做咬合动作并询问患者有无不适。

10. 传染病患者的用物需要按消毒隔离原则进行处理。

11. 按需要准备口腔护理液

（1）0.9%氯化钠溶液：用于清洁口腔，预防感染。

（2）复方硼砂溶液（朵贝尔液）：用于除臭抑菌。

（3）0.02%呋喃西林液：用于清洁口腔、广谱抗菌。

（4）2%～3%硼酸溶液：用于防腐、抑菌。

（5）1%～3%过氧化氢溶液：用于口腔感染及出血的患者，有抗菌除臭的作用。

（6）1%～4%碳酸氢钠溶液：用于口腔真菌感染的患者。

（7）0.1%醋酸溶液：用于口腔内铜绿假单细胞菌感染的患者。

（8）0.08%甲硝唑溶液：用于厌氧菌感染。

五、协助患者进食和饮水操作流程及考核标准

（一）物品准备

水杯、吸管、毛巾、餐具、免洗手消毒液。

（二）操作流程

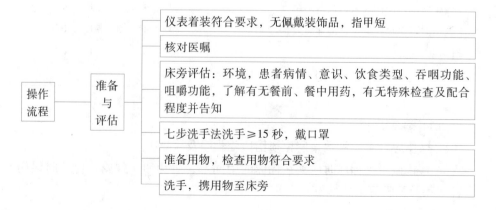

续流程

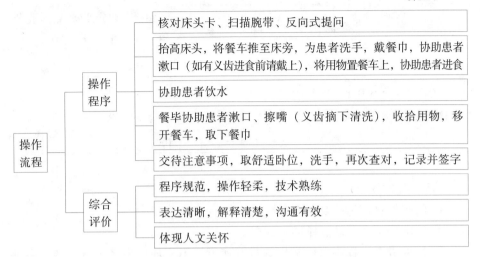

（三）评分标准

协助患者进食和饮水法操作考核标准

科室：　　　　　　　姓名：　　　　　　　考核者：

检 测 项 目		分值	评分等级				得分
			A	B	C	D	
准备与评估	仪表着装符合要求，无佩戴装饰品，指甲短	5	5	3	1	0	
	核对医嘱	5	5	3	1	0	
	床旁评估：环境，患者病情、意识、饮食类型、吞咽功能、咀嚼功能，了解有无餐前、餐中用药，有无特殊检查及配合程度并告知	4	4	2	1	0	
	洗手、戴口罩	5	5	3	1	0	
	准备用物并检查	5	5	3	1	0	
	洗手、推车至床旁	3	3	2	1	0	
操作流程	核对床头卡、扫描腕带、反向式提问	5	3	2	1	0	
	抬高床头、将餐车推至床旁	5	3	2	1	0	
	为患者洗手	3	3	2	1	0	
	为患者佩戴餐巾	5	5	3	1	0	
	协助患者漱口	5	5	3	1	0	
	将用物置餐车上，协助患者进食	10	10	8	6	0	
	协助患者饮水	10	10	8	6	0	
	餐毕协助患者漱口、擦嘴（义齿摘下清洗），收拾用物，移开餐车，取下餐巾	10	10	8	5	0	
	交待注意事项，取舒适卧位，洗手，查对记录并签字	9	8	6	4	0	

续　表

检测项目		分值	评分等级				得分
			A	B	C	D	
评价	表达清晰，解释清楚，沟通有效	4	4	3	1	0	
	程序规范，操作轻柔，技术熟练	4	4	3	1	0	
	体现人文关怀	3	3	2	1	0	
合　计		100					

（四）注意事项

1. 特殊饮食前请认真查对。

2. 吞咽困难者，防止呛咳、误吸。

3. 协助进食过程中，应掌握好量及速度，不要催促患者进食，待患者咽下食物后，才能继续喂食，遇有呛咳应立即停止，防止误吸。

4. 喂食后继续保持高枕位或半坐位 30~60 分钟，防止食物反流窒息或反流性食管炎。

5. 卧位患者进食后不要立即翻身拍背或进行口咽检查、吸痰等刺激、恶心、反胃的操作，以防止食物反流造成误吸。

六、协助患者翻身及有效咳嗽流程及考核标准

（一）物品准备

听诊器、软枕、垫圈、爽身粉、免洗手消毒液、屏风、手套、翻身卡。

（二）操作流程

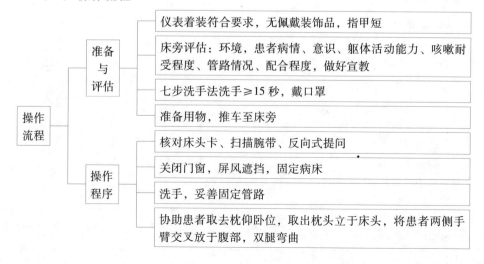

续流程

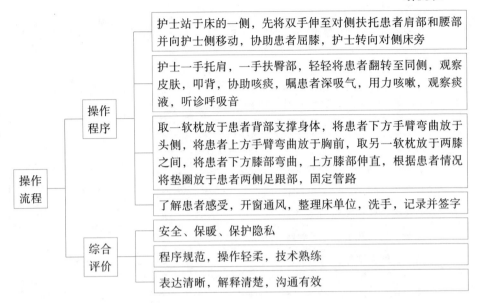

（三）评分标准

协助患者翻身及有效咳嗽法考核标准

科室：　　　　　　姓名：　　　　　　　考核者：

检 测 项 目		分值	评分等级				得分
			A	B	C	D	
准备与评估	仪表着装符合要求，无佩戴装饰品，指甲短	4	4	3	2	1	
	床旁评估：环境、患者病情、意识、躯体活动能力、咳嗽耐受程度、管路情况、配合程度，宣教	5	5	4	3	2	
	洗手、戴口罩	4	4	3	2	1	
	准备用物	5	5	4	3	2	
	准备用物，推车至床旁	3	3	2	1	0	
操作流程	核对床头卡、扫描腕带、反向式提问	6	6	5	3	1	
	关闭门窗，屏风遮挡	6	6	5	3	1	
	固定病床	6	6	5	3	1	
	洗手，妥善固定各种管路	5	5	4	2	1	
	协助患者取舒适卧位，再次固定各种管路	5	5	4	2	1	
	移动患者，注意节力原则	5	5	4	2	1	
	患者感到舒适、安全	7	7	5	3	1	
	检查患者有无皮肤受压	3	3	2	1	0	

续　表

检测项目		分值	评分等级				得分
			A	B	C	D	
操作流程	叩背（从第10肋间隙至肩部），手背隆起，手掌中空，手指弯曲，拇指紧靠，有节奏的自下而上，由外向内，力度适宜，避开脊柱，协助咳痰，观察痰液	20	20	10	5	1	
	询问患者感受	3	3	2	1	0	
	协助患者取舒适卧位，开窗通风	2	2	1	0.5	0	
	整理床单位，洗手，记录并签字	3	3	2	1	0	
评价	安全、保暖、保护隐私	4	3	2	1	0	
	程序规范，操作轻柔，技术熟练	4	3	2	1	0	
	表达清晰，解释清楚，沟通有效	2	2	1	0.5	0	
合　计		100					

（四）注意事项

1. 正确使用床档，防止碰伤及坠床事件的发生。躁动患者可选用约束带，并告知家属，取得同意并签字。

2. 翻身时，避免拖、拉患者，保护皮肤，妥善固定管路。

3. 翻身时，根据患者病情采取正确体位，并给予快速有节奏的拍背，促进排痰。叩背原则：从下至上、从外至内，如出现痰液梗阻，立即给予吸痰。

4. 有活动性内出血、咯血、气胸、肋骨骨折、肺水肿、低血压、腰部手术后及病情不耐受者，禁止背部叩击。患者有伤口时，指导患者双手按压伤口两侧，以减轻疼痛。

七、轴线翻身法操作流程及考核标准

（一）物品准备

翻身垫、软枕、屏风。

（二）操作流程

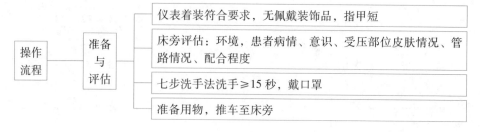

续流程

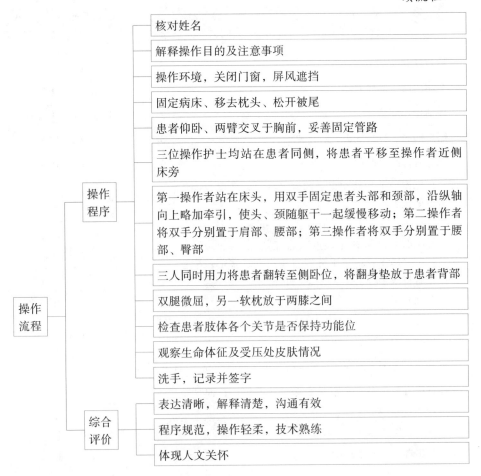

（三）评分标准

轴线翻身法操作考核标准

科室：　　　　　　　姓名：　　　　　　　考核者：

检测项目		分值	评分等级				得分
			A	B	C	D	
准备与评估	仪表着装符合要求，无佩戴装饰品，指甲短	3	2	1	0.5	0	
	床旁评估：环境、患者病情、意识、受压部位皮肤情况、管路情况、配合程度	3	2	1	0.5	0	
	洗手，戴口罩	3	3	2	1	0	
	准备用物	5	4	2	1	0	
	推车至床旁	3	2	1	0.5	0	

续 表

检 测 项 目	分值	评分等级				得分
		A	B	C	D	
核对姓名	3	3	2	1	0	
关闭门窗，屏风遮挡	3	3	2	1	0	
评估操作环境	2	2	1	0.5	0	
固定病床、移去枕头、松开被尾	3	3	2	1	0	
嘱患者仰卧、两臂交叉于胸前	3	3	2	1	0	
三位操作护士均站在患者同侧，将患者平移至操作者近侧床旁	5	5	3	2	0	
第一操作者站在床头，用双手固定患者头部和颈部，沿纵轴向上略加牵引，使头、颈随躯干一起缓慢移动；第二操作者将双手分别置于肩部、腰部；第三操作者将双手分别置于腰部、臀部	15	15	10	7	0	
三人同时用力将患者翻转至侧卧位	5	5	3	1	0	
三人动作要一致，保持头部和躯干成一条直线，不可扭转及屈伸颈部，翻身角度不可超过60°	10	10	8	4	0	
将翻身垫放于患者背部，另一软枕放于两膝之间	9	9	8	5	0	
检查患者肢体各个关节是否保持功能位，各种管路是否保持通畅	3	3	2	1	0	
观察患者生命体征，尤其是呼吸	3	3	2	1	0	
观察患者受压处皮肤颜色	3	3	2	1	0	
询问患者感受	2	2	1	0.5	0	
洗手，记录并签字	3	3	2	1	0	
表达清晰，解释清楚，沟通有效	4	4	3	1	0	
程序规范，操作轻柔，技术熟练	4	4	3	1	0	
体现人文关怀	3	3	2	1	0	
合　计	100					

注：左侧"操作流程"跨"核对姓名"至"洗手，记录并签字"各行；"评价"跨"表达清晰…"至"体现人文关怀"各行。

（四）注意事项

1. 操作前应观察伤口敷料有无渗液，如渗出严重应先更换敷料。

2. 患者存在颈部损伤则应先予患者佩戴颈托，禁扭曲或旋转患者的头部，以免加重神经损伤。

3. 操作中三人动作要一致，保持头部和躯干呈一条直线，不可扭转及屈伸颈部，翻身角度不可超过60°。

4. 妥善固定各种管路，翻身过程中避免管路脱落、打折、受压。

5. 翻身过程中位于患者头部的操作者应观察患者面色、神志及病情变化。

6. 翻身时不可拖、拉、拽，尽量减少患者与床之间的摩擦力，避免皮肤损伤。

八、约束带应用法操作流程及考核标准

（一）物品准备

约束带、棉垫、知情同意书、免洗手消毒液。

（二）操作流程

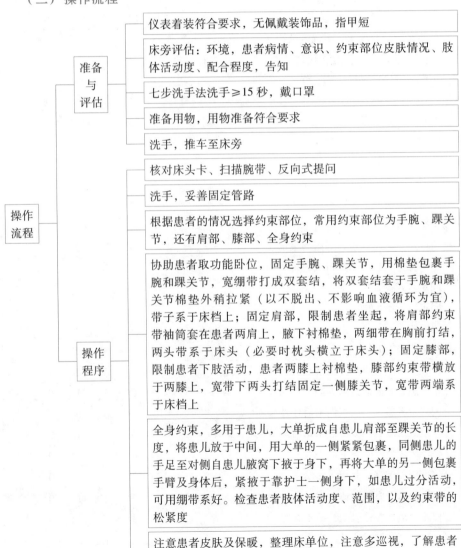

续流程

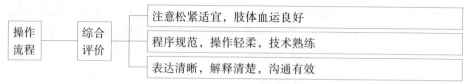

（三）评分标准

约束带应用法操作考核标准

科室：　　　　　　姓名：　　　　　　考核者：

检 测 项 目	分值	评分等级				得分
		A	B	C	D	
准备与评估 仪表着装符合要求，无佩戴装饰品，指甲短	5	5	4	3	2	
床旁评估：环境、患者病情、意识、约束部位皮肤情况、肢体活动度、配合程度，告知	6	6	5	4	3	
洗手，戴口罩	5	5	4	3	2	
整理用物，洗手，推车至床旁	5	5	4	3	2	
操作流程 核对床头卡、扫描腕带、反向式提问	3	3	2	1	0	
解释目的，评估环境，温度适宜	5	5	4	3	0	
洗手	4	4	3	2	0	
妥善固定管路	4	4	3	2	0	
根据患者病情需要，进行部位约束	4	4	3	2	1	
协助患者取功能位，暴露约束部位	4	4	3	2	1	
未用棉垫包裹约束部位或包裹不当	4	4	3	2	1	
固定方式、方法不对	4	4	3	2	1	
固定位置不准确	4	4	3	2	1	
固定松紧不合适	4	4	3	2	1	
约束带没有系好，不平整	4	4	3	2	1	
检查约束后患者肢体活动度及约束带的松紧	4	4	3	2	1	
指导患者和家属约束期间保持功能位	3	3	2	1	0	
询问患者感受，交代约束后注意事项	10	10	8	6	0	
注意观察患者约束部位末梢血运情况	3	3	2	1	0	
整理床单位	4	4	3	2	0	
整理用物，洗手并记录	3	3	2	1	0	
评价 注意松紧适宜，肢体血运良好	4	4	3	2	1	0
程序规范，操作轻柔，技术熟练	4	3	2	1	0	
表达清晰，解释清楚，沟通有效	2	2	1	0.5	0	
合　计	100					

（四）注意事项

1. 评估患者神志状态，经家属同意并签字后方可使用约束带。

2. 病情稳定或治疗结束后应及时解除约束，需长时间约束时应15~30分钟观察约束部位的末梢循环情况及约束带的松紧程度，必要时进行局部按摩，促进血液循环，翻身或搬动患者时应解开约束带。

3. 做好被约束患者的生活护理及心理护理。

4. 做好记录及交接班，防止患者挣脱约束带而发生危险。

九、压疮预防护理法操作流程及考核标准

（一）物品准备

气垫床、体位垫、脸盆、毛巾、清水（温度适宜）、大毛巾、软枕若干、防压疮敷料若干、翻身卡、压疮危险因素告知书、免洗手消毒液、屏风、手套。

（二）操作流程

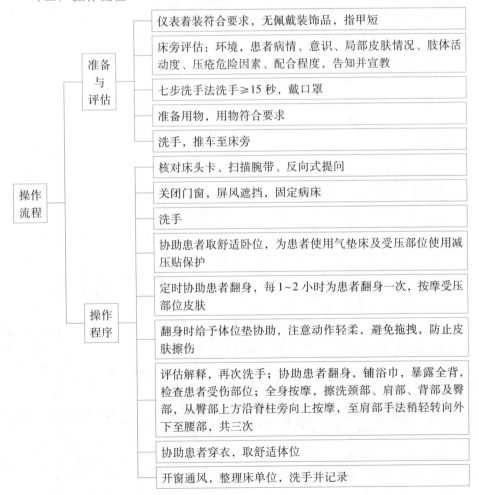

续流程

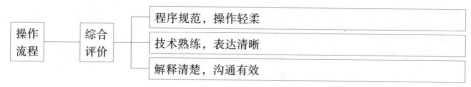

（四）评分标准

压疮预防及护理法操作考核标准

科室：　　　　　　　　姓名：　　　　　　　　考核者：

检 测 项 目		分值	评分等级				得分
			A	B	C	D	
准备与评估	仪表着装符合要求，无佩戴装饰品，指甲短	4	4	3	2	1	
	床旁评估：环境、患者病情、意识、局部皮肤情况、肢体活动度、压疮危险因素、配合程度，告知和宣教	5	5	3	2	1	
	洗手，戴口罩	4	4	3	2	1	
	准备用物并检查用物有效期	4	4	3	2	1	
	洗手，推车至床旁	4	4	3	2	1	
操作流程	核对床头卡、扫描腕带、反向式提问	3	3	2	1	0	
	评估环境，关闭门窗	3	3	2	1	0	
	温度适宜，屏风遮挡	3	3	2	1	0	
	固定病床	3	3	2	1	0	
	洗手	2	2	1	0.5	0	
	妥善固定管路	4	4	3	2	1	
	协助患者取舒适卧位	3	3	2	1	0	
	根据患者病情正确使用气垫床及压疮减压贴	3	3	2	1	0	
	按时为患者翻身	3	3	2	1	0	
	注意方法正确，力度适宜	3	3	2	1	0	
	动作轻柔，避免皮肤擦伤	3	3	2	1	0	
	洗手	3	3	2	1	0	
	协助患者翻身	3	3	2	1	0	
	检查患者受压部位	3	3	2	1	0	
	按摩受压部位及全身其他部位，方法正确	10	10	8	6	0	
	询问患者感受并观察	3	3	2	1	0	
	注意患者安全，保暖	3	3	2	1	0	
	协助患者穿衣并取舒适卧位	3	3	2	1	0	
	整理床单位，开窗通风	4	4	3	2	1	
	整理用物，洗手，记录并签字	4	4	3	2	1	

检测项目		分值	评分等级				得分
			A	B	C	D	
评价	程序规范，操作轻柔，技术熟练	6	6	4	2	1	
	表达清晰，解释清楚，沟通有效	4	4	3	2	1	
	体现人文关怀	2	2	1	0.5	0	
合　计		100					

（四）注意事项

1. 评估压疮的部位、面积、分期、有无感染等，分析导致发生压疮的危险因素并告知患者/家属，进行治疗。

2. 在护理过程中，如压疮出现红、肿、热痛等感染现象时，及时与医生沟通进行处理。

3. 关节、骨突处必要时给予防压疮敷料保护。

十、气管切开后护理法操作流程及考核标准

（一）物品准备

换药包、治疗巾、污物碗、无菌纱布、剪镊包、碘伏、生理盐水、听诊器、吸痰管、负压吸引装置、注射器、免洗手消毒液。

（二）操作流程

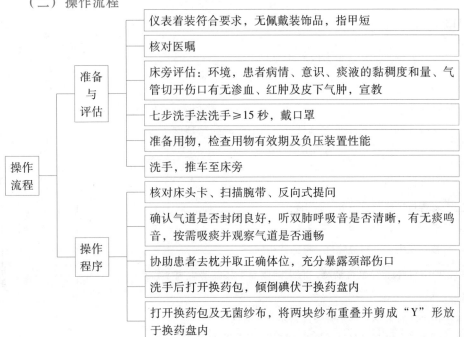

续流程

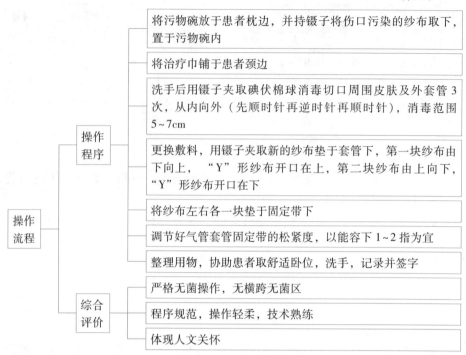

（三）评分标准

气切护理法操作考核标准

科室：　　　　　　姓名：　　　　　　考核者：

检 测 项 目		分值	评分等级				得分
			A	B	C	D	
准备与评估	仪表着装符合要求，无佩戴装饰品，指甲短	3	3	2	1	0	
	核对医嘱	2	2	1	0.5	0	
	床旁评估：环境、患者病情、意识、痰液的黏稠度和量、气管切开伤口周围情况，宣教	2	2	1	0.5	0	
	洗手、戴口罩	4	4	2	1	0	
	准备用物	3	3	2	1	0	
	检查负压装置是否处于备用状态	3	3	2	1	0	
	洗手，推车至床旁	3	3	2	1	0	
操作流程	核对床头卡、扫描腕带、反向式提问	3	3	2	1	0	
	听双肺呼吸音是否清晰，有无痰鸣音，按需吸痰并观察气道是否通畅	4	4	3	1	0	
	协助患者去枕并取正确体位，充分暴露颈部伤口	3	3	2	1	0	
	洗手后，打开换药包，将碘伏倾倒于换药弯盘内	10	10	8	5	0	

检 测 项 目		分值	评分等级				得分
			A	B	C	D	
操作流程	打开剪镊包及无菌纱布,将2块纱布重叠并剪成"Y"形的开口纱放于换药盘内	10	10	8	5	0	
	将污物碗放于患者枕边,持镊子将伤口污染纱布取下置于污物碗内	5	5	3	1	0	
	铺治疗巾,洗手,消毒切口周围皮肤符合规范	9	9	8	5	0	
	更换敷料,持镊子夹取纱布垫于套管下,第一块纱布由下向上,"Y"形纱布开口在上,第二块纱布由上向下,"Y"形纱布开口在下	10	10	8	5	0	
	将纱布左右各一块垫于固定带下	3	3	2	1	0	
	调节好气管套管固定带的松紧度,以能容下1~2指为宜	3	3	2	1	0	
	整理用物	2	2	1	0.5	0	
	协助患者取舒适卧位	2	2	1	0.5	0	
	洗手,记录并签字	2	2	1	0.5	0	
评价	严格无菌操作,无横跨无菌区	4	4	3	1	0	
	程序规范,操作轻柔,技术熟练	4	4	3	1	0	
	体现人文关怀	3	3	2	1	0	
合 计		100					

（四）注意事项

1. 操作前检查气管导管套囊是否完好,确认气道是否封闭良好。

2. 气管切开伤口有无渗血、红肿及周围组织有无皮下气肿。

3. 注意无菌原则,接触患者的镊子不可直接夹取消毒棉球,每个消毒棉球只能用一次,不可反复消毒。

4. 根据切口分泌物的多少,适当地增减换药次数,一般每日一次,如有渗出及时更换。

5. 观察污染纱布及伤口分泌物的颜色、性质,如有异常及时报告医生。

6. 换药动作要轻柔,是否适宜避免牵拉刺激呼吸道或套管脱出。

7. 固定带松紧度以能容入1~2指为宜。

8. 传染病患者的用物需要按消毒隔离原则进行处理。

十一、男性患者会阴冲洗法操作流程及考核标准

（一）物品准备

治疗车、免洗手消毒液、医嘱单、橡胶单、治疗巾、纱布、PE 手套、棉签、会阴护理包、凡士林、屏风、护理液、水温计、便盆、量杯（水温 38~40℃）。

（二）操作流程

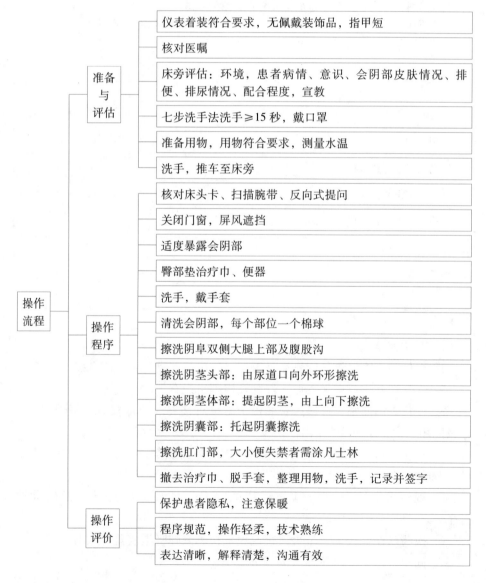

准备与评估
- 仪表着装符合要求，无佩戴装饰品，指甲短
- 核对医嘱
- 床旁评估：环境，患者病情、意识、会阴部皮肤情况、排便、排尿情况、配合程度，宣教
- 七步洗手法洗手≥15 秒，戴口罩
- 准备用物，用物符合要求，测量水温
- 洗手，推车至床旁

操作程序
- 核对床头卡、扫描腕带、反向式提问
- 关闭门窗，屏风遮挡
- 适度暴露会阴部
- 臀部垫治疗巾、便器
- 洗手，戴手套
- 清洗会阴部，每个部位一个棉球
- 擦洗阴阜双侧大腿上部及腹股沟
- 擦洗阴茎头部：由尿道口向外环形擦洗
- 擦洗阴茎体部：提起阴茎，由上向下擦洗
- 擦洗阴囊部：托起阴囊擦洗
- 擦洗肛门部，大小便失禁者需涂凡士林
- 撤去治疗巾、脱手套，整理用物，洗手，记录并签字

操作评价
- 保护患者隐私，注意保暖
- 程序规范，操作轻柔，技术熟练
- 表达清晰，解释清楚，沟通有效

（三）评分标准

男性患者会阴冲洗法操作考核标准

科室：　　　　　　　姓名：　　　　　　　考核者：

检测项目		分值	评分等级				得分
			A	B	C	D	
准备与评估	仪表着装符合要求，无佩戴装饰品，指甲短	3	3	2	1	0	
	核对医嘱	3	3	2	1	0	
	床旁评估：环境、患者病情、意识、会阴部皮肤情况、排便、排尿情况、配合程度，宣教	3	3	2	1	0	
	洗手、戴口罩	4	4	3	2	1	
	准备用物，测量水温	4	4	3	2	1	
	洗手，推车至床旁	3	3	2	1	0	
操作流程	核对床头卡、扫描腕带、反向式提问	3	3	2	1	0	
	关闭门窗，屏风遮挡	4	4	3	2	1	
	评估会阴部情况，适当暴露会阴部	4	4	3	2	1	
	协助患者取舒适卧位，做好解释	3	3	2	1	0	
	垫治疗巾、便器	3	3	2	1	0	
	洗手，戴手套	3	3	2	1	0	
	测量量杯水的温度（38~40℃）	4	4	3	2	1	
	清洗会阴部原则由上向下，每个部位一个棉球	10	10	8	6	4	
	擦洗阴阜双侧大腿上部及腹股沟	5	5	4	3	1	
	擦洗阴茎头部：由尿道口向外环形擦洗	5	5	4	3	1	
	擦洗阴茎体部：提起阴茎由上向下擦洗	5	5	4	3	1	
	擦洗阴囊部：小心托起阴囊擦洗	5	5	4	3	1	
	擦洗肛门部：大小便失禁者肛周涂凡士林	5	5	4	3	1	
	撤去治疗巾、脱手套	3	3	2	1	0	
	协助患者取舒适卧位，整理用物	5	5	4	3	1	
	洗手，记录并签字	5	5	4	3	1	
评价	保护患者隐私，注意保暖	3	3	2	1	0	
	程序规范，操作轻柔，技术熟练	4	4	3	2	1	
	表达清晰，解释清楚，沟通有效	4	4	3	2	1	
合　计		100					

（四）注意事项

1. 冲洗时注意保护患者隐私，注意保暖并观察患者反应。

2. 患者会阴部如有伤口或留置导尿应备碘伏消毒液。

3. 留置导尿患者应注意妥善固定尿管，防止牵拉、滑脱。

十二、女性患者会阴冲洗法操作流程及考核标准

（一）物品准备

治疗车、免洗手消毒液、医嘱单、橡胶单、治疗巾、纱布、PE 手套、会阴护理包、棉签、凡士林屏风，水温计、便盆、量杯（水温 38~40℃）。

（二）操作流程

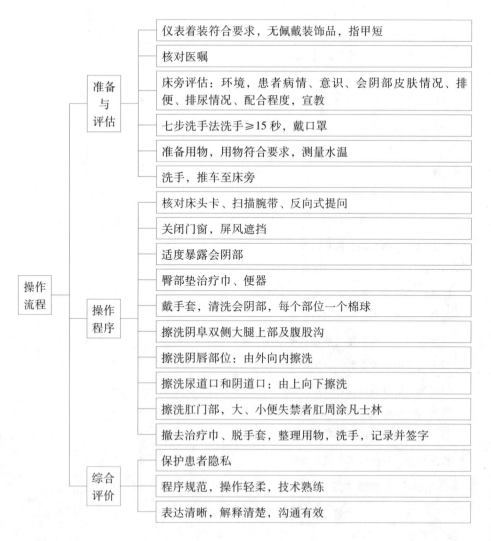

准备与评估
- 仪表着装符合要求，无佩戴装饰品，指甲短
- 核对医嘱
- 床旁评估：环境，患者病情、意识、会阴部皮肤情况、排便、排尿情况、配合程度、宣教
- 七步洗手法洗手≥15 秒，戴口罩
- 准备用物，用物符合要求，测量水温
- 洗手，推车至床旁

操作程序
- 核对床头卡、扫描腕带、反向式提问
- 关闭门窗，屏风遮挡
- 适度暴露会阴部
- 臀部垫治疗巾、便器
- 戴手套，清洗会阴部，每个部位一个棉球
- 擦洗阴阜双侧大腿上部及腹股沟
- 擦洗阴唇部位：由外向内擦洗
- 擦洗尿道口和阴道口：由上向下擦洗
- 擦洗肛门部，大、小便失禁者肛周涂凡士林
- 撤去治疗巾、脱手套，整理用物，洗手，记录并签字

综合评价
- 保护患者隐私
- 程序规范，操作轻柔，技术熟练
- 表达清晰，解释清楚，沟通有效

（三）评分标准

女性患者会阴冲洗法操作考核标准

科室： 姓名： 考核者：

检测项目		分值	评分等级				得分
			A	B	C	D	
准备与评估	仪表着装符合要求，无佩戴装饰品，指甲短	3	3	2	1	0	
	核对医嘱	3	3	2	1	0	
	床旁评估：环境，患者病情、意识、会阴部皮肤情况、排便、排尿情况、配合程度，宣教	3	3	2	1	0	
	洗手、戴口罩	4	4	3	2	1	
	准备用物，测量水温	4	4	3	2	1	
	洗手，推车至床旁	3	3	2	1	0	
操作流程	核对床头卡、扫描腕带、反向式提问	3	3	2	1	0	
	关闭门窗，屏风遮挡	4	4	3	2	1	
	评估会阴部情况，适当暴露会阴部	4	4	3	2	1	
	协助患者取舒适卧位	3	3	2	1	0	
	垫治疗巾、便器	3	3	2	1	0	
	洗手，戴手套	3	3	2	1	0	
	测量量杯水的温度（38~40℃）	4	4	3	2	1	
	清洗会阴原则由上向下，由外向内、一次一个棉球	10	10	8	6	4	
	擦洗阴阜双侧大腿上部及腹股沟	6	6	5	4	2	
	擦洗阴唇部位：由外向内擦洗	6	6	5	4	2	
	擦洗尿道口和阴道口：由上向下擦洗	6	6	5	4	2	
	擦洗肛门部，大小便失禁患者、肛周涂凡士林	6	6	5	4	2	
	撤去治疗巾、脱手套	3	3	2	1	0	
	协助患者取舒适卧位，整理用物	4	4	3	2	1	
	洗手，记录并签字	4	4	3	2	1	
评价	保护患者隐私，注意保暖	3	3	2	1	0	
	程序规范，操作轻柔，技术熟练	4	4	3	2	1	
	表达清晰，解释清楚，沟通有效	4	4	3	2	1	
合 计		100					

（四）注意事项

1. 冲洗时要保护患者隐私，注意保暖并观察患者的反应。

2. 患者会阴部如有伤口或留置导尿管应备碘伏消毒液。

3. 留置尿管患者应注意固定尿管，防止牵拉滑脱。

十三、男性患者留置尿管护理法操作流程及考核标准

（一）物品准备

治疗车、免洗手消毒液、医嘱单、换药包、无菌手套、治疗巾、屏风、盆（水温 38~40℃）。

（二）操作流程

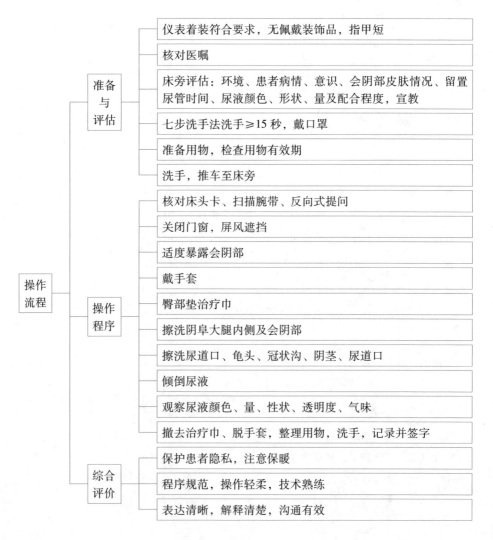

（三）评分标准

男性患者留置尿管护理法操作考核标准

科室：　　　　　　姓名：　　　　　　考核者：

检 测 项 目		分值	评分等级				得分
			A	B	C	D	
准备与评估	仪表着装符合要求，无佩戴装饰品，指甲短	3	3	2	1	0	
	核对医嘱	3	3	2	1	0	
	床旁评估：环境，患者病情、意识、会阴部皮肤情况、留置尿管时间、尿液颜色、形状、量及配合程度，宣教	4	4	3	1	0	
	洗手、戴口罩	4	4	3	2	1	
	准备用物并检查用物有效期	4	4	3	2	1	
	洗手，推车至床旁	4	4	3	2	1	
操作流程	核对床头卡、扫描腕带、反向式提问	4	4	3	1	0	
	关闭门窗，屏风遮挡	4	4	3	2	1	
	评估会阴部皮肤情况	6	6	5	4	2	
	协助患者取舒适卧位	5	5	4	3	2	
	垫治疗巾	3	3	2	1	0	
	洗手，戴手套	4	4	3	2	1	
	擦洗阴阜、大腿内侧	6	6	5	4	2	
	擦洗会阴部	6	6	5	4	2	
	擦洗尿道口、龟头、冠状沟、阴茎尿道口	8	8	6	4	2	
	倾倒尿液	3	3	2	1	0	
	观察尿液颜色、量、性状、透明度、气味	5	5	4	3	2	
	撤去治疗巾、脱手套	4	4	3	1	0	
	协助患者取舒适卧位，整理用物	4	4	3	2	1	
	洗手，记录并签字	4	4	3	2	1	
评价	保护患者隐私，注意保暖	4	4	3	2	1	
	程序规范，操作轻柔，技术熟练	4	4	3	2	1	
	表达清晰，解释清楚，沟通有效	4	4	3	2	1	
合　计		100					

（四）注意事项

1. 留置尿管期间，妥善固定尿管及尿袋，尿袋的高度不能高于膀胱，及时排放尿液，保持尿管通畅。协助长期留置尿管的患者进行膀胱功能训练。

2. 根据患者病情，鼓励患者摄入适当的水分，定期更换尿管及尿袋。

3. 拔尿管时根据病情，鼓励患者多饮水，观察患者自主排尿及尿液情况，有排尿困难及时处理。

十四、女性患者留置尿管护理法操作流程及考核标准

（一）物品准备

治疗车、免洗手消毒液、医嘱单、换药包、手套、治疗巾、屏风、盆（水温 38~40℃）。

（二）操作流程

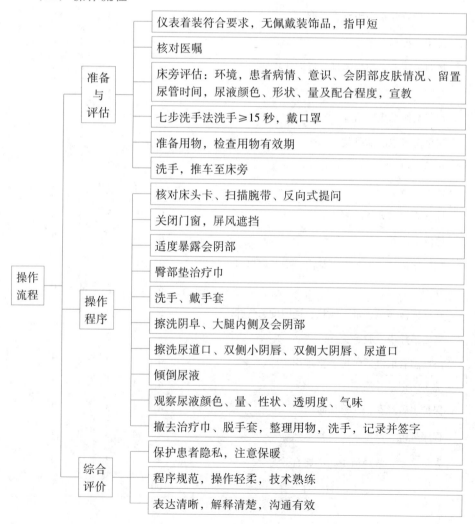

（三）评分标准

女性患者留置尿管护理法操作考核标准

科室：　　　　　　　姓名：　　　　　　　考核者：

检 测 项 目		分值	评分等级				得分
			A	B	C	D	
准备与评估	仪表着装符合要求，无佩戴装饰品，指甲短	3	3	2	1	0	
	核对医嘱	3	3	2	1	0	
	床旁评估：环境，患者病情、意识、会阴部皮肤情况、留置尿管时间、尿液颜色、形状、量及配合程度，宣教	4	4	3	1	0	
	洗手、戴口罩	4	4	3	2	1	
	准备用物并检查用物有效期	4	4	3	2	1	
	洗手，推车至床旁	3	3	2	1	0	
操作流程	核对床头卡、扫描腕带、反向式提问	4	4	3	1	0	
	关闭门窗，屏风遮挡	4	4	3	2	1	
	评估会阴部皮肤情况，适当暴露会阴部	4	4	3	2	1	
	协助患者取舒适卧位	5	5	4	3	2	
	垫治疗巾	3	3	2	1	0	
	洗手，戴手套	4	4	3	2	1	
	擦洗阴阜、大腿内侧	5	5	4	3	2	
	擦洗会阴部	5	5	4	3	2	
	擦洗尿道口、双侧小阴唇、双侧大阴唇、尿道口	6	6	5	4	2	
	倾倒尿液	3	3	2	1	0	
	观察尿液颜色、量、性状、透明度、气味	6	6	5	4	2	
	撤去治疗巾、脱手套	5	5	4	3	2	
	协助患者取舒适卧位，整理用物	5	5	4	3	2	
	洗手、记录并签字	5	5	4	3	2	
评价	保护患者隐私，注意保暖	4	4	3	2	1	
	程序规范，操作轻柔，技术熟练	4	4	3	2	1	
	表达清晰，解释清楚，沟通有效	4	4	3	2	1	
合　计		100					

（四）注意事项

1. 留置尿管期间，妥善固定尿管及尿袋，尿袋的高度不能高于膀胱，及时排放尿液，保持尿管通畅，协助长期留置尿管的患者进行膀胱功能训练。

2. 根据病情，鼓励患者摄入适当的水分，定期更换尿管及尿袋。

3. 拔尿管时根据病情，鼓励患者多饮水，观察患者自主排尿及尿液情况，有排尿困难及时处理。

十五、床上使用尿壶法操作流程及考核标准

（一）物品准备

男士或女士尿壶、卫生纸、尿垫、手套、屏风、免洗手消毒液。

（二）操作流程

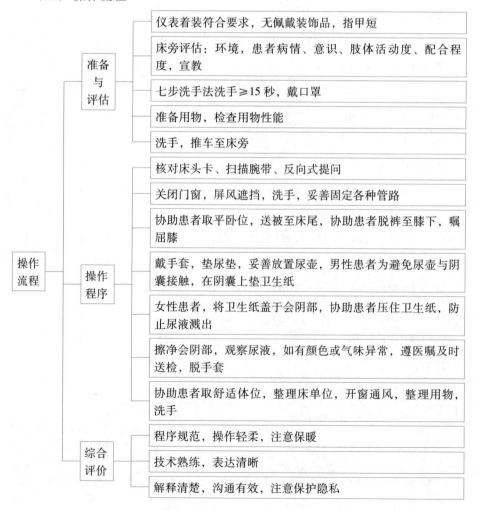

准备与评估
- 仪表着装符合要求，无佩戴装饰品，指甲短
- 床旁评估：环境，患者病情、意识、肢体活动度、配合程度，宣教
- 七步洗手法洗手≥15秒，戴口罩
- 准备用物，检查用物性能
- 洗手，推车至床旁

操作程序
- 核对床头卡、扫描腕带、反向式提问
- 关闭门窗，屏风遮挡，洗手，妥善固定各种管路
- 协助患者取平卧位，送被至床尾，协助患者脱裤至膝下，嘱屈膝
- 戴手套，垫尿垫，妥善放置尿壶，男性患者为避免尿壶与阴囊接触，在阴囊上垫卫生纸
- 女性患者，将卫生纸盖于会阴部，协助患者压住卫生纸，防止尿液溅出
- 擦净会阴部，观察尿液，如有颜色或气味异常，遵医嘱及时送检，脱手套
- 协助患者取舒适体位，整理床单位，开窗通风，整理用物，洗手

综合评价
- 程序规范，操作轻柔，注意保暖
- 技术熟练，表达清晰
- 解释清楚，沟通有效，注意保护隐私

（三）评分标准

床上使用尿壶法操作考核标准

科室：　　　　　　　　姓名：　　　　　　　　考核者：

检测项目		分值	评分等级				得分
			A	B	C	D	
准备与评估	仪表着装符合要求，无佩戴装饰品，指甲短	4	4	3	2	1	
	床旁评估：环境，患者病情、意识、肢体活动度、配合程度，宣教	5	5	4	3	2	
	洗手、戴口罩	4	4	3	2	1	
	准备用物并检查用物有效期	5	5	4	3	2	
	洗手，推车至床旁	4	4	3	2	1	
操作流程	核对床头卡、扫描腕带、反向式提问	5	5	4	3	2	
	关闭门窗，屏风遮挡	5	5	3	2	1	
	洗手	6	6	5	4	3	
	妥善固定管路	5	5	4	3	2	
	协助患者取舒适卧位	5	5	4	3	2	
	注意患者保暖	5	5	4	3	2	
	正确使用尿壶	10	10	8	6	4	
	观察尿液性质、颜色、量	5	5	4	3	2	
	协助患者取舒适卧位	5	5	4	3	2	
	整理床单位	5	5	4	3	2	
	开窗通风，整理用物	5	5	4	3	2	
	洗手	4	4	3	2	1	
评价	程序规范，操作轻柔	6	6	5	4	3	
	表达清晰，技术熟练	5	5	4	3	2	
	解释清楚，沟通有效	4	4	3	2	1	
合　计		100					

（四）注意事项

1. 排尿过程中观察患者反应，排尿困难时给予相应处理。

2. 女性患者使用尿壶时，嘱患者双膝内收，将卫生纸盖于会阴部，防止尿液溅出。

3. 患者不习惯卧位排尿时，视情况抬高床头。

十六、床上使用便器法操作流程及考核标准

（一）物品准备

尿垫、便盆、卫生纸、手套、屏风、免洗手消毒液。

（二）操作流程

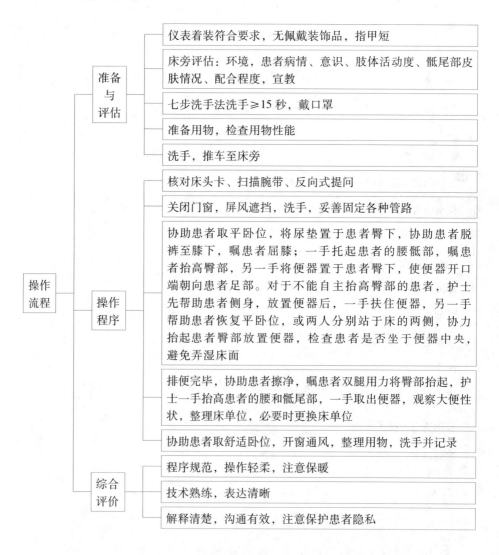

准备与评估
- 仪表着装符合要求，无佩戴装饰品，指甲短
- 床旁评估：环境、患者病情、意识、肢体活动度、骶尾部皮肤情况、配合程度，宣教
- 七步洗手法洗手≥15秒，戴口罩
- 准备用物，检查用物性能
- 洗手，推车至床旁

操作流程

操作程序
- 核对床头卡、扫描腕带、反向式提问
- 关闭门窗，屏风遮挡，洗手，妥善固定各种管路
- 协助患者取平卧位，将尿垫置于患者臀下，协助患者脱裤至膝下，嘱患者屈膝；一手托起患者的腰骶部，嘱患者抬高臀部，另一手将便器置于患者臀下，使便器开口端朝向患者足部。对于不能自主抬高臀部的患者，护士先帮助患者侧身，放置便器后，一手扶住便器，另一手帮助患者恢复平卧位，或两人分别站于床的两侧，协力抬起患者臀部放置便器，检查患者是否坐于便器中央，避免弄湿床面
- 排便完毕，协助患者擦净，嘱患者双腿用力将臀部抬起，护士一手抬高患者的腰和骶尾部，一手取出便器，观察大便性状，整理床单位，必要时更换床单位
- 协助患者取舒适卧位，开窗通风，整理用物，洗手并记录

综合评价
- 程序规范，操作轻柔，注意保暖
- 技术熟练，表达清晰
- 解释清楚，沟通有效，注意保护患者隐私

（三）评分标准

床上使用便器法操作考核标准

科室：　　　　　　　姓名：　　　　　　　考核者：

检 测 项 目	分值	评分等级				得分
		A	B	C	D	
准备与评估	仪表着装符合要求，无佩戴装饰品，指甲短	4	4	3	2	1	
	床旁评估：环境，患者病情、意识、肢体活动度、骶尾部皮肤情况、配合程度，宣教	5	5	4	3	2	
	洗手、戴口罩	4	4	3	2	1	
	准备用物并检查用物有效期	5	5	4	3	2	
	洗手，推车至床旁	3	3	2	1	0	
操作流程	核对床头卡、扫描腕带、反向式提问	4	4	3	2	1	
	关闭门窗、屏风遮挡	4	4	3	2	1	
	洗手	5	5	4	3	2	
	妥善固定各种管路	4	4	3	2	1	
	协助患者取合适卧位	4	4	3	2	1	
	注意为患者保暖	3	3	2	1	0	
	尿垫使用正确	3	3	2	1	0	
	便器方法正确（一手托腰、一手放），便器放置位置舒适合理	10	10	8	6	0	
	询问患者感受并观察，给予协助	3	3	2	1	0	
	协助患者取舒适卧位	3	3	2	1	0	
	整理床单位	4	4	3	2	1	
	开窗通风，整理用物	4	4	3	2	1	
	洗手并记录	4	4	3	2	1	
评价	程序规范，操作轻柔，注意保暖	6	6	5	4	3	
	表达清晰，技术熟练	4	4	3	2	1	
	解释清楚，沟通有效，保护患者隐私	4	4	3	2	1	
合　　计	100					

（四）注意事项

1. 在操作过程中注意保护患者隐私，并采取保暖措施，防止患者着凉。

2. 在操作过程中，密切观察患者的排便情况，勿催促患者。

3. 放置便器时不可硬塞或硬拉，以免损伤骶尾部皮肤。

4. 排便过程中，注意与患者沟通，观察患者有无不适，如有排便困难，及时给予处理。

十七、尿失禁护理法操作流程及考核标准

（一）物品准备

中单、尿垫、尿壶、便器、屏风、棉签、鞣酸软膏、免洗手消毒液。

（二）操作流程

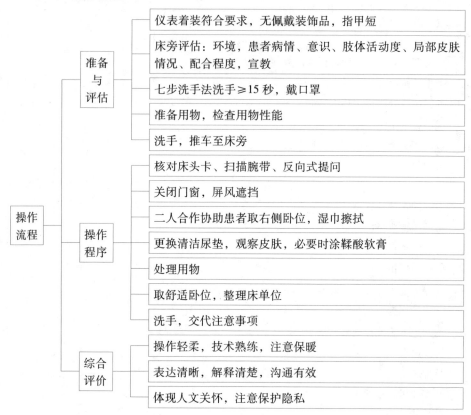

（三）评分标准

尿失禁护理操作考核标准

科室：   姓名：   考核者：

检测项目		分值	评分等级				得分
			A	B	C	D	
准备与评估	仪表着装符合要求，无佩戴装饰品，指甲短	4	4	3	2	1	
	床旁评估：环境，患者病情、意识、肢体活动度、局部皮肤情况、配合程度，宣教	4	4	3	2	1	
	洗手、戴口罩	4	4	3	2	1	
	准备用物并检查用物性能	4	4	3	2	1	
	洗手，推车至床旁	4	4	3	2	1	

检 测 项 目	分值	评分等级				得分
		A	B	C	D	
核对床头卡、腕带，反向式提问	6	6	4	2	0	
关闭门窗，注意遮挡	6	6	3	2	1	
评估肛周的皮肤	7	7	3	2	1	
二人合作协助患者取右侧卧位，湿巾擦拭	15	15	10	2	1	
更换清洁尿垫，视皮肤情况涂鞣酸软膏	10	10	5	2	1	
处理用物	6	6	3	1	0	
取舒适卧位	6	6	3	1	0	
整理床单位	4	4	3	2	1	
指导患者养成定时排尿的习惯，交代注意事项	4	4	3	2	1	
洗手	4	4	2	1	0	
操作轻柔，注意保暖	4	4	2	1	0	
程序规范，技术熟练	4	4	2	1	0	
解释清楚，沟通有效，注意保护隐私	4	4	3	2	1	
合　计	100					

（四）注意事项

1. 尿失禁时注意观察局部皮肤情况，保持会阴清洁干燥，如肛周发红，给予鞣酸软膏外涂。

2. 指导患者正确锻炼膀胱功能，定时放尿并逐渐延长排尿的时间间隔。

十八、结肠造瘘护理法操作流程及考核标准

（一）物品准备

造口袋一套、造口量尺、手套、温水、清洁纱布/小毛巾、垃圾筐、弯盘、氧化锌、棉棒、弹性腰带、剪刀、造口护肤粉、保护膜、屏风、免洗手消毒液。

（二）操作流程

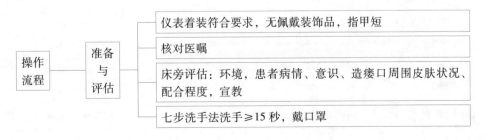

续流程

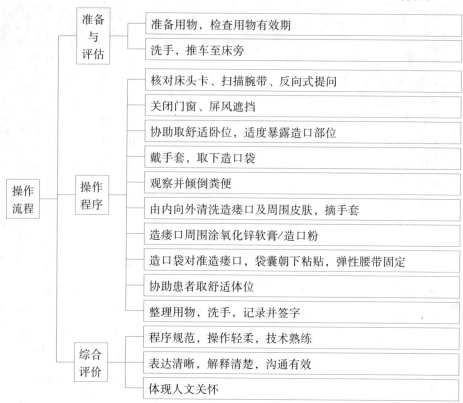

（三）评分标准

结肠造瘘护理法操作考核标准

科室：　　　　　　　　姓名：　　　　　　　　考核者：

检测项目		分值	评分等级				得分
			A	B	C	D	
准备与评估	仪表着装符合要求，无佩戴装饰品，指甲短	3	3	2	1	0	
	核对医嘱	3	3	2	1	0	
	床旁评估：环境，患者病情、意识、造瘘口周围皮肤状况、配合程度，宣教	3	3	2	1	0	
	洗手、戴口罩	3	3	2	1	0	
	准备用物并检查用物有效期	3	3	2	1	0	
	洗手，推车至床旁	3	3	2	1	0	
操作流程	核对床头卡、扫描腕带、反向式提问	6	6	3	2	1	
	关闭门窗，屏风遮挡	6	6	3	2	0	
	协助取舒适卧位，适度暴露造口部位	6	6	3	2	1	

检 测 项 目	分值	评分等级				得分
		A	B	C	D	
操作流程　戴手套	4	4	3	2	1	
取下造口袋	6	6	3	2	0	
观察并倾倒粪便	4	4	3	2	0	
清洗皮肤摘手套	10	10	5	3	1	
护理皮肤	8	8	4	3	0	
更换造口袋、固定、弹性腰带固定	8	8	4	3	0	
协助患者取舒适体位	4	4	3	2	1	
整理环境及用物	4	4	3	2	1	
洗手，记录并签字	4	4	3	2	1	
评价　程序规范，操作轻柔，技术熟练	4	4	3	2	1	
表达清晰，解释清楚，沟通有效	4	4	3	2	1	
体现人文关怀	4	4	3	2	1	
合　计	100					

（四）注意事项

1. 结肠造瘘护理时，必要时备防漏膏。

2. 使用造口袋后，应观察造口袋内容物的颜色、性质和量，如造口袋内有气体及排泄物，说明肠蠕动恢复，可开始进流食。

3. 患者避免食过多的粗纤维食物，忌洋葱、大蒜、豆类、山芋等含有刺激性气味或易导致胀气的食物，以免造成肠管和造瘘口的梗阻和频繁更换造瘘袋。若使用永久性造口袋，可备两个交替使用，每日煮沸消毒一次。

4. 造口袋的袋口大小适宜，当袋内排泄物超过口袋容量的 1/3 时，需及时更换。造口拆线后应每日扩肛一次，防止造口处狭窄。

十九、床上洗头法操作流程及考核标准

（一）物品准备

中单、浴巾、毛巾、梳子、水温计、纱布、棉球、免洗手消毒液、洗发水、洗头盆、水温 40~45°、手套、电吹风机、污物桶、屏风。

（二）操作流程

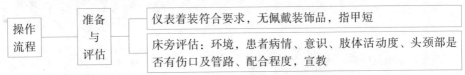

操作流程 — 准备与评估 — 仪表着装符合要求，无佩戴装饰品，指甲短

床旁评估：环境，患者病情、意识、肢体活动度、头颈部是否有伤口及管路、配合程度，宣教

续流程

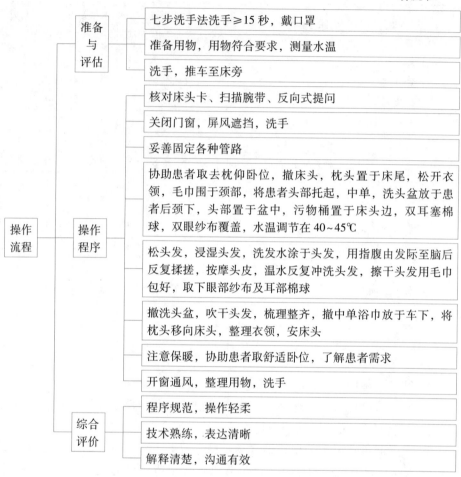

（三）评分标准

床上洗头法操作考核标准

科室：　　　　　　　姓名：　　　　　　　考核者：

检 测 项 目		分值	评分等级				得分
			A	B	C	D	
准备与评估	仪表着装符合要求，无佩戴装饰品，指甲短	4	4	3	2	1	
	床旁评估：环境、患者病情、意识、肢体活动度、头颈部是否有伤口及管路、配合程度，宣教	5	5	4	3	2	
	洗手，戴口罩	4	4	3	2	1	
	准备用物，测量水温	5	5	4	3	2	
	洗手，推车至床旁	3	3	2	1	0	

检 测 项 目		分值	评分等级				得分
			A	B	C	D	
操作流程	核对床头卡、扫描腕带、反向式提问	3	3	2	1	0	
	关闭门窗，屏风遮挡	2	2	1	0.5	0	
	洗手妥善固定各种管路	3	3	2	1	0	
	协助患者取舒适卧位，解开衣领	5	5	4	3	2	
	铺开中单及浴巾，正确使用洗头盆，棉球塞于双耳	6	6	4	2	1	
	双眼覆盖纱布	4	4	3	2	1	
	试水温	3	3	2	1	0	
	洗头手法力度适宜，洗毕用毛巾包好，取下纱布和棉球	10	10	6	4	1	
	撤洗头盆，吹干头发	5	5	3	2	1	
	整理衣领及床单位	5	5	3	2	1	
	协助患者取舒适体位，注意保暖	4	3	2	1	0	
	开窗通风，整理用物	4	4	3	2	1	
	洗手	4	4	3	2	1	
评价	程序规范，操作轻柔	4	4	3	2	1	
	技术熟练，表达清晰	4	4	3	2	1	
	解释清楚，沟通有效	4	4	3	2	1	
合　计		100					

（四）注意事项

1. 操作中注意观察患者病情变化，患者面色、脉搏、呼吸如有异常应停止洗头，报告医生给予对症处理。

2. 操作过程中，勿使水及洗发液进入患者的眼睛及耳朵。

3. 洗完头发应及时吹干，防止受凉。

4. 水温要适度，防止水温过高发生烫伤。

5. 不可用手指甲抓洗，以防伤害头皮。

二十、床上擦浴法操作流程及考核标准

（一）物品准备

脸盆、水壶（内盛 47～50℃ 热水）、浴巾 2 条、毛巾大小各 3 条、水温计、浴皂、小剪刀、梳子、污水桶、清洁衣裤和被服、中单、大单、免洗手消毒液、便盆、屏风、手套。

（二）操作流程

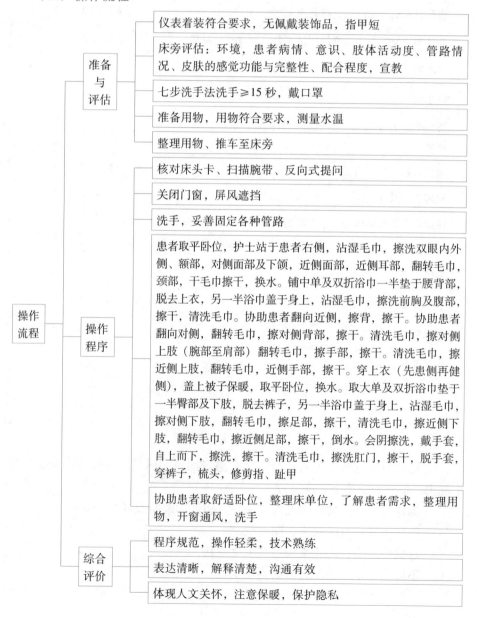

准备与评估
- 仪表着装符合要求，无佩戴装饰品，指甲短
- 床旁评估：环境、患者病情、意识、肢体活动度、管路情况、皮肤的感觉功能与完整性、配合程度，宣教
- 七步洗手法洗手≥15秒，戴口罩
- 准备用物，用物符合要求，测量水温
- 整理用物、推车至床旁

操作程序
- 核对床头卡、扫描腕带、反向式提问
- 关闭门窗，屏风遮挡
- 洗手，妥善固定各种管路
- 患者取平卧位，护士站于患者右侧，沾湿毛巾，擦洗双眼内外侧、额部，对侧面部及下颌，近侧面部，近侧耳部，翻转毛巾，颈部，干毛巾擦干，换水。铺中单及双折浴巾一半垫于腰背部，脱去上衣，另一半浴巾盖于身上，沾湿毛巾，擦洗前胸及腹部，擦干，清洗毛巾。协助患者翻向近侧，擦背，擦干。协助患者翻向对侧，翻转毛巾，擦对侧背部，擦干。清洗毛巾，擦对侧上肢（腕部至肩部）翻转毛巾，擦手部，擦干。清洗毛巾，擦近侧上肢，翻转毛巾，近侧手部，擦干。穿上衣（先患侧再健侧），盖上被子保暖，取平卧位，换水。取大单及双折浴巾垫于一半臀部及下肢，脱去裤子，另一半浴巾盖于身上，沾湿毛巾，擦对侧下肢，翻转毛巾，擦足部，擦干，清洗毛巾，擦近侧下肢，翻转毛巾，擦近侧足部，擦干，倒水。会阴擦洗，戴手套，自上而下，擦洗，擦干。清洗毛巾，擦洗肛门，擦干，脱手套，穿裤子，梳头，修剪指、趾甲
- 协助患者取舒适卧位，整理床单位，了解患者需求，整理用物，开窗通风，洗手

综合评价
- 程序规范，操作轻柔，技术熟练
- 表达清晰，解释清楚，沟通有效
- 体现人文关怀，注意保暖，保护隐私

操作流程

（三）评分标准

床上擦浴法操作考核标准

科室：　　　　　　　　姓名：　　　　　　　　考核者：

检测项目		分值	评分等级				得分
			A	B	C	D	
准备与评估	仪表着装符合要求，无佩戴装饰品，指甲短	4	4	3	2	1	
	床旁评估：环境，患者病情、意识、肢体活动度、管路情况、皮肤感觉与完整性、配合程度，宣教	5	5	4	3	2	
	洗手，戴口罩	4	4	3	2	1	
	准备用物，测量水温	5	5	4	3	2	
	整理用物，推车至床旁	3	3	2	1	0	
操作流程	核对床头卡、扫描腕带、反向式提问	3	3	2	1	0	
	关闭门窗，屏风遮挡	4	4	3	2	1	
	洗手，妥善固定各种管路	4	4	3	2	1	
	协助患者取舒适卧位，做好解释	5	5	4	3	2	
	使用中单及浴巾	5	5	4	3	2	
	擦洗方法及顺序错误	4	4	3	2	1	
	擦洗部位有遗漏	4	4	3	2	1	
	皮肤褶皱处未擦干净（耳后、颈部、腋窝、腹股沟等）	6	5	4	3	2	
	注意患者安全、保暖	4	4	3	2	1	
	穿脱衣服顺序正确	8	8	6	5	0	
	询问患者感受并观察	4	4	3	2	1	
	协助患者取舒适体位，妥善固定管路	4	4	3	2	1	
	整理床单位	3	3	2	1	0	
	开窗通风，整理用物	4	4	3	2	1	
	洗手	4	4	3	2	1	
评价	程序规范，操作轻柔，技术熟练	5	5	4	3	2	
	表达清晰，解释清楚，沟通有效	4	4	3	2	1	
	体现人文关怀，注意保暖，保护隐私	5	5	4	3	2	
合　计		100					

（四）注意事项

1. 擦浴中注意动作轻柔、敏捷，尽量减少患者的翻动次数和身体暴露，擦浴后均需用干毛巾擦干，防止受凉，注意保护隐私。

2. 擦浴过程中注意观察病情变化，随时与患者沟通，如有患者出现寒战、面色苍白等情况，应立即停止操作，通知医生。

3. 注意保护伤口和管路，避免伤口受压及受潮，避免管路打折扭曲或脱出。

二十一、协助患者更衣法操作流程及考核标准

（一）物品准备

病号服、免洗手消毒液、屏风。

（二）操作流程

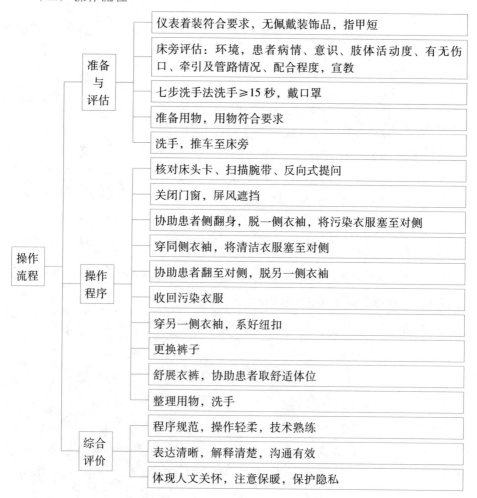

		仪表着装符合要求，无佩戴装饰品，指甲短
		床旁评估：环境，患者病情、意识、肢体活动度、有无伤口、牵引及管路情况、配合程度，宣教
	准备与评估	七步洗手法洗手≥15秒，戴口罩
		准备用物，用物符合要求
		洗手，推车至床旁
操作流程		核对床头卡、扫描腕带、反向式提问
		关闭门窗，屏风遮挡
		协助患者侧翻身，脱一侧衣袖，将污染衣服塞至对侧
		穿同侧衣袖，将清洁衣服塞至对侧
	操作程序	协助患者翻至对侧，脱另一侧衣袖
		收回污染衣服
		穿另一侧衣袖，系好纽扣
		更换裤子
		舒展衣裤，协助患者取舒适体位
		整理用物，洗手
		程序规范，操作轻柔，技术熟练
	综合评价	表达清晰，解释清楚，沟通有效
		体现人文关怀，注意保暖，保护隐私

（三）评分标准

协助患者更衣法操作考核标准

科室：　　　　　　　　姓名：　　　　　　　　考核者：

检 测 项 目		分值	评分等级				得分
			A	B	C	D	
准备与评估	仪表着装符合要求，无佩戴装饰品，指甲短	3	3	2	1	0	
	床旁评估：环境，患者病情、意识、肢体活动度、有无伤口、牵引及管路情况、配合程度，宣教	3	3	2	1	0	
	洗手、戴口罩	5	5	2	1	1	
	准备用物，符合要求	3	3	2	1	0	
	洗手，推车至床旁	4	4	3	2	1	
操作流程	核对床头卡、扫描腕带、反向式提问	5	5	3	1	0	
	关闭门窗，屏风遮挡	5	5	3	1	0	
	协助患者侧翻身	3	3	2	1	0	
	脱一侧衣袖	7	7	3	1	0	
	将污染衣服塞至对侧	7	7	3	1	0	
	穿一侧衣袖，将清洁衣服塞至对侧	7	7	3	1	0	
	协助患者翻身至对侧	7	7	3	1	0	
	脱另一侧衣袖，收回污染衣服	7	7	3	1	0	
	穿另一侧衣袖，系好纽扣	7	7	3	1	0	
	更换裤子	6	6	3	1	0	
	协助患者取舒适体位	3	3	2	1	0	
	整理环境及用物，洗手	5	5	3	1	0	
评价	程序规范，操作轻柔，注意保暖	5	5	3	1	0	
	技术熟练，表达清晰	5	5	3	1	0	
	解释清楚，沟通有效，保护隐私	3	3	2	1	0	
总　　分		100					

（四）注意事项

1. 更衣过程中应妥善固定管路，避免管路脱落、打折、受压。

2. 脱衣时，如肢体有伤口或活动障碍时，应先脱健侧，后脱患侧。

3. 穿衣时，如肢体有伤口或活动障碍时，应先穿患侧，后穿健侧。

4. 动作轻柔，防止受凉，注意保护患者隐私。

二十二、卧床患者更换床单位法操作流程及考核标准

（一）物品准备

大单、中单、被套、枕套、床刷及床刷套、免洗手消毒液。

（二）操作流程

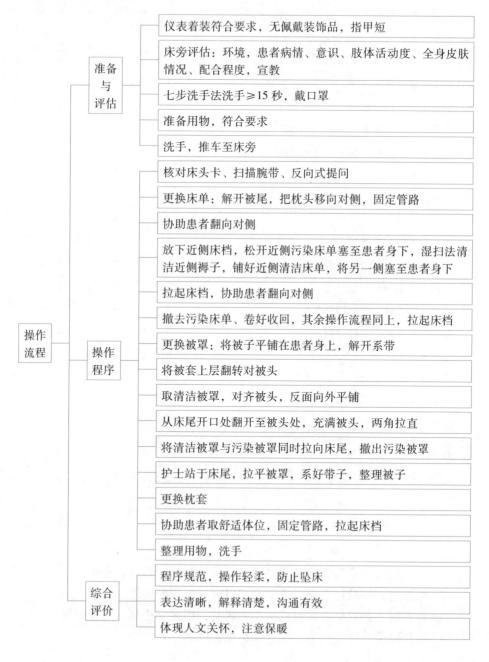

准备与评估
- 仪表着装符合要求，无佩戴装饰品，指甲短
- 床旁评估：环境，患者病情、意识、肢体活动度、全身皮肤情况、配合程度，宣教
- 七步洗手法洗手≥15秒，戴口罩
- 准备用物，符合要求
- 洗手，推车至床旁

操作流程

操作程序
- 核对床头卡、扫描腕带、反向式提问
- 更换床单：解开被尾，把枕头移向对侧，固定管路
- 协助患者翻向对侧
- 放下近侧床档，松开近侧污染床单塞至患者身下，湿扫法清洁近侧褥子，铺好近侧清洁床单，将另一侧塞至患者身下
- 拉起床档，协助患者翻向对侧
- 撤去污染床单、卷好收回，其余操作流程同上，拉起床档
- 更换被罩：将被子平铺在患者身上，解开系带
- 将被套上层翻转对被头
- 取清洁被罩，对齐被头，反面向外平铺
- 从床尾开口处翻开至被头处，充满被头，两角拉直
- 将清洁被罩与污染被罩同时拉向床尾，撤出污染被罩
- 护士站于床尾，拉平被罩，系好带子，整理被子
- 更换枕套
- 协助患者取舒适体位，固定管路，拉起床档
- 整理用物，洗手

综合评价
- 程序规范，操作轻柔，防止坠床
- 表达清晰，解释清楚，沟通有效
- 体现人文关怀，注意保暖

（三）评分标准

卧床患者更换床单位法操作考核标准

科室：　　　　　　　姓名：　　　　　　　　考核者：

检测项目		分值	评分等级				得分
			A	B	C	D	
准备与评估	仪表着装符合要求，无佩戴装饰品，指甲短	4	4	2	1	0	
	床旁评估：环境，患者病情、意识、肢体活动度、全身皮肤情况、配合程度，宣教	4	4	2	1	0	
	洗手、戴口罩	4	4	2	1	1	
	准备用物，洗手，推车至床旁	4	4	2	1	0	
操作流程	核对床头卡、扫描腕带、反向式提问	4	4	2	1	0	
	更换床单：松开被尾，枕头移向对侧，固定管路	6	6	4	2	0	
	协助患者翻向对侧，放下床档	6	6	4	2	0	
	更换近侧床单，湿扫法清洁近侧褥子，铺好近侧，将另一侧塞在患者身下	5	5	2	1	0	
	拉起床档，协助患者翻向对侧	6	6	4	2	0	
	撤去污染床单，收回，其余操作流程同上，拉起床档	6	6	4	2	0	
	更换被罩：将被子平铺，解开系带，将被套上层翻转至被头	5	5	2	1	0	
	取清洁被罩，对齐被头，反面向外平铺	6	6	4	2	0	
	从床尾开口处翻开至被头处，充满被头，两角拉直	5	5	2	1	0	
	更换清洁被罩，撤出污染被罩	4	4	2	1	0	
	护士站于床尾，拉平被罩，系好带子，整理被子	5	5	2	1	0	
	更换枕套（注意托起患者头部再取走枕头）	5	5	2	1	0	
	协助患者取舒适体位，固定管路，拉起床档	5	5	2	1	0	
	整理用物，洗手	4	4	2	1	0	
评价	程序规范，操作轻柔，注意保暖	4	4	2	1	0	
	技术熟练，表达清晰，防止坠床	4	4	2	1	0	
	解释清楚，沟通有效	4	4	3	2	1	
总　分		100					

（四）注意事项

1. 更换床单位要求遵守实用、舒适、安全的原则。

2. 翻身过程中避免管路脱落、打折、受压。

3. 更换被罩时，不能暴露患者。

4. 更换枕套时，注意托起患者头部再取走枕头。

二十三、协助患者应用平车法操作流程及考核标准

（一）物品准备

平车、被单、垫子、枕头、毛毯或棉被、免洗手消毒液。

（二）操作流程

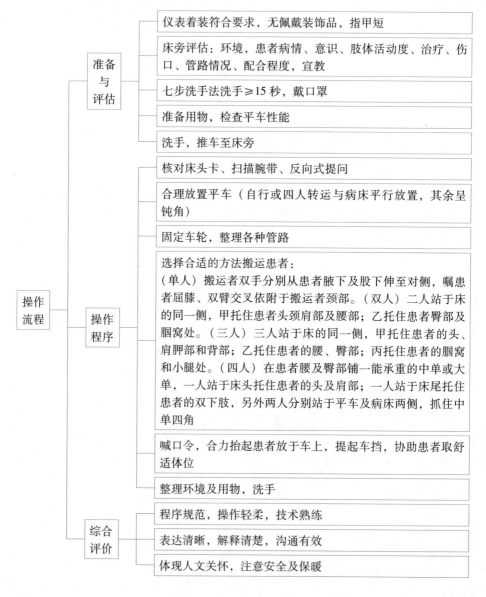

（三）评分标准

协助患者应用平车法操作考核标准

科室：　　　　　　　　姓名：　　　　　　　　考核者：

检 测 项 目		分值	评分等级				得分
			A	B	C	D	
准备与评估	仪表着装符合要求，无佩戴装饰品，指甲短	4	4	3	2	0	
	床旁评估：环境、患者病情、意识、肢体活动度、治疗、伤口、管路情况、配合程度，宣教	4	4	3	2	0	
	洗手、戴口罩	4	4	3	2	0	
	整理用物，检查平车性能	4	4	3	2	0	
操作流程	核对床头卡、扫描腕带、反向式提问	5	5	3	2	0	
	合理放置平车	6	6	3	2	0	
	固定车轮	6	6	3	2	0	
	整理各种管路	6	6	3	2	0	
	选择合适的方法搬运患者	15	15	7	4	0	
	一起喊口令，合力抬起放于车上，固定车挡	10	10	8	5	3	
	整理环境及用物	5	5	3	2	0	
	交待注意事项，协助患者取舒适卧位	8	8	4	2	0	
	整理用物，洗手	5	5	4	3	0	
评分	程序规范，操作轻柔	5	5	4	3	0	
	技术熟练，表达清晰	5	5	4	3	0	
	解释清楚，沟通有效，注意安全及保暖	4	4	3	2	1	
合　　计		100					

（四）注意事项

1. 搬运时注意动作轻稳、准确，确保患者安全、舒适。

2. 搬运过程中，注意观察患者的病情变化，如有异常立即报告医生并及时处理。

3. 保证患者的持续性治疗不受影响。

4. 如为骨折的患者，应有木板垫于平车上，并将骨折部位固定稳妥；如为颈椎、腰椎骨折患者或病情较重的患者，应备有帆布中单或布中单。

第四章 护理技术操作并发症预防及处理流程

第一节 皮下注射技术操作并发症预防及处理流程

一、出血

（一）原因

1. 注射时针头刺破血管。
2. 凝血机制障碍的患者，拔针后穿刺处按压时间过短。
3. 拔针后按压部位欠准确。

（二）临床表现

1. 拔针后有少量血液自注射部位流出。
2. 迟发性出血者可形成皮下血肿，注射部位肿胀、疼痛，局部皮肤淤血。

（三）预防及处理

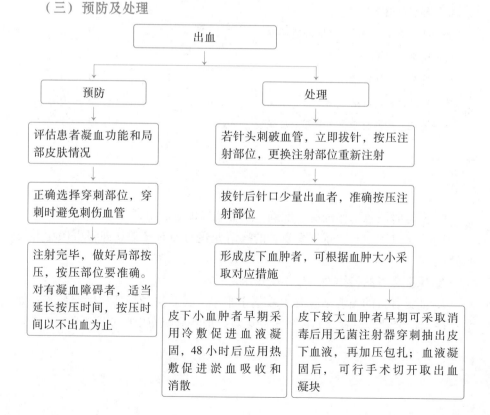

二、硬结形成

（一）原因

1. 同一部位反复注射，密集的针眼和药物对局部组织产生物理及化学刺激。

2. 注射药量过多，浓度过高，注射部位过浅，药物对局部组织产生化学刺激。

3. 局部血液循环不良导致药物吸收速度慢，药物不能充分吸收，在皮下组织停留时间延长，造成蓄积而形成硬结。

4. 抽吸药液方法不当，可吸入玻璃及橡皮屑等微粒，注射时微粒随药液进入组织中，由于无法吸收，作为异物刺激防御系统，引起巨噬细胞增殖，导致硬结形成。

5. 注射部位感染后纤维组织增生形成硬结。

（二）临床表现

轻者局部肿胀、瘙痒，可触及硬结。严重者可导致皮下纤维组织变性、增生形成肿块或出现脂肪萎缩，甚至坏死。

（三）预防及处理

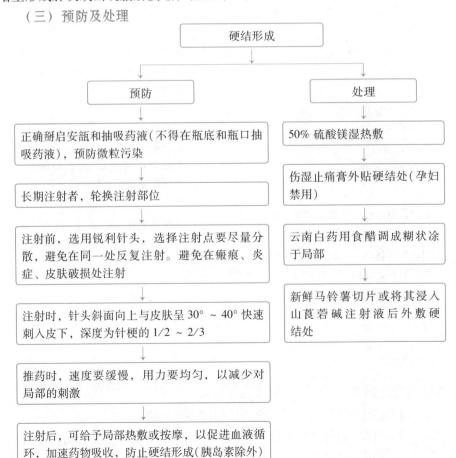

三、针头弯曲或针体折断

（一）发生原因

1. 针头质量差，如针头过细、过软，针头钝、欠锐利，针头有钩，针头弯曲等。

2. 针头重复使用。

3. 进针部位有硬结或瘢痕。

4. 操作人员注射时用力不当。

（二）临床表现

注射部位疼痛。

（三）预防及处理

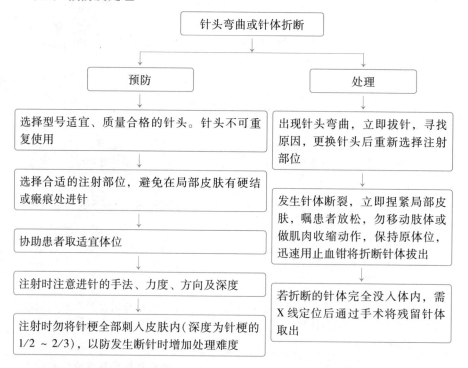

针头弯曲或针体折断

预防	处理
选择型号适宜、质量合格的针头。针头不可重复使用	出现针头弯曲，立即拔针，寻找原因，更换针头后重新选择注射部位
选择合适的注射部位，避免在局部皮肤有硬结或瘢痕处进针	发生针体断裂，立即捏紧局部皮肤，嘱患者放松，勿移动肢体或做肌肉收缩动作，保持原体位，迅速用止血钳将折断针体拔出
协助患者取适宜体位	
注射时注意进针的手法、力度、方向及深度	
注射时勿将针梗全部刺入皮肤内（深度为针梗的 1/2～2/3），以防发生断针时增加处理难度	若折断的针体完全没入体内，需 X 线定位后通过手术将残留针体取出

第二节　皮内注射技术操作并发症预防及处理流程

一、疼痛

（一）原因

1. 皮内组织神经末梢丰富，皮内注射时易出现疼痛。

2. 注射时患者精神高度紧张、恐惧等心理因素影响可引起疼痛。

3. 配制的皮试液药物浓度过高、药物刺激性过大、单次注射药物过多、推注药物速度过快、推注速度不均匀等均可使皮肤游离神经末梢（感受器）受到药物刺激，而引起局部定位特征的痛觉。

　　4. 注射用针头过粗、欠锐利或有倒钩可引起疼痛。

　　5. 注射时消毒液随针头进入皮内，消毒液刺激可引起疼痛。

　　6. 皮内注射时，进针速度过慢会加重疼痛。

　　（二）临床表现

　　注射部位疼痛感尖锐，呈刺痛。推注药物时疼痛加重，注射后逐渐减轻。有时伴有全身反应，如肌肉收缩、呼吸加快、出汗、血压下降，严重者可出现晕针、虚脱。

　　（三）预防及处理

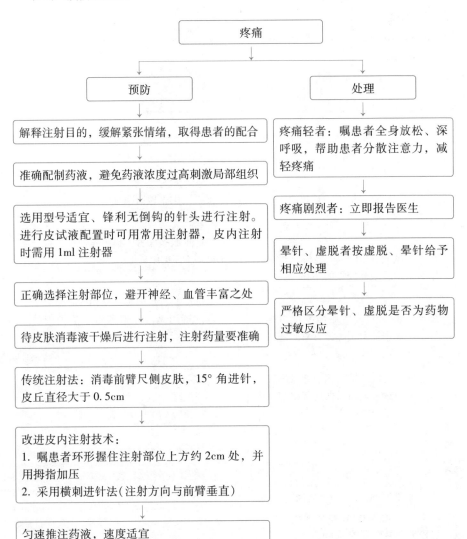

二、局部组织反应

（一）发生原因

1. 药物本身对机体的刺激，导致局部组织发生的炎症反应（如注射疫苗）。

2. 药物浓度过高、推注药量过多，可造成局部组织反应。

3. 皮内注射后，患者搔抓或揉按局部皮丘，造成局部组织反应。

4. 机体对药物的敏感性高，局部发生变态反应。

5. 违反无菌操作原则，使用已污染的注射器、针头或药物被污染，注射后造成局部组织反应。

（二）临床表现

注射部位出现红肿、疼痛、瘙痒、水疱、溃烂及色素沉着。

（三）预防及处理

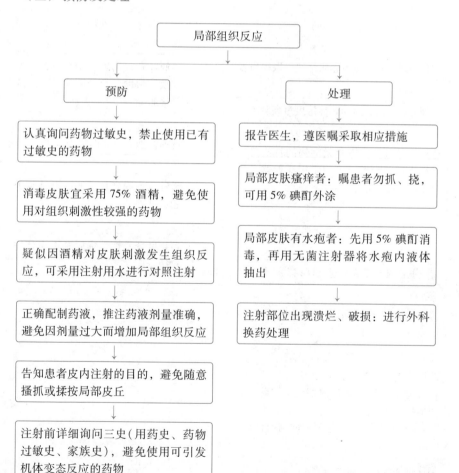

三、注射失败

（一）原因

1. 患者躁动、不合作，多见于婴幼儿、精神异常及无法正常沟通的患者。

2. 注射部位未充分暴露，操作不便。

3. 注射药物剂量欠准确，如药物推注量过多或不足。

4. 进针角度过深或过浅，导致针头注射部位未在表皮、真皮之间或针头斜面未完全进入皮内。

（二）临床表现

无皮丘或皮丘过大、过小，药液外渗，针口有出血现象。

（三）预防与处理

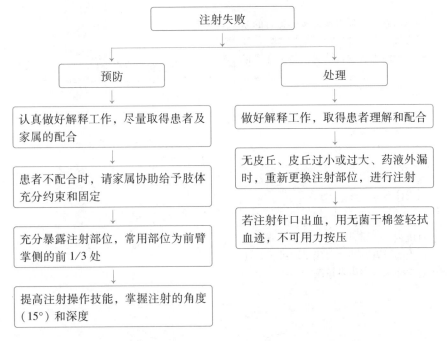

四、虚脱

（一）原因

主要心理、生理、药物、物理等因素引起。

1. 患者精神高度紧张，注射时肌肉强烈收缩，造成注射时疼痛加剧，引起虚脱。

2. 患者身体虚弱，对于外来刺激敏感性增强，当注射刺激性较强的药物时可出现虚脱症状。

3. 护理人员注射时用力不当、注射速度过快或注射部位选择不当，如注射在硬结上或瘢痕处，可引起剧烈疼痛而发生虚脱。

（二）临床表现

头晕、面色苍白、心悸、出汗、乏力、视物模糊、耳鸣、心率加快、血压下降，严重者可出现意识丧失等。多见于体质虚弱、饥饿、情绪高度紧张的患者。

（三）预防及处理

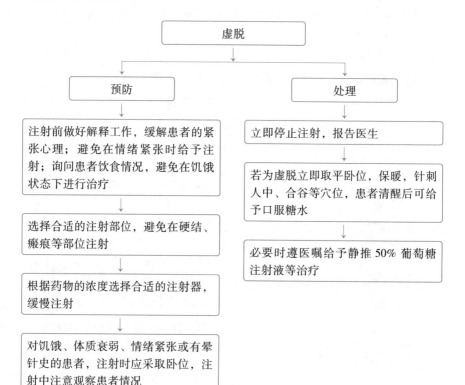

五、过敏反应

（一）原因

1. 注射前未询问患者的药物过敏史。

2. 患者对注射的药物发生速发型变态反应。

（二）临床表现

1. 胸闷、气促、哮喘甚至呼吸困难。

2. 面色苍白、出冷汗、口唇发绀、脉搏细弱、血压下降。

3. 意识丧失、抽搐、大小便失禁等。

4. 其他表现有荨麻疹、恶心、呕吐、腹痛、腹泻等。

（三）预防与处理

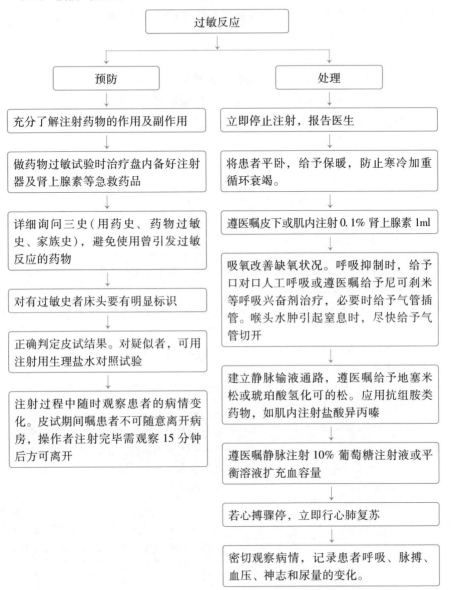

过敏反应

预防 / 处理

预防
- 充分了解注射药物的作用及副作用
- 做药物过敏试验时治疗盘内备好注射器及肾上腺素等急救药品
- 详细询问三史（用药史、药物过敏史、家族史），避免使用曾引发过敏反应的药物
- 对有过敏史者床头要有明显标识
- 正确判定皮试结果。对疑似者，可用注射用生理盐水对照试验
- 注射过程中随时观察患者的病情变化。皮试期间嘱患者不可随意离开病房，操作者注射完毕需观察 15 分钟后方可离开

处理
- 立即停止注射，报告医生
- 将患者平卧，给予保暖，防止寒冷加重循环衰竭。
- 遵医嘱皮下或肌内注射 0.1% 肾上腺素 1ml
- 吸氧改善缺氧状况。呼吸抑制时，给予口对口人工呼吸或遵医嘱给予尼可刹米等呼吸兴奋剂治疗，必要时给予气管插管。喉头水肿引起窒息时，尽快给予气管切开
- 建立静脉输液通路，遵医嘱给予地塞米松或琥珀酸氢化可的松。应用抗组胺类药物，如肌内注射盐酸异丙嗪
- 遵医嘱静脉注射 10% 葡萄糖注射液或平衡溶液扩充血容量
- 若心搏骤停，立即行心肺复苏
- 密切观察病情，记录患者呼吸、脉搏、血压、神志和尿量的变化。

第三节 肌内注射技术操作并发症预防及处理流程

一、过敏反应

（一）原因

1. 操作前未询问患者药物过敏史。

2. 少数过敏体质的特殊人群在受到药物刺激后所产生的异常免疫反应，原因是外来的抗原性物质与体内抗体相互作用产生的特殊反应。

（二）临床表现

1. 胸闷、气促、哮喘甚至呼吸困难。

2. 面色苍白、出冷汗、口唇发绀、脉搏细弱、血压下降。

3. 严重者可出现意识丧失、抽搐、二便失禁甚至心脏骤停。

4. 其他：荨麻疹、恶心、呕吐等。

（三）预防及处理

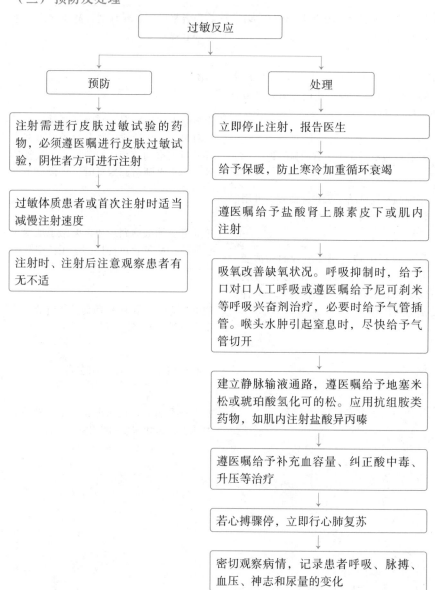

二、疼痛

（一）原因

1. 注射时患者精神高度紧张、恐惧等心理因素影响可引起疼痛。

2. 配制的药物浓度过高、药物刺激性过大、一次性注射药物过多、推注药物速度过快、推注速度不均匀等均可使皮肤游离神经末梢（感受器）受到药物刺激，而引起局部定位特征的痛觉。

3. 注射用针头过粗、欠锐利或有倒钩可引起疼痛。

4. 注射时消毒液随针头进入肌内，消毒液刺激可引起疼痛。

5. 注射部位不当、进针过深或过浅伤及神经均可引起疼痛。

（二）临床表现

注射局部疼痛、酸胀、麻木、肢体无力。臀部肌内注射部位不当，伤及坐骨神经可引起下肢疼痛，严重者可引起足下垂或跛行，甚至可出现下肢瘫痪。

（三）预防及处理

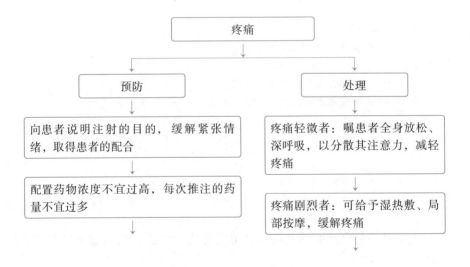

续流程

选择型号适宜、锋利无倒钩的针头进行注射；进针深度为针梗的 2/3，消瘦者或儿童酌减

↓

正确选择注射部位，避开神经、血管丰富之处

↓

待皮肤消毒液干燥后进行注射

↓

注射时推注缓慢、用力均匀，做到两快一慢加匀速（即进针快、拔针快，推注药物缓慢，匀速注射）

↓

注射时可用干棉签在注射周围 5cm 以外范围轻轻擦拭，以分散患者注意力，减轻疼痛

↓

掌握无痛注射技术：
1. 穴位按压肌内注射法可减轻疼痛（按压的穴位为关元俞、太冲等穴位）
2. 进行肌内注射前，先用拇指按压注射点 10 秒，再常规皮肤消毒，进行注射

↓

轮换注射部位

若怀疑伤及神经：立即报告医生，给予进一步检查、处理

三、神经性损伤

（一）原因

1. 主要是药物直接刺激和局部高浓度药物的毒性作用引起神经粘连和变性坏死。

2. 注射部位不当，针头直接刺伤神经。

（二）临床表现

1. 注射过程中出现神经支配区麻木、放射痛，肢体无力。

2. 局部红肿、疼痛。若发生在上肢，可出现肘关节活动受限，手部有运动和感觉障碍。

3. 约一周后疼痛减轻，但留有固定麻木区伴肢体功能部分或完全丧失，发生于下肢者行走无力，易跌倒。

（三）预防及处理

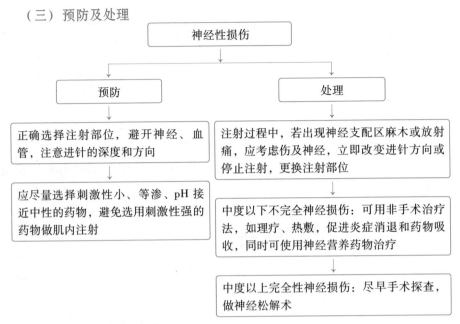

四、局部或全身感染

（一）原因

1. 注射部位消毒不严格。

2. 注射用具、药物被污染。

（二）临床表现

1. 注射后数小时局部出现红、肿、热、痛，局部压痛明显。

2. 若感染扩散，可导致全身菌血症、脓毒败血症，患者出现高热、畏寒、谵妄等。

（三）预防及处理

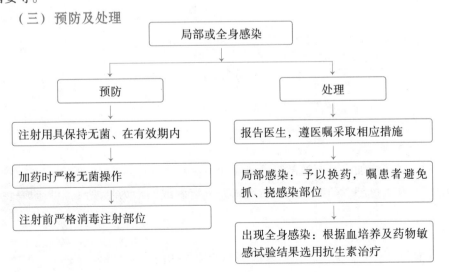

五、注射针眼渗液

（一）原因

1. 反复在同一部位注射药液或一次注射药量过多，局部血液循环差，组织对药液吸收缓慢，造成注射部位针口处渗液。

2. 注射后按压时间不够，药物由注射部位针口处渗出。

（二）临床表现

推注药液时阻力较大，注射时有少量液体自针眼流出，拔针后液体流出更明显。

（三）预防及处理

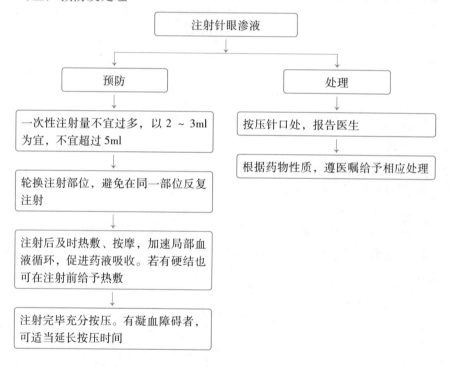

六、针头堵塞

（一）原因

1. 随药液加入的瓶塞微粒可造成针头堵塞。

2. 针头过细、药液黏稠、粉剂未充分溶解或药液为悬浊液，可造成针头堵塞。

（二）临床表现

推药阻力大，无法将注射器内的药液注入体内。

（三）预防及处理

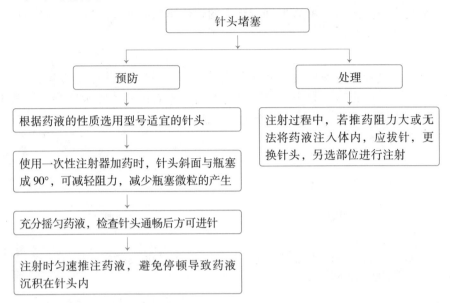

第四节　周围静脉输液技术操作并发症预防及处理流程

一、发热反应

（一）原因

1. 输入的液体或药物品质不纯、变质或被污染，可直接将致热原输入静脉，发生热原反应。

2. 配制后的药液放置时间过长，易增加污染机会，从而导致热原反应。

3. 液体中加入多种药物时，易发生配伍不当。当配伍剂量大、种类多时，所含致热原含量增加，输入体内后也会发生热原反应。

4. 输液器具自身缺陷或被污染

（1）输液器的空气过滤装置及终端滤器对 5μm 以下的微粒滤出率较低，不能全部滤去细菌。

（2）输液器塑料管中未塑化的高分子异物或因生产环境、生产过程中带入的机械微粒，也可成为致热原。

（3）输液器包装破损、密闭不严漏气污染。

（4）使用过期输液器。

5. 配液加药操作中的污染。如安瓿切割或消毒不当、加药时针头带入橡皮塞碎屑、加药操作中不注意手卫生等。

6. 环境空气的污染，如治疗室、病室空气不洁，加药时随空气进入药液而造成污染。

7. 输液过程中未能严格执行无菌技术操作。

8. 输液速度过快，在短时间内输入的致热原总量过大，当超过一定量时，即可产生热原反应。

（二）临床表现

在输液过程中出现发冷、寒战和发热。轻者38℃，并伴有头痛、恶心、呕吐、心悸，停止输液数小时后可自行缓解。重者高热、呼吸困难、烦躁不安、血压下降、抽搐、昏迷，甚至危及生命。

（三）预防及处理

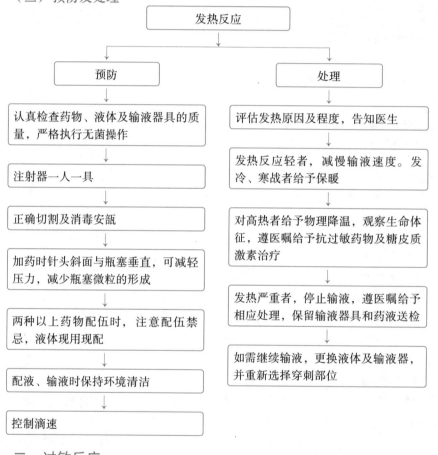

二、过敏反应

（一）原因

1. 操作前未询问患者药物过敏史。

2. 少数过敏体质的特殊人群在受到药物刺激后所产生的异常免疫反应，原因是外来的抗原性物质与体内抗体相互作用产生的特殊反应。

（二）临床表现

1. 胸闷、气促、哮喘甚至呼吸困难。

2. 面色苍白、出冷汗、口唇发绀、脉搏细弱、血压下降。

3. 严重者可出现意识丧失、抽搐、二便失禁甚至心脏骤停。

4. 其他：荨麻疹、恶心、呕吐等。

（三）预防及处理

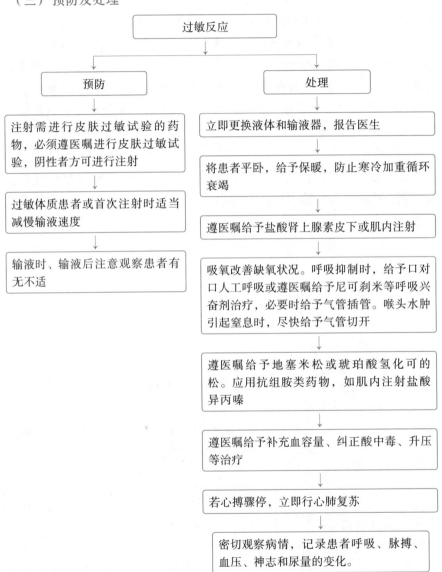

三、急性肺水肿

（一）原因

1. 由于输液速度过快，短时间内输入过多液体，使循环血量急剧增加，特别是老年人和儿童机体调节功能差，心脏负荷过重而引起急性肺水肿。

2. 患有高血压、冠心病或其他脏器慢性疾病的老年人，短时间内输入的液体和钠盐过多，发生潴留造成组织间和组织内水肿。组织间水肿可导致充血性心力衰竭，组织内水肿可导致肺、脑等水肿。

3. 疼痛、外伤、恐惧等均可使机体抗利尿激素分泌增多及作用延长，此时输入液体过多、过快也可能发生潴留，导致肺水肿。

4. 垂体后叶素能降低肺循环和门脉循环的压力，还可强烈收缩冠状动脉引起心绞痛、收缩其他小动脉引起动脉血压升高，从而加重心脏后负荷，引起急性左心衰竭，导致水分在肺组织中停留时间延迟引起肺水肿。

5. 心、肝、肾功能障碍的患者因代谢功能差，输液速度过快，易使钠盐及水潴留而导致肺水肿。

（二）临床表现

患者突然出现胸闷、气促、呼吸困难、咳嗽，痰液为泡沫样痰或粉红色泡沫样痰。严重时稀痰液可由口鼻涌出，听诊肺部布满湿啰音，心率变快或心律不齐。

（三）预防及处理

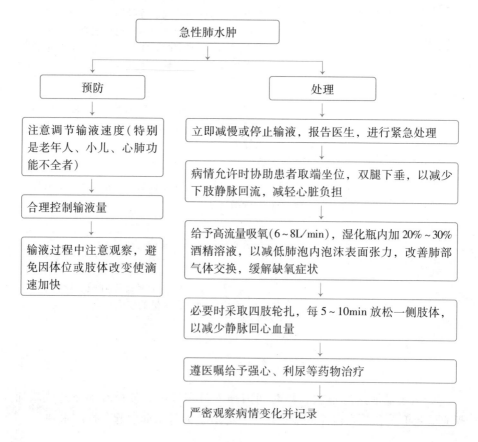

四、静脉炎

（一）原因

1. 无菌技术操作不规范，引起局部静脉感染。

2. 药物或液体本身对血管的刺激

（1）输入的药物 pH 值过高或过低，引起血浆酸碱度改变，刺激血管内膜的正常代谢而发生静脉炎。

（2）输入高渗液体，使血浆渗透压升高，致使血浆内膜脱水，从而导致静脉收缩、变硬或引起无菌性静脉炎。

（3）输入高浓度药物，如青霉素浓度过高，可使局部抗原抗体结合，释放大量的过敏毒素，引起毛细血管周围的淋巴细胞和单核巨噬细胞浸润为主的渗出性炎症，引起血管扩张，通透性增加，形成红肿型静脉炎。

（4）输入刺激性较大的药物，如抗癌生物碱类制剂，作用于细胞代谢的各个周期，短时间内大量溶液进入血管内，超出了其缓冲和应激的能力，均可使血管内膜受刺激而发生静脉炎甚至坏死。

3. 机械性刺激和损伤引起静脉炎

（1）短时间内反复多次在同一血管周围穿刺，由于机械性刺激和损伤引起静脉炎。

（2）静脉内放置刺激性大的塑料管路或静脉留置针放置时间过长，对血管产生刺激而发生静脉炎。

（3）各种输液微粒（如玻璃屑、橡皮屑、各种结晶物质）的输入而发生静脉炎。

（二）临床表现

沿静脉走向出现条索状红线，局部组织发红、肿胀、灼热，常伴有畏寒、发热等全身症状。发热后可因炎性渗出、充血水肿、管腔变窄而致静脉回流不畅，甚至堵塞。

硬结，静脉炎症分级：按症状轻重分为五级。

0级：只是局部不适感，无其他异常。

1级：静脉周围有硬结，可有压痛，但无血管痛。

2级：不仅局部不适，而且穿刺点发红，滴速加快时出现血管痛。

3级：穿刺点发红，并延伸5cm左右。

4级：穿刺局部明显不适，输液速度突然减慢，穿刺点皮肤发红扩展至5cm以上。

5级：除具有4级症状外，拔针时，针尖可见脓液。

（三）预防及处理

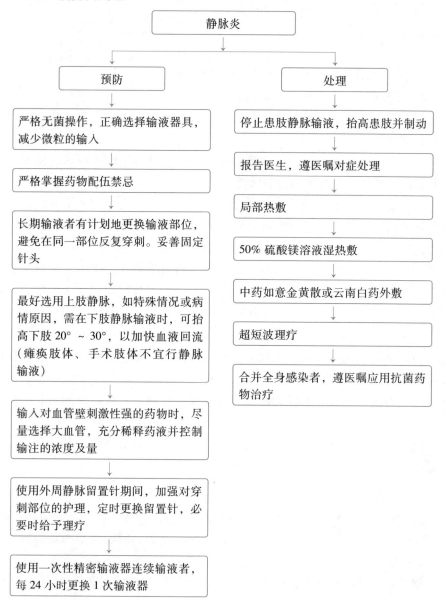

五、空气栓塞

（一）原因

1. 输液导管内空气未排尽，空气随液体进入体内造成空气栓塞。

2. 导管连接不紧密或有缝隙，空气进入体内，造成空气栓塞。

3. 加压输液时无人在旁看护，液体输毕未及时更换液体或拔针，大量空气进入体内造成空气栓塞。

（二）临床表现

突发异常胸闷、胸骨后疼痛、眩晕、血压下降，随即出现呼吸困难、严重发绀伴濒死感。心前区听诊有持续、响亮的"水泡声"样杂音，心电图可表现为心肌缺血和急性肺心病的改变。重者可因严重缺氧而立即死亡。

（三）预防及处理

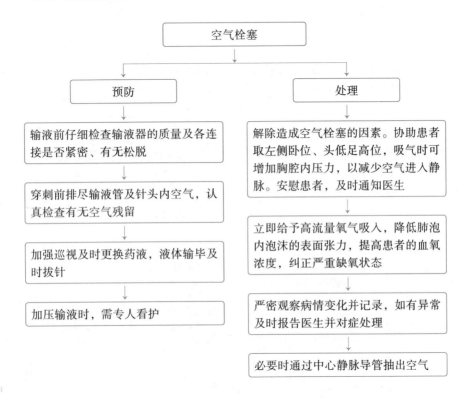

六、疼痛

（一）原因

1. 静脉输入氯化钾、抗生素、脂肪乳、化疗药物、甘露醇等药物时，药液对血管的刺激引起局部不同程度的疼痛。

2. 药液浓度过大或因输注速度过快，引起局部疼痛。

3. 大量药液漏出血管外，导致皮下积液和组织肿胀，引起局部疼痛。

4. 在同一部位反复穿刺或在瘢痕处穿刺疼痛会加重。

（二）临床表现

1. 药液输入后，患者感觉静脉穿刺部位及周围剧烈疼痛，甚至可因疼痛难忍而停止输液。

2. 因药液外漏引起时，穿刺部位皮肤可见明显肿胀。

（三）预防及处理

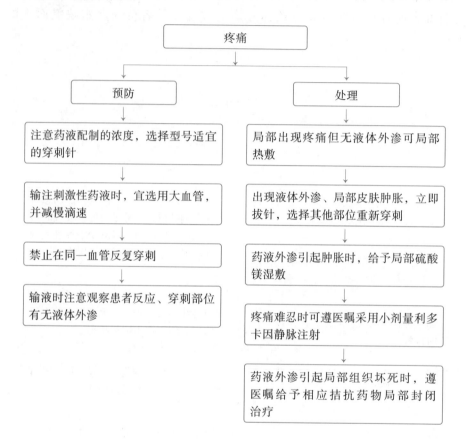

七、神经损伤

（一）原因

1. 穿刺位置不当造成误伤神经血管。

2. 躁动、过度肥胖、重度脱水者或因患儿哭闹，导致穿刺困难，从而反复穿刺造成神经损伤。

3. 对血管、神经有刺激性的药液漏出血管外引起神经损伤。

（二）临床表现

1. 穿刺部位发生肿胀淤血，伴有受损神经支配的相应肢体出现发冷、发热、发麻、无力、刺痛感。

2. 根据损伤神经的部位，可出现相应关节功能受损。

（三）预防及处理

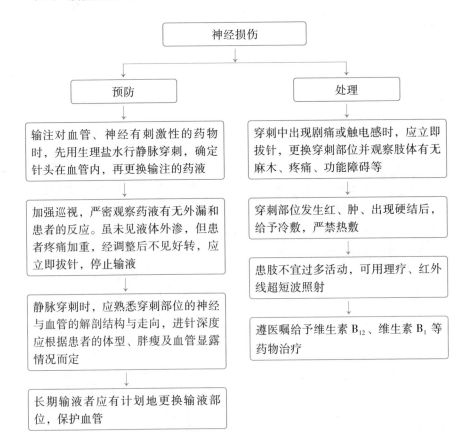

八、注射部位皮肤损伤

（一）原因

1. 肢体水肿患者固定胶布周围易形成水疱，揭取胶布时造成皮肤损伤。

2. 皮肤敏感者，尤其是对胶布过敏者，易造成皮肤损伤。

3. 输液时间长时，胶布与皮肤粘贴时间过长、黏度增加，揭取胶布时造成皮肤损伤。

4. 皮肤较薄者，揭取胶布时易造成皮肤损伤。

（二）临床表现

1. 粘贴胶布周围皮肤发红、出现小水疱。

2. 部分患者皮肤外观无异常改变，但在输液结束揭去胶布时出现表皮撕脱。

（三）预防及处理

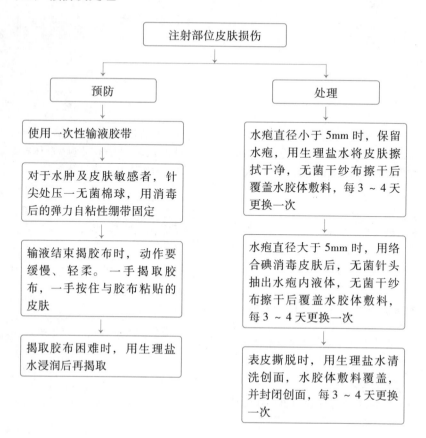

九、导管堵塞

（一）原因

1. 静脉留置针封管方法不正确易堵塞导管。

2. 留置针再次输液时未及时回抽。

3. 输液完毕未及时拔针，导致血液回流至导管发生凝固，造成导管堵塞。

4. 穿刺成功见有回血但未及时打开调节器，致使液体不能进入血管，穿刺针内血液凝固造成导管堵塞。

（二）临床表现

1. 静脉滴注不畅或不滴，有时导管内可见凝固的血块。

2. 推药阻力大，无法将药液推入血管内。

（三）预防及处理

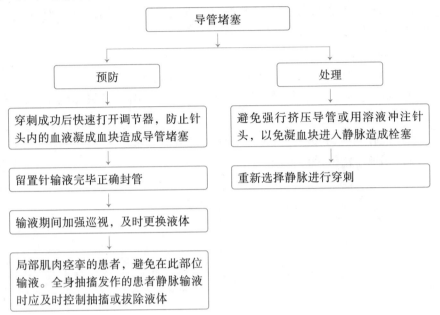

第五节　静脉注射技术操作并发症预防及处理流程

一、药液外渗损伤

（一）原因

1. 环境温度、溶液中不溶性微粒等物理因素的危害，液体输液量、温度、速度、时间、压力与静脉管径及舒缩状态不相符，针头对血管壁的刺激，按压式拔针等均可造成对血管壁的损害，从而引起药液外渗。

2. 因微生物侵袭及化学物理因素引起的静脉炎和疾病原因引起的组织缺血、缺氧致毛细血管通透性增高而导致药液外渗。

3. 药物酸碱度、渗透压、浓度及药物本身的毒性作用，使血管通透性增强导致外渗。

4. 微生物侵袭引起的静脉炎以及物理、化学因素引起的静脉炎都可使血管通透性增高而导致药液外渗。

5. 血管弹性差、血管过细，穿刺不慎刺破血管或在注射中药物推注过快均可造成药液外渗。

6. 患者躁动、针头固定不当，使针头脱出血管外，造成药液外渗。

（二）临床表现

1. 注射部位局部红肿、疼痛或苍白，皮肤温度低或局部有水疱，严重者可出现皮肤变黑变硬并形成溃疡。

2. 不同药物出现外渗时的临床表现

（1）血管收缩药外渗：局部表现肿胀、苍白、缺血缺氧。

（2）高渗药液外渗：导致细胞严重脱水死亡，出现组织坏死症状，如局部组织糜烂坏死。

（3）抗肿瘤药物外渗：局部肿胀疼痛，组织坏死。

（4）阳离子溶液外渗：局部剧痛。

（三）预防及处理

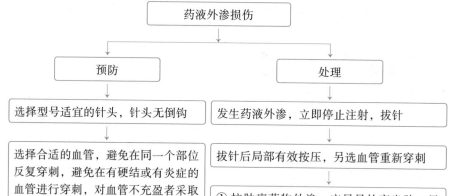

二、静脉穿刺失败

（一）原因

1. 操作者对静脉解剖位置及走向不熟悉。

2. 进针角度、针头刺入深度不当，针头斜面未完全进入血管内，虽有回血但推注药液时会渗入组织间。

3. 患者本身静脉血管条件差、止血带松紧不适宜、进针力度及速度不恰当、针头固定不当、天气寒冷或发热、寒战患者末梢血管收缩，影响穿刺成功率。

4. 留置针针尖穿破血管壁，外套管随之进入深层组织；仅针头进入血管，外套管尖端未进入血管；反复穿刺致外套管尖端边缘外翻造成穿刺失败。

5. 因患者意识、自主控制能力低下不能配合操作，导致静脉穿刺失败。

（二）临床表现

1. 针头未穿入血管时回抽无回血，推注时有阻力，药液溢出至皮下，出现局部疼痛及肿胀。

2. 针头斜面一半在血管内、一半在血管腔外，穿刺见回血，但推注药液后皮下有渗液、肿胀、疼痛等症状。

（三）预防及处理

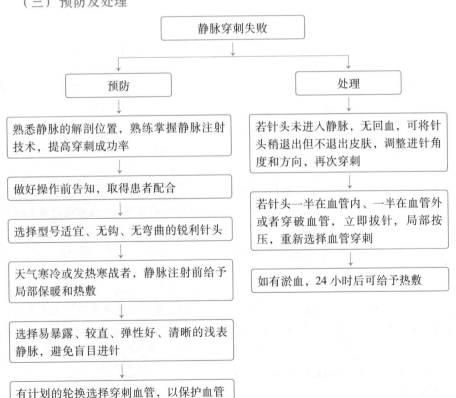

三、血肿

（一）原因

1. 患者血管弹性差、肌肉组织松弛，血管不易固定，针头脱出，导致血肿。

2. 老年、消瘦患者皮下组织疏松，针头滑出血管后药液仍可滴入，从而造成假象，继续注射导致血肿。

3. 对于长期输液者，未注意保护血管，反复在同一血管、同一部位穿刺，导致血肿。

4. 操作不当误伤动脉，导致血肿。

5. 静脉管腔细小，而针头型号过大与血管腔直径不符，进针后速度过快，见回血未等血管充盈就急于继续向前推进或偏离血管方向而穿破血管形成血肿。

6. 注射时固定不当、针头移位，造成针头滑出血管造成血肿。

7. 拔针后按压部位不准确或者按压力度、时间不够，造成血肿。

8. 患者凝血功能差、使用抗凝剂，拔针后未适当延长按压时间，造成血肿。

（二）临床表现

皮下血肿、肿胀、疼痛。2~3天后皮肤变青紫，1~2周后血肿及青紫逐渐消失。

（三）预防及处理

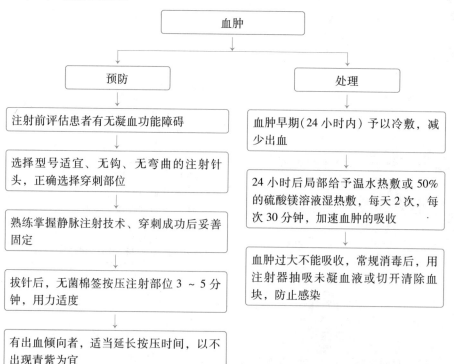

四、过敏反应

（一）原因

1. 操作前未询问患者药物过敏史。

2. 少数过敏体质的特殊人群在受到药物刺激后所产生的异常免疫反应，原因是外来的抗原性物质与体内抗体相互作用产生的特殊反应。

（二）临床表现

1. 胸闷、气促、哮喘甚至呼吸困难。

2. 面色苍白、出冷汗、口唇发绀、脉搏细弱、血压下降。

3. 严重者可出现意识丧失、抽搐、尿便失禁甚至心脏骤停。

4. 其他　荨麻疹、恶心、呕吐等。

（三）预防及处理

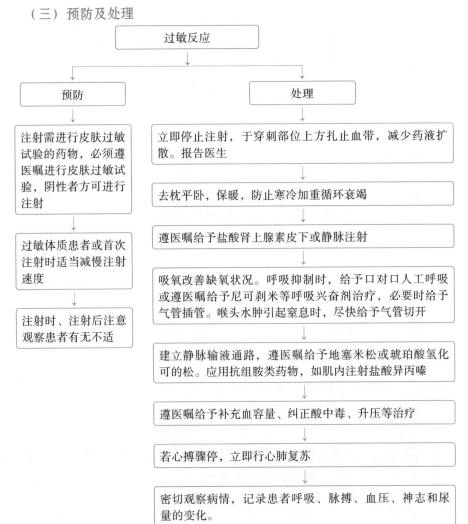

第六节 静脉抽血技术操作并发症预防及处理流程

一、皮下出血

（一）原因

1. 抽血后按压时间不足 5 分钟，对凝血功能差及使用抗凝剂的患者抽血后未延长按压时间，引起皮下出血。

2. 抽血完毕后按压方法不正确，未达到按压止血的目的，造成皮下出血。

（1）按压时只对穿刺点进行按压，而忽略了隐藏在皮下的静脉穿刺点。

（2）按压时习惯性以棉签揉搓穿刺部位或间断式按压穿刺点。

3. 穿刺时穿透血管，造成皮下出血。

4. 抽血完毕后，穿刺部位上方的加压因素未解除，如未及时松开止血带、衣袖较紧等，影响静脉回流，容易引起皮下出血。

（二）临床表现

穿刺部位疼痛、肿胀、有压痛，穿刺周围可见皮下瘀斑。

（三）预防及处理

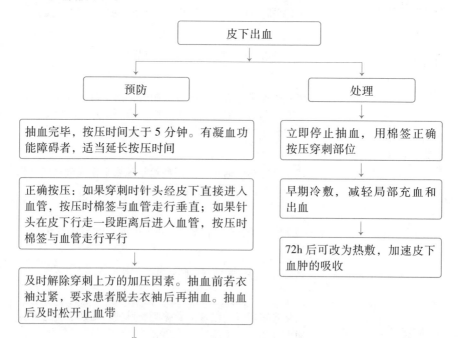

续流程

```
┌─────────────────────────────────────┐
│ 掌握正确的进针方法，合理选择血管（宜选 │
│ 择粗、直、充盈饱满、弹性较好的静脉），  │
│ 避免反复穿刺对血管壁的损伤            │
└─────────────────────────────────────┘
                  ↓
┌─────────────────────────────────────┐
│ 抽血时询问患者有无不适，观察抽血处局部 │
│ 情况，发现异常及时处理                │
└─────────────────────────────────────┘
                  ↓
┌─────────────────────────────────────┐
│ 有计划地选择采血部位，避免在同一部位反 │
│ 复穿刺                               │
└─────────────────────────────────────┘
```

二、晕针、晕血

（一）原因

1. 心理因素　由于恐惧、情绪过于紧张，反射性引起迷走神经兴奋，血压下降、脑供血不足而发生晕血或晕针。

2. 体质因素　空腹或饥饿状态下以及劳累疲倦时，机体处于应急阶段，通过迷走神经反射引起短暂的血管扩张，外周阻力降低，致使血压下降，脑血流量减少，发生晕针或晕血。

3. 环境因素　病房或抽血室空气不流通，病人多，声音嘈杂，闷热，气压低，气候干燥等环境因素也可以导致晕血或晕针的发生。

4. 体位因素　患者在坐位或站位接受静脉抽血时，因下肢肌肉及静脉张力低，血液蓄积于下肢使回心血量减少，心排血量减少，收缩压下降，因而影响脑部供血，引起脑组织缺氧，导致晕血或晕针。

5. 疼痛刺激因素　因穿刺失败，反复穿刺对皮肤神经末梢产生刺激，引起强烈疼痛，全身神经高度紧张，反射性引起广泛的小血管扩张、血压下降、脑供血不足，发生晕血或晕针。

（二）临床表现

一般持续时间短，恢复快，2~4分钟后自然缓解。

根据疾病的发展过程，可分为三期。

1. 先兆期　多主诉头晕、视物模糊、心悸、恶心、四肢无力等症状。

2. 发作期　出现意识恍惚、面色苍白、四肢厥冷、血压下降、心率减慢、脉搏细弱等症状。严重者瞬间昏倒，呼之不应，大小便失禁，甚至休克。

3. 恢复期　意识恢复清晰，自诉全身无力、四肢酸软，面色由苍白转红润，四肢转温，心率、脉搏恢复正常。轻者或先兆期发现后及时处理者可直接进入恢复期。

（三）预防及处理

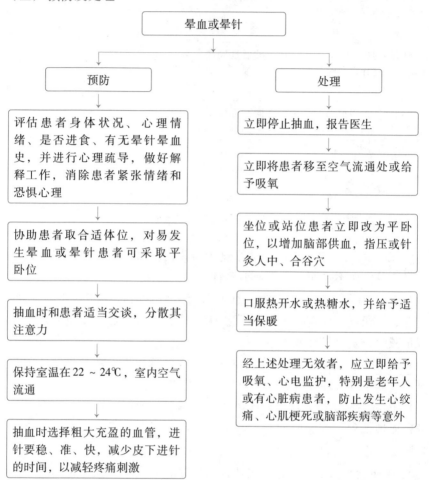

```
                        ┌──────────────────┐
                        │     晕血或晕针     │
                        └──────────────────┘
              ┌──────────────┴──────────────┐
        ┌───────────┐                 ┌───────────┐
        │    预防    │                 │    处理    │
        └───────────┘                 └───────────┘
```

预防

评估患者身体状况、心理情绪、是否进食、有无晕针晕血史，并进行心理疏导，做好解释工作，消除患者紧张情绪和恐惧心理

协助患者取合适体位，对易发生晕血或晕针患者可采取平卧位

抽血时和患者适当交谈，分散其注意力

保持室温在22～24℃，室内空气流通

抽血时选择粗大充盈的血管，进针要稳、准、快，减少皮下进针的时间，以减轻疼痛刺激

处理

立即停止抽血，报告医生

立即将患者移至空气流通处或给予吸氧

坐位或站位患者立即改为平卧位，以增加脑部供血，指压或针灸人中、合谷穴

口服热开水或热糖水，并给予适当保暖

经上述处理无效者，应立即给予吸氧、心电监护，特别是老年人或有心脏病患者，防止发生心绞痛、心肌梗死或脑部疾病等意外

三、误抽动脉血

（一）原因

穿刺的静脉与动脉毗邻（如股静脉时），操作者不熟悉解剖位置、穿刺角度不当或因患者个体差异，如肥胖、血容量不足、动脉搏动不明显，均易导致误抽动脉血。

（二）临床表现

误抽动脉时，不用回抽针栓，血液自动顶入注射器，血液呈鲜红色，较静脉血鲜红。

（三）预防及处理

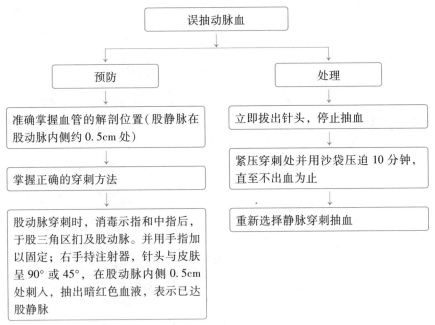

第七节　动脉抽血技术操作并发症预防及处理流程

一、皮下血肿

（一）原因

1. 操作者对血管解剖位置及走行不熟悉、盲目进针、不注意进针手法和角度、针头在皮下多次进退，造成血管损伤，引起血肿。

2. 短时间内在同一血管、同一部位反复穿刺，使血管壁形成多个针孔造成皮下渗血，形成血肿。

3. 穿刺针头型号过大，针头穿透血管壁造成血肿。

4. 对凝血功能差或使用抗凝剂的患者，抽血后未适当延长按压时间，引起出血，形成血肿。

5. 抽血完毕后对穿刺部位按压时间及压力不够或血管得不到有效按压，引起出血形成血肿。

6. 穿刺完毕后患者过早或剧烈活动，引起出血，形成血肿。

7. 股动脉穿刺时穿刺点过高或反复穿刺、未正确按压，引起出血，形成腹腔血肿。

8. 老年患者血管脆性大、弹性差，穿刺时易引起出血，形成血肿。

（二）临床表现

1. 局部疼痛、灼热、活动受限。

2. 穿刺点周围皮肤苍白、毛孔增大，皮下肿胀、边界清楚。穿刺点周围皮肤逐渐变为青紫，肿块边界不清，水肿加剧。

3. 股动脉穿刺引起腹腔血肿时，若出血过多，可出现腹痛、腰背痛、皮肤湿冷、血压下降、脉搏细速等休克症状。

（三）预防及处理

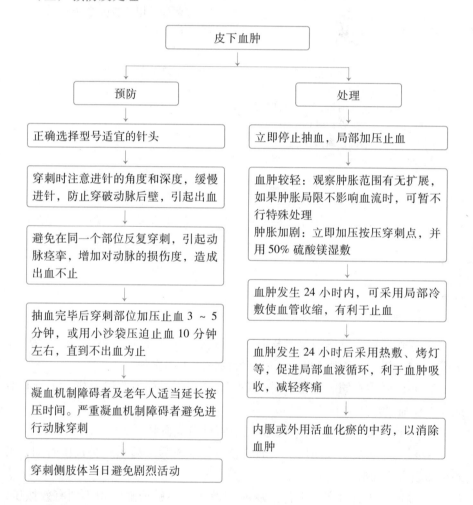

二、动脉痉挛

（一）原因

穿刺过程中，由于动脉外膜上的交感神经纤维过度兴奋，引起动脉壁平滑肌持续收缩，使血管呈细条索状，血管内血液减少甚至完全阻塞。足背动脉穿刺时易发生血管痉挛，由于足背脂肪组织少，进行足背动脉穿刺时易触及足背神经，因疼痛剧烈，可引起反射性动脉痉挛。

（二）临床表现

痉挛远侧动脉搏动减弱或消失，肢体可出现麻木、发冷、苍白等缺血症状，而局部无大出血或张力性血肿现象。长时间血管痉挛可导致血管栓塞。

（三）预防及处理

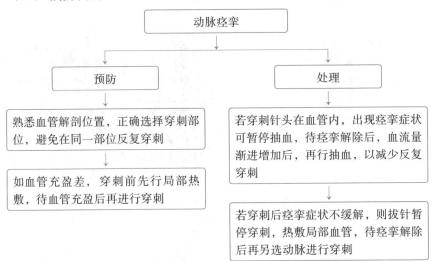

三、动脉穿刺困难

（一）原因

1. 多见于休克患者

（1）大量的失血或体液丧失，造成脱水、血液浓缩、血流量不足，导致血管充盈度差，脉搏细弱、无力，甚至不能触及，从而导致穿刺困难。

（2）休克时毛细血管开放数目增加，微循环淤滞，静脉回流不足，导致有效循环血容量减少，为维持血压，血管出现收缩、痉挛，造成穿刺困难。

（3）休克患者由于水、电解质及酸碱平衡失调，导致血管脆性增加，造成穿刺失败。

（4）休克晚期，可发生DIC（弥散性血管内凝血），血液进一步浓缩，血细胞聚集，血液黏滞度增高，处于高凝状态，使穿刺的难度增加。

2. 因动脉走行较深，加之过度肥胖的患者，动脉搏动不明显，容易造成穿刺困难。

3. 穿刺不准确时，触及神经，引发血管痉挛，造成穿刺困难。

（二）临床表现

1. 由于休克血容量不足时，动脉抽血无鲜红的血液。

2. 如穿刺时触及神经，出现痉挛性疼痛。

（三）预防及处理

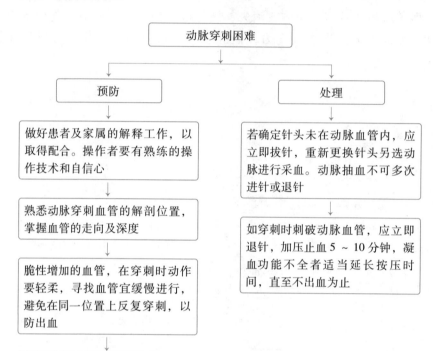

四、穿刺部位出血

（一）原因

1. 由于穿刺后患者穿刺侧肢体过早活动或剧烈活动所致。

2. 穿刺后穿刺部位按压时间过短或按压部位方法不准确。

（二）临床表现

穿刺针孔处有大量血液流出。出血量大时，病人可出现面色苍白、皮肤湿冷、血压下降等症状。

（三）预防及处理

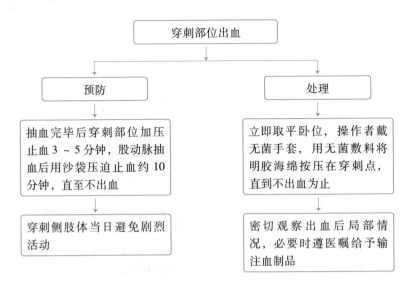

五、筋膜间隔综合征及桡动脉损伤

（一）原因

常见于桡动脉穿刺后无效按压导致出血，致使筋膜间室内容物体积增加，间室内组织压升高，压迫神经所致。

（二）临床表现

1. 疼痛　早期因损伤部位和程度不同而有差异，随着病情发展疼痛加剧，甚至出现持续性、难以忍受的剧痛。但当筋膜间室内压力进一步上升，感觉神经纤维麻痹时，疼痛随之减退或消失。

2. 肿胀及压痛　解除压迫后，迅速出现受压区局部肿胀，并有压痕，皮肤微红，伤处边缘出现红斑或皮下瘀斑。进一步加剧时，肿胀肢体发凉，皮肤发亮有光泽，张力增高，肌肉变硬，局部广泛性压痛。被动牵拉受累区肢体时产生剧烈疼痛。

3. 桡神经损伤　出现垂腕、功能障碍。各手指弯曲呈鹰爪状、拇指对掌功能丧失。

4. 运动和感觉功能障碍　先出现肌肉无力，进一步发展可致其完全丧失收缩力。受累神经支配区的感觉异常，表现为感觉过敏、减退或消失。

5. 脉搏　肢体远端脉搏在早期可不减弱，晚期可出现脉搏消失。脉搏消失和肌肉坏死挛缩为本综合征的晚期表现。

（三）预防及处理

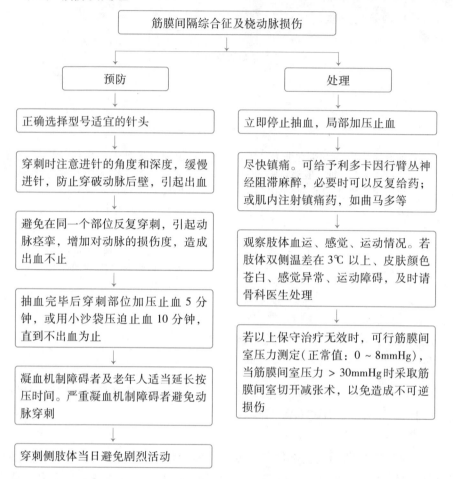

筋膜间隔综合征及桡动脉损伤

预防

正确选择型号适宜的针头

穿刺时注意进针的角度和深度，缓慢进针，防止穿破动脉后壁，引起出血

避免在同一个部位反复穿刺，引起动脉痉挛，增加对动脉的损伤度，造成出血不止

抽血完毕后穿刺部位加压止血 5 分钟，或用小沙袋压迫止血 10 分钟，直到不出血为止

凝血机制障碍者及老年人适当延长按压时间。严重凝血机制障碍者避免动脉穿刺

穿刺侧肢体当日避免剧烈活动

处理

立即停止抽血，局部加压止血

尽快镇痛。可给予利多卡因行臂丛神经阻滞麻醉，必要时可以反复给药；或肌内注射镇痛药，如曲马多等

观察肢体血运、感觉、运动情况。若肢体双侧温差在 3℃ 以上、皮肤颜色苍白、感觉异常、运动障碍，及时请骨科医生处理

若以上保守治疗无效时，可行筋膜间室压力测定（正常值：0 ~ 8mmHg），当筋膜间室压力 > 30mmHg 时采取筋膜间室切开减张术，以免造成不可逆损伤

第八节　深静脉置管术并发症预防及处理流程

一、局部渗血和血肿形成

（一）原因

1. 由于穿刺方法不当，操作者定位不准确，致使短时间内在同一穿刺点反复穿刺，使血管壁形成多个针孔，造成皮下渗血和血肿形成。

2. 操作者不熟悉深静脉的解剖位置，体位特殊时，容易误穿动脉，特别是损伤不易压迫止血的动脉，动脉血因压差而渗入皮下组织，造成局部渗血和血肿形成。

3. 有凝血功能障碍或使用抗凝剂的患者，穿刺时易导致局部出血，形成血肿。拔管时未延长按压时间，血液未完全凝固，渗入皮下形成血肿。

4. 过度消瘦或老年患者血管周围结缔组织和血管壁薄弱，管周血液漏出，致血液潴留皮下，形成血肿。

5. 穿刺时用力过大，针头穿破血管，导致血液外漏，造成血肿。尤其是老年人血管脆性大、弹性差，穿刺时易穿破血管，造成血肿。

（二）临床表现

穿刺口可有少量血液渗出，穿刺处皮下瘀斑。血肿形成可见穿刺局部隆起，患者感皮下肿胀、疼痛。血肿较表浅则皮肤可呈青紫色。

（三）预防及处理

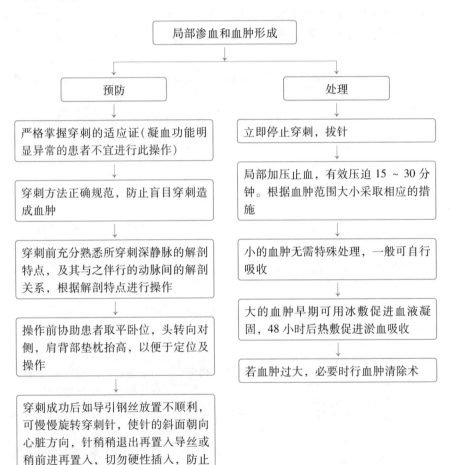

二、感染

（一）原因

1. 置管所用穿刺包未严格消毒或使用过期的穿刺包。置管过程中或导管维护时未严格执行无菌技术操作。

2. 穿刺部位敷料、接头更换不及时或更换敷料、接头时操作不规范。

3. 患者免疫力低下时，皮肤寄生菌沿导管走向形成的软组织隧道侵入血液循环，引起感染。

4. 导管留置时间过长，未及时拔管。

5. 进行静脉输液等操作时，皮肤及接头消毒不规范。

6. 穿刺部位不洁，被汗液、尿液或粪便污染。

（二）临床表现

1. 局部表现　穿刺部位皮肤出现红、肿、热、痛、炎性分泌物等炎症表现。

2. 全身表现　寒战、高热、脉速、呼吸急促、头痛、烦躁不安等症状。

3. 实验室检查　白细胞计数明显增高，核左移；血细菌培养及导管尖端培养可呈阳性。

（三）预防及处理

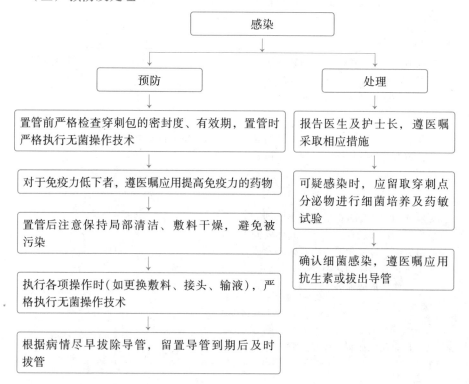

三、导管堵塞

（一）原因

1. 输液后封管方式不正确或未按要求封管，致使回血在导管内形成血凝块，造成导管堵塞。

2. 使用留置导管采血后，未按规范要求使用肝素盐水封管，致使管道被血凝块堵塞。

（二）临床表现

1. 用注射器抽回血不畅或不能抽出回血，有明显负压感，推注时有阻力。有时外露导管内可见附有凝固血液。

2. 静脉滴注不畅。

（三）预防及处理

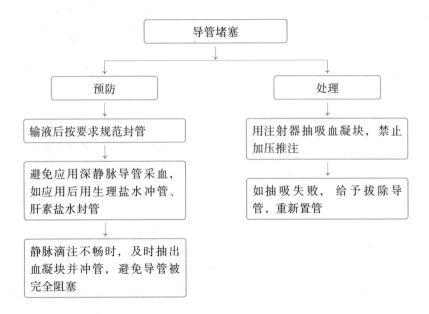

四、导管滑脱

（一）原因

1. 导管固定不当、躁动患者约束不当，活动过度时，误使导管滑脱。

2. 颈内静脉置管患者，头颈部活动过度，牵拉导管，致导管滑脱。

3. 更换敷料时方法不当，误使导管滑脱。

（二）临床表现

导管外露长度增加，输注药液时局部疼痛不适，滴速减慢，回抽无回血。

（三）预防及处理

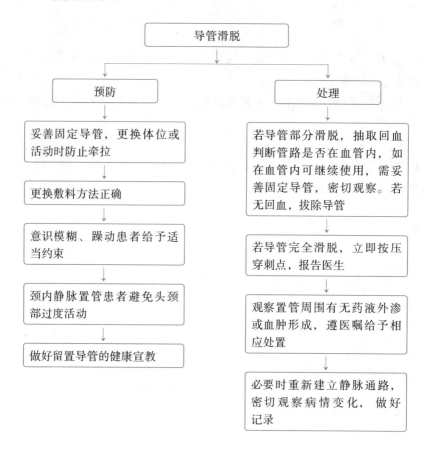

五、导管折断

（一）原因

1. 导管质量差，患者意识模糊、躁动，颈内静脉置管后颈部活动过度，造成导管折断。

2. 置管过程中，在穿刺针未退出的情况下撤回导管，导致穿刺针斜面将导管割断。

3. 拔出导管时，用力不当，致使导管折断。

（二）临床表现

1. 患者多无自觉不适，输液时感穿刺处肿胀、疼痛，穿刺口渗液。

2. 若体内导管完全断裂，其断裂的导管远端可随血液进入右心，甚至进入肺动脉，造成肺动脉栓塞等严重后果。

3. 拔出导管时，可见导管断裂，长度变短。

（三）预防及处理

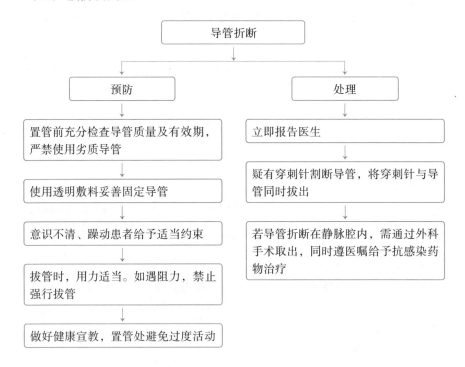

六、静脉血栓

（一）原因

多见于股静脉置管。

1. 导管材质较硬，损伤血管内膜，血液通过时易造成血小板聚集形成血栓。

2. 患者血液黏度增加、血流缓慢时，血小板或破损的红细胞聚集或黏附于受损的血管内膜或导管外壁而形成血栓。

3. 长期卧床患者，若导管留置时间过长，因其活动减少，下肢静脉血流缓慢，血液易呈淤滞状态，致使血栓形成。

4. 拔管时操作者紧压穿刺处，用力过大导致黏附于导管外壁的血块脱落到管腔内形成血栓。

（二）临床表现

1. 血栓发生在股静脉时，患肢剧烈疼痛，表现为痉挛性疼痛，伴有凹陷性水肿，股内侧及同侧下腹壁静脉曲张，患侧股三角区明显压痛，可在股静脉区触及一条有压痛的索状物。血栓向下腔静脉延伸，可出现双下肢和外阴部水肿，疼痛向上扩展。

2. 全身症状　发热、乏力、心动过速，血液检查可见白细胞增多和血沉增快等。

3. 其他　少数患者可因下肢回流血量锐减而引起低血容量性休克。

（三）预防及处理

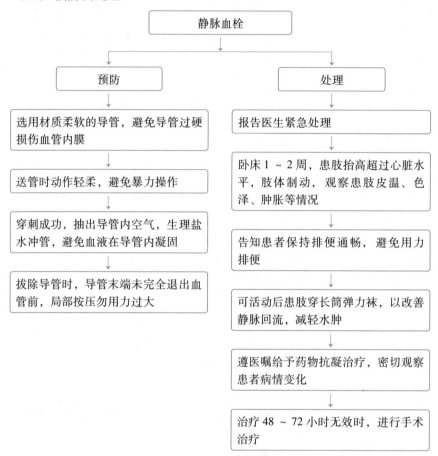

七、心律失常

（一）原因

1. 常见于颈内静脉或锁骨下静脉置管时。由于置管过深，导管由腔静脉达到右心房或心室，漂浮的导管因心脏搏动和血流冲击发生摆动，刺激心脏引起心律失常。

2. 因右侧颈内静脉基本垂直注入上腔静脉，通过右侧颈内静脉置管后滴注氯化钾、葡萄糖酸钙、高浓度血管活性药物、正性肌力药等药物速度过快时可引起心律失常。

（二）临床表现

患者突然出现心悸、胸闷，心电监护显示心律失常，多为频发室性期前收缩，撤除导管后随即消失。

（三）预防及处理

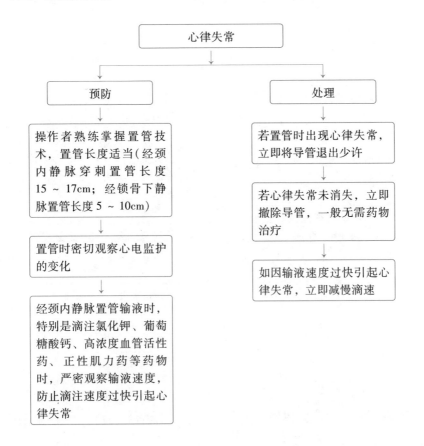

心律失常

预防

处理

操作者熟练掌握置管技术，置管长度适当（经颈内静脉穿刺置管长度15～17cm；经锁骨下静脉置管长度5～10cm）

置管时密切观察心电监护的变化

经颈内静脉置管输液时，特别是滴注氯化钾、葡萄糖酸钙、高浓度血管活性药、正性肌力药等药物时，严密观察输液速度，防止滴注速度过快引起心律失常

若置管时出现心律失常，立即将导管退出少许

若心律失常未消失，立即撤除导管，一般无需药物治疗

如因输液速度过快引起心律失常，立即减慢滴速

八、空气栓塞

（一）原因

1. 患者低血容量时、穿刺时未采取头低位及穿刺成功后立即撤除注射器后，导管腔内气压加大，心脏舒张时易吸入空气，造成空气栓塞。

2. 进行静脉输液等操作时，空气未排尽。

3. 液体输毕或加压输液时无人看守，未及时更换液体，空气进入血液形成空气栓塞。

4. 输液器连接不紧密或未按要求正确封管。

（二）临床表现

少量空气进入血液无临床症状。严重者可发生呼吸困难、发绀，听诊时可闻及心前区有持续且响亮的"水泡声"。

（三）预防及处理

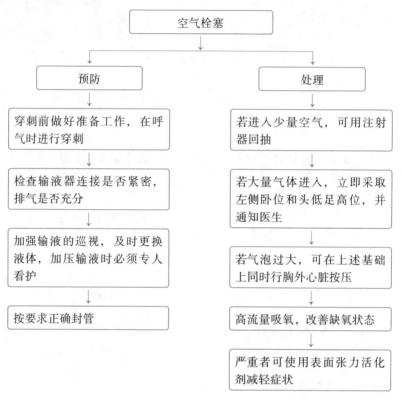

第九节　静脉输血技术操作并发症预防及处理流程

一、发热反应

（一）原因

1. 由致热原引起，如血液、保养液或输血用具被致热原污染。

2. 多次输血后，受血者血液中产生白细胞和血小板抗体，当再次输血时，受血者体内产生的抗体与供血者的白细胞和血小板发生免疫反应，引起发热。

3. 输血时没有严格遵守无菌操作原则，造成污染。

（二）临床表现

可在输血中或输血后1~2小时内发生，畏寒或寒战、发热，体温可达39~40℃，伴有皮肤潮红、头痛、恶心、呕吐等，症状持续1~2小时后缓解。

（三）预防及处理

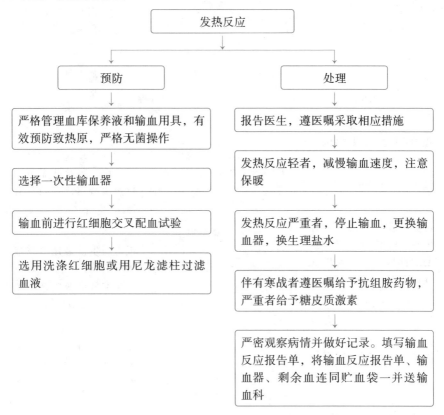

二、变态反应

（一）原因

1. 输入的血液中含有致敏物质，如供血者在采血前服用过可致敏的药物或进食可致敏的食物。

2. 患者为过敏体质，对某些物质易发生变态反应。输入血液中的异体蛋白质与患者机体的蛋白质结合形成抗原而使机体致敏。

3. 多次输血的患者，体内可产生过敏性抗体，当再次输血时，抗原和抗体相互作用而发生变态反应。

4. 供血者血液中的变态反应性抗体随血液传给受血者，一旦与相应的抗原接触，即可发生变态反应。

（二）临床表现

多数患者发生在输血后期或将结束时，也可发生在输血刚开始时。

1. 轻者出现皮肤瘙痒、荨麻疹、轻度血管性水肿（表现为眼睑、口唇水肿）。

2. 重者因喉头水肿出现呼吸困难，两肺闻及哮鸣音，甚至发生过敏性休克。

（三）预防及处理

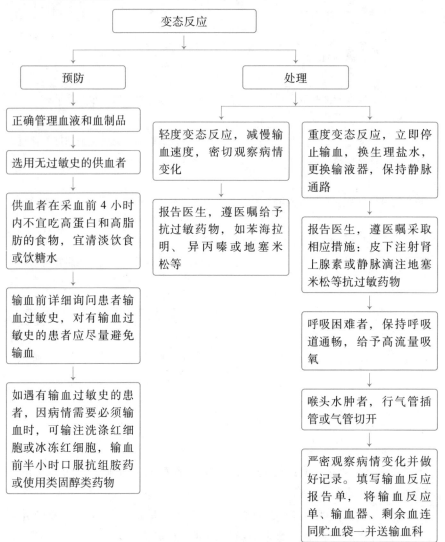

三、溶血反应

（一）原因

1. 输入异型血，因供血者和受血者血型不符造成溶血。

2. 输入变质的血液，输血前红细胞已经被破坏溶解。

3. 血液贮存过久、保存温度过高、血液被剧烈震荡、血液被细菌污染、血液内加入高渗或低渗溶液、血液内加入影响 pH 的药物等，均可导致红细胞破坏溶解。

4. RH 因子所致溶血。

（二）临床表现

1. **第一阶段**　由于红细胞凝集成团，阻塞部分小血管，可引起头胀痛、四肢麻木、腰背部剧烈疼痛和胸闷等症状。

2. **第二阶段**　由于凝集的红细胞发生溶解，大量血红蛋白散布到血浆中，可出现黄疸和血红蛋白尿。同时伴有寒战、高热、呼吸急促和血压下降等症状。

3. **第三阶段**　由于大量血红蛋白从血浆中进入肾小管，遇酸性物质变成结晶体，致使肾小管阻塞；血红蛋白的分解产物使肾小管内皮细胞缺血、缺氧而坏死脱落，导致肾小管阻塞。患者出现少尿、无尿等急性肾衰竭症状，严重者可导致死亡。

4. 溶血程度较轻的延迟性溶血反应，可发生在输血后 7 ~ 14 天，表现为不明原因的发热、贫血、黄疸和血红蛋白尿等。

5. 可伴有出血倾向，引起出血。

（三）预防及处理

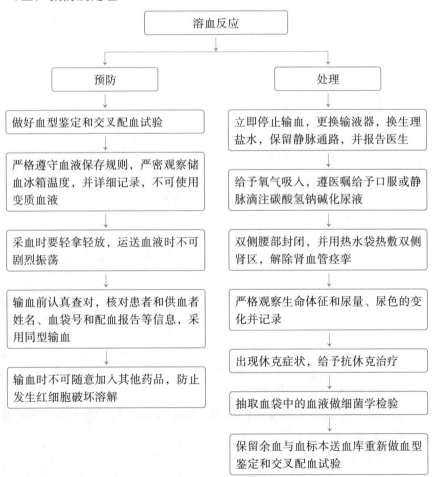

四、细菌污染反应

(一) 发生原因

1. 采血袋、保养液及输血器具未消毒或消毒不彻底，采血环境不符合要求。

2. 献血者皮肤未经严格消毒，在化脓病灶的皮肤处穿刺采血，献血者有菌血症。

(二) 临床表现

烦躁不安、剧烈寒战，继之高热、呼吸困难、发绀、腹痛，可出现血红蛋白尿和急性肾衰竭、DIC、中毒性休克等。

(三) 预防及处理

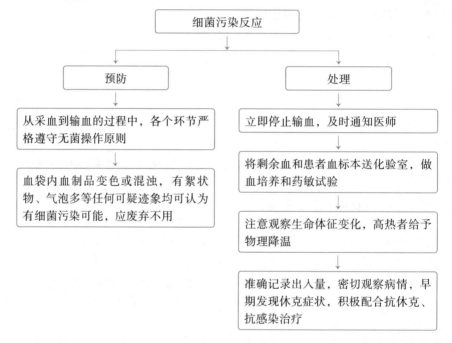

五、循环负荷过重

(一) 发生原因

1. 由于输血速度过快，短时间内输入过多血液，使循环血容量急剧增加，心脏负荷过重而引起心力衰竭和急性肺水肿。

2. 多见于心脏代偿功能减退的患者，如心脏病病人、老年人、幼儿或慢性严重贫血病人。

(二) 临床表现

1. 输血过程中或输血后突发头部剧烈胀痛、胸部发紧、呼吸困难、发绀、咳嗽、咳大量血性泡沫痰，严重者可导致死亡。

2. 患者常端坐呼吸，颈静脉怒张，听诊肺部有大量水疱音，中心静脉压升高。

3. 胸部摄片显示肺水肿影像。

（三）预防及处理

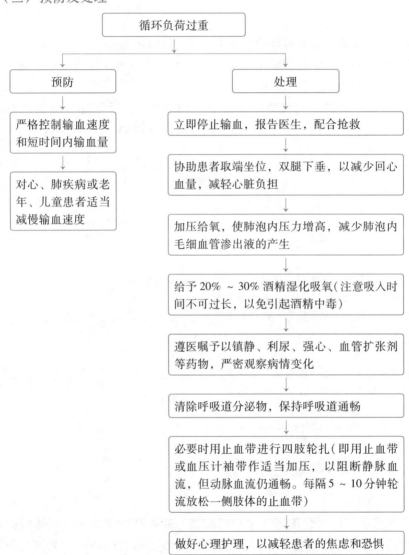

六、出血倾向

（一）原因

1. 稀释性血小板减少　库存血的血小板存活指数明显降低，若大量输入无活性血小板的血液，导致稀释性血小板减少症。

2. 凝血因子减少　库存血液中第 V、Ⅷ、Ⅺ因子都会减少。

3. 枸橼酸钠输入过多　枸橼酸盐与钙离子结合，使钙离子下降，从而导致凝血功能障碍。

4. DIC、输血前使用过右旋糖酐扩容剂等。

5. 长期反复输血。

（二）临床表现

1. 创面渗血不止或术野渗血不止，术后持续出血。

2. 非手术部位皮肤黏膜出现紫癜、瘀斑，鼻出血，牙龈出血，血尿，消化道出血，静脉穿刺处出血等。

3. 凝血功能检查可发现凝血酶原时间（PT）、活化部分凝血活酶时间（APTT）、凝血酶时间（TT）、纤维蛋白原时间（FIB）水平明显降低。

（三）预防及处理

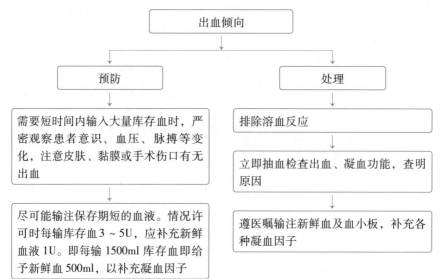

七、枸橼酸中毒反应

（一）原因

大量输血的同时会输入大量枸橼酸钠，如果肝功能不全，枸橼酸钠尚未氧化即与血中游离钙结合，使血钙下降，导致凝血功能障碍、毛细血管张力减低、血管收缩不良和心肌收缩无力等枸橼酸中毒反应。

（二）临床表现

1. 手足搐搦、出血倾向、血压下降、心率减慢，甚至心跳骤停。

2. 心电图示 QT 时间延长、ST 段延长、T 波低平或倒置。

3. 化验血清钙水平小于 2.2mmol/L。

（三）预防及处理

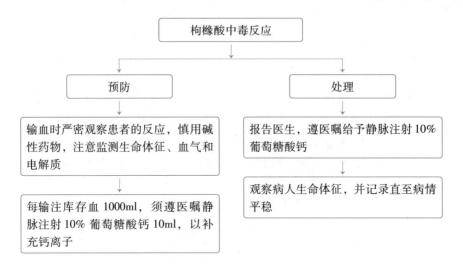

八、低体温

（一）原因

输入的血液温度过低或输血过快、过量。

（二）临床表现

畏寒、寒战，皮肤冰冷，心律紊乱，体温低至35℃以下。

（三）预防及处理

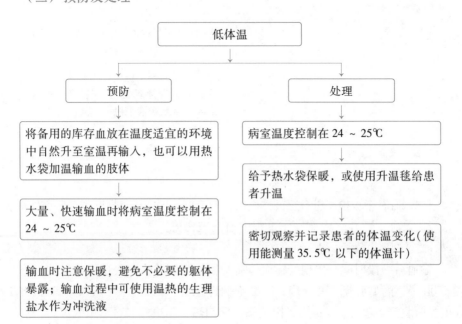

九、空气栓塞

（一）原因

1. 输血导管内空气未排尽。

2. 输血导管连接不紧、有缝隙。

3. 加压输血时，无人在旁看护，空气进入血液。

（二）临床表现

可因进入的气体量而临床表现不同。当有大量气体进入时，患者可突发乏力、眩晕、濒死感、咳嗽、胸部感觉异常不适，或有胸骨后疼痛，随即出现呼吸困难和严重发绀。

（三）预防及处理

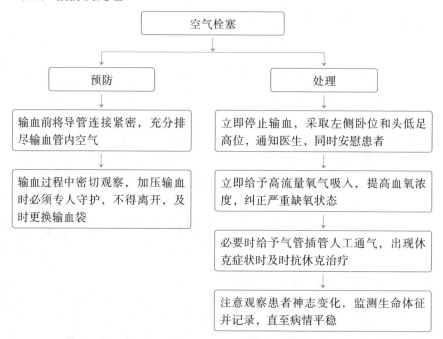

```
                        空气栓塞

          ┌───────────────────┴───────────────────┐
          预防                                    处理

 输血前将导管连接紧密，充分排        立即停止输血，采取左侧卧位和头低足
 尽输血管内空气                     高位，通知医生，同时安慰患者

 输血过程中密切观察，加压输血        立即给予高流量氧气吸入，提高血氧浓
 时必须专人守护，不得离开，及        度，纠正严重缺氧状态
 时更换输血袋
                                  必要时给予气管插管人工通气，出现休
                                  克症状时及时抗休克治疗

                                  注意观察患者神志变化，监测生命体征
                                  并记录，直至病情平稳
```

十、疾病传播

（一）原因

1. 献血者未被检出患有感染性疾病，如乙型、丙型病毒性肝炎，艾滋病等。

2. 采血、贮存、输血操作过程中血液被污染。

（二）临床表现

输血后一段时间，出现经输血传播的相关疾病的临床表现。常见的疾病有：乙型肝炎、丙型肝炎、艾滋病、巨细胞病毒感染、梅毒、疟疾、EB 病毒、HTV（人类-淋巴细胞病毒）感染、黑热病、回归热、丝虫病和弓形虫病等。

（三）预防及处理

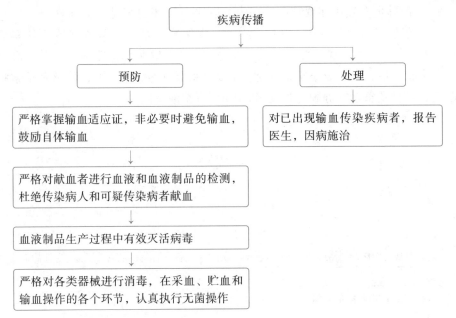

第十节 经外周静脉置入中心静脉导管 （PICC）并发症预防及处理流程

一、静脉炎

（一）原因

1. 置管时选择的穿刺鞘和导管型号与血管直径不匹配，造成对血管内膜的机械性刺激，引起炎症性反应。

2. 置管时机选择不当。如在输注刺激性强、渗透压高、pH 过低或过高的化疗药当天置管，或置管当天输注化疗药，增加对血管内膜的刺激，使血管内膜受损，引起静脉炎。

3. 置管穿刺过程中，穿刺鞘和导管对血管内膜、静脉瓣产生机械性刺激，引起炎症性反应。

4. 置管时在同一部位反复穿刺、送管困难、反复送管、送管速度过快、送管动作粗暴等，导致血管内膜损伤，释放组胺、5-羟色胺等炎性介质，引起变态反应。

5. 选择在靠近关节活动部位穿刺、导管固定不牢、置管侧肢体活动过多，当肌肉收缩时，牵动导管在血管内活动，从而造成或增加对血管内膜的摩擦刺激，引起机械性静脉炎。

（二）临床表现

1. 静脉炎多发生在置管后一周内，以 48~72 小时多见。

2. 静脉炎可分为五级　0 级无症状；1 级穿刺部位发红，伴或不伴有疼痛；2 级穿刺部位疼痛，发红和（或）水肿；3 级穿刺部位疼痛，红肿，静脉有条索状改变，可触及条索状静脉；4 级穿刺部位疼痛，红肿，静脉有条索状改变，可触及条索状静脉，长度>2.5cm，有脓液流出。

（三）预防及处理

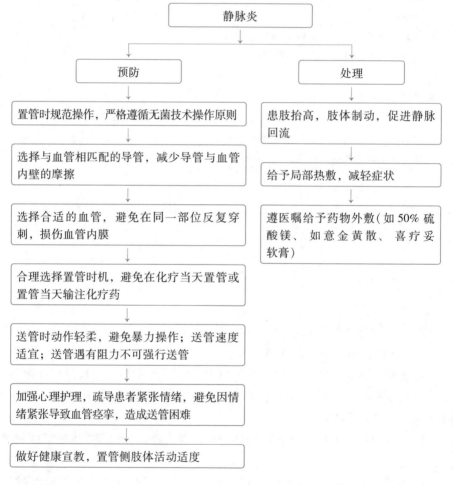

二、静脉血栓

（一）原因

1. 选择的导管型号与血管直径不符，导管在血液中漂浮，碰触摩擦血管内膜，发生反应性炎症，损伤血管内皮，诱发血栓形成。

2. 置管过程中，同一部位反复穿刺，反复送管，致使血管内膜损伤。

3. 导管尖端未达上腔静脉位置，或导管异位。

4. 患者血液为高凝状态。

5. 患者血管内膜出现炎症、增厚、损伤。

6. 患者置管侧肢体自主活动差，致使血流缓慢。

7. 输注刺激性强、渗透压高、pH 过低或过高的化疗药当天置管或置管当天输注化疗药，加重血管内膜损伤，增加血栓形成的危险。

（二）临床表现

1. 浅静脉血栓形成后患肢肿胀、疼痛，沿受累静脉可扪及条索状物，压痛，周围皮肤出现充血性红斑，抽导管回血或冲管时有阻力。

2. 腋静脉-锁骨下静脉血栓形成后表现为上肢肿胀伴上臂、肩部、锁骨上和患侧前胸壁等部位的浅静脉扩张。上肢下垂时，症状加重。

3. 上腔静脉血栓形成后表现为上肢静脉回流受阻的表现，颈面部和眼睑肿胀、球结膜充血水肿；颈肩部及胸部浅静脉扩张；常伴有头部胀痛。

（三）预防及处理

```
                        ┌──────────┐
                        │  静脉血栓  │
                        └──────────┘
                  ┌───────────┴───────────┐
              ┌──────┐                ┌──────┐
              │  预防  │                │  处理  │
              └──────┘                └──────┘
```

预防	处理
掌握 PICC 置管适应证及禁忌证，置管前全面评估患者	报告医生
做好心理护理，缓解患者紧张情绪，避免因情绪紧张导致血管痉挛，造成送管困难	抬高患肢，肢体制动，观察患肢皮温、色泽、肿胀等情况，避免按摩患肢
选择合适的血管，避免反复穿刺，损伤血管内膜	遵医嘱给予抗凝溶栓治疗，密切观察患者病情变化
选择与血管相匹配的导管，避免导管与血管内壁的摩擦	25% 或 50% 硫酸镁湿敷，促进血液循环
送管时动作轻柔，避免暴力操作；送管速度适宜；送管遇有阻力不可强行送管	定期复查血管彩超，观察血栓的转归
正确测量置管长度，防止导管尖端过浅；规范固定导管，避免导管移位	必要时遵医嘱拔除导管
正确冲、封管，避免导管回血	

三、导管相关性感染

（一）原因

1. 置管过程中或导管维护时未严格执行无菌技术操作。

2. 年老体弱、婴幼儿及免疫力低下等患者，易引起感染。

3. 机体其他部位有活动性炎性病灶。

4. 穿刺部位敷料、接头更换不及时或未按规范要求更换。

5. 导管留置时间超过期限。

6. 未规范冲、封管，致血块形成在导管内，易滋生细菌。

（二）临床表现

1. 局部感染时，穿刺部位皮肤出现红、肿、热、痛、炎性分泌物等炎症表现，不伴有全身反应，导管尖端细菌培养阳性。

2. 血流感染时，患者出现寒战、高热、脉速、呼吸急促、头痛、烦躁不安等症状，血细菌培养及导管尖端培养呈阳性。

（三）预防及处理

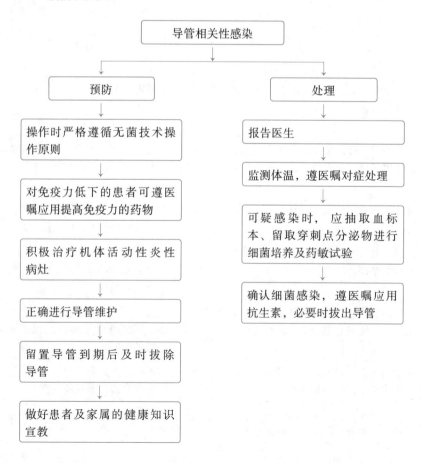

四、导管阻塞

（一）原因

1. 患者置管侧肢体过度弯曲或体改改变，造成导管打折，静脉血回流不畅形成血凝块。

2. 患者活动减少或长期卧床，置管侧肢体下垂或受压迫，致使静脉血回流不畅形成血凝块。

3. 患者血液处于高凝状态，易形成血栓造成导管阻塞。

4. 输入高黏滞性药物或输注血制品后，未按规范要求进行导管冲洗，导致分子颗粒沉淀堵塞导管。

5. 输液过程中未及时更换液体，输液结束后未按正确方法进行正压封管，导致血液回流形成血凝块。

6. 输注的药物之间存在配伍禁忌，易形成结晶或沉淀附着于导管内壁造成导管阻塞。

（二）临床表现

1. 用注射器抽回血不畅或不能抽出回血，冲管时有阻力。

2. 静脉滴注速度缓慢或不能滴注。

（三）预防及处理

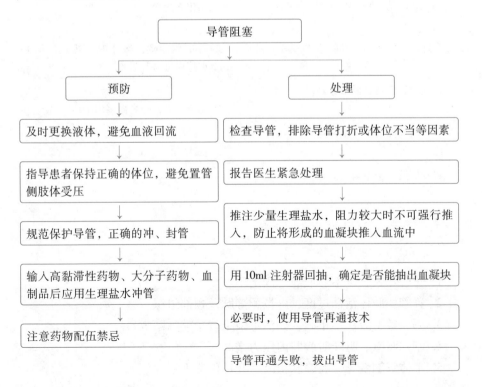

五、穿刺点渗血、血肿

（一）原因

1. 未合理选择穿刺部位，穿刺方法不当，同一部位反复穿刺。
2. 穿刺不成功，针头刺破血管。
3. 患者凝血功能障碍或使用抗凝剂。
4. 送入导管后未及时撤出穿刺鞘。
5. 新置入导管后，置管侧肢体剧烈活动。

（二）临床表现

穿刺部位渗血、肿胀、皮下瘀血及刺痛，皮肤呈青紫色。

（三）预防及处理

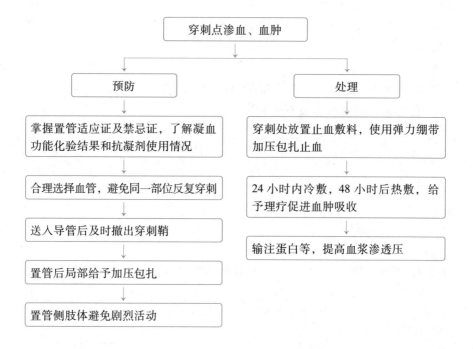

六、导管漂移或脱出

（一）原因

1. 导管置入长度不够或导管固定不当。
2. 置管侧肢体活动过度，牵拉颈静脉及颈部组织。
3. 更换敷料方法不正确，如消毒液未待干就粘贴敷料。
4. 剧烈咳嗽、呕吐时胸腔内压力增高。
5. 个体解剖变异，腔静脉粗大、开口位置不一。

（二）临床表现

1. 导管外露长度增加或不变，无临床表现或推注盐水时肩胛部疼痛不适，偶有输液滴速减慢或无法抽到回血。

2. 经 X 线检查导管尖端到达颈内或颈外静脉、对侧锁骨下静脉、从头静脉反折到腋静脉。

（三）预防及处理

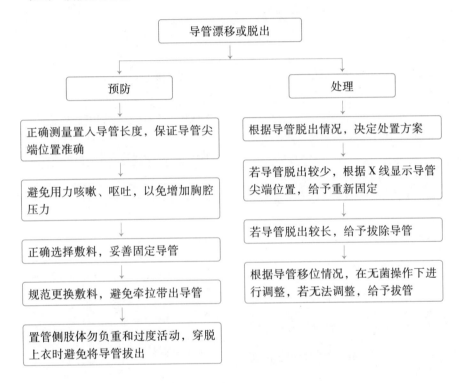

七、导管破裂/断裂

（一）原因

1. 送管时动作粗暴，导致导管打折扭曲。

2. 高压注射造影剂时暴力推注。

3. 导管固定不当，致导管打折，造成磨损。

4. 置管侧肢体频繁活动，易牵拉导管。

5. 使用酒精消毒导管，致使导管老化。

6. 操作中损伤导管，撤导丝时划伤导管。

7. 拔出导管时，用力不当，致使导管破裂或折断。

（二）临床表现

1. 导管渗液、渗血，患者无自觉不适或输液时穿刺处肿胀、疼痛。

2. 若体内导管完全断裂，断裂的导管可随血液进入右心，甚至进入肺动脉，造成肺动脉栓塞等严重后果。

3. 拔出导管时，可见导管断裂、长度变短。

（三）预防及处理

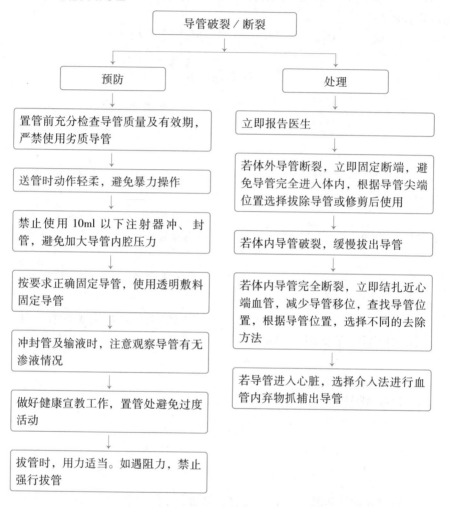

第十一节　鼻胃管鼻饲技术操作并发症预防及处理流程

一、腹泻

（一）原因

1. 患者年龄较大，体质弱，鼻饲液过多易引起消化不良性腹泻。

2. 鼻饲液内含脂肪过多引起脂性腹泻。

3. 灌注速度太快、营养液浓度过大、温度过高或过低均可刺激肠蠕动增强。

4. 鼻饲液配制过程中未执行无菌操作，食物被细菌污染，导致肠道感染。

5. 对牛奶、豆浆不耐受者，易引起腹泻。

6. 应用广谱抗生素导致肠道菌群失调，或非肠道寄生菌的大量繁殖而引起腹泻。

（二）临床表现

患者排便次数增多，部分患者出现水样便或伴腹痛，肠鸣音亢进。

（三）预防及处理

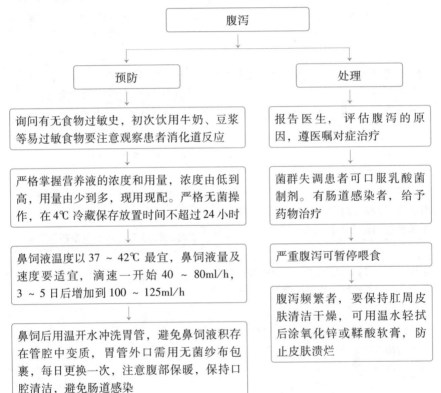

二、胃食管反流、误吸

（一）原因

1. 长期留置胃管的患者由于咽部受到刺激，引起环状括约肌损伤，防止胃食管反流的生理屏障作用减弱，造成误吸。

2. 年老体弱或有意识障碍、吞咽功能减弱的患者，贲门括约肌松弛而造成反流，误吸至呼吸道，严重者导致吸入性肺炎。

3. 鼻饲速度过快,鼻饲量过多,导致腹压增高,食物经贲门、食管反流误吸呼吸道。

(二)临床表现

1. 鼻饲中或毕饲后,患者出现呛咳、气喘、心动过速、呼吸困难,咳出或经气管吸出鼻饲液。

2. 并发吸入性肺炎患者咳嗽、体温升高、肺部有湿啰音和水泡音。拍胸片可见渗出性病灶或肺不张。

(三)预防及处理

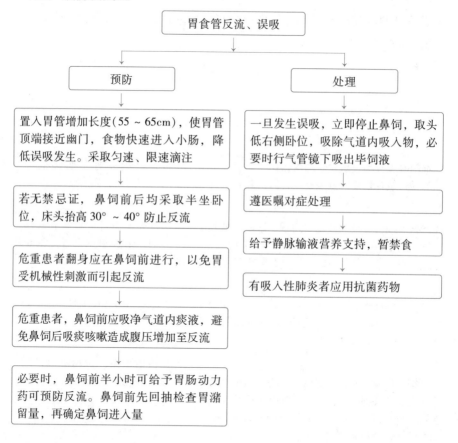

三、便秘

(一)原因

1. 鼻胃管鼻饲多为长期卧床患者,因长期卧床患者胃肠蠕动减弱,使粪便在肠内滞留时间过长,水分被肠道大量吸收,造成大便干结便秘。

2. 鼻饲食物中含粗纤维较少,会导致肠蠕动减弱,造成便秘。

(二)临床表现

排便次数减少,甚至干结,患者出现腹胀。

（三）预防及处理

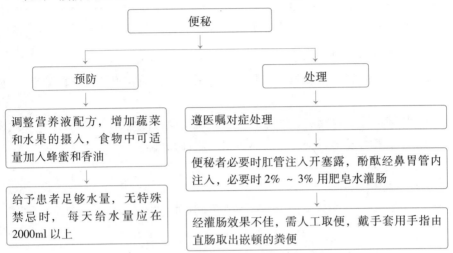

便秘

| 预防 | 处理 |

预防：
- 调整营养液配方，增加蔬菜和水果的摄入，食物中可适量加入蜂蜜和香油
- 给予患者足够水量，无特殊禁忌时，每天给水量应在 2000ml 以上

处理：
- 遵医嘱对症处理
- 便秘者必要时肛管注入开塞露，酚酞经鼻胃管内注入，必要时 2% ~ 3% 用肥皂水灌肠
- 经灌肠效果不佳，需人工取便，戴手套用手指由直肠取出嵌顿的粪便

四、胃潴留

（一）原因

1. 一次鼻饲的量过多或间隔时间过短，出现胃潴留现象。

2. 消化不良病人，胃肠蠕动减弱，胃排空延迟，鼻饲液潴留于胃内。

（二）临床表现

鼻饲液输注前抽吸胃液潴留量>150ml，严重者可引起胃食管反流，查体胃内胀满。

（三）预防及处理

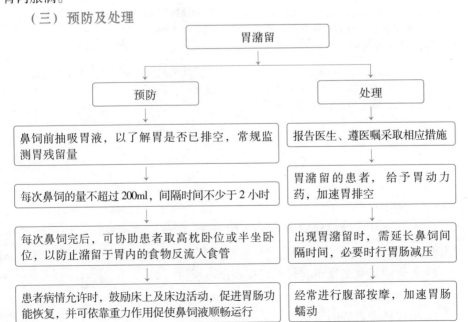

胃潴留

| 预防 | 处理 |

预防：
- 鼻饲前抽吸胃液，以了解胃是否已排空，常规监测胃残留量
- 每次鼻饲的量不超过200ml，间隔时间不少于 2 小时
- 每次鼻饲完后，可协助患者取高枕卧位或半坐卧位，以防止潴留于胃内的食物反流入食管
- 患者病情允许时，鼓励床上及床边活动，促进胃肠功能恢复，并可依靠重力作用促使鼻饲液顺畅运行

处理：
- 报告医生、遵医嘱采取相应措施
- 胃潴留的患者，给予胃动力药，加速胃排空
- 出现胃潴留时，需延长鼻饲间隔时间，必要时行胃肠减压
- 经常进行腹部按摩，加速胃肠蠕动

五、鼻咽、食管黏膜损伤

（一）原因

1. 反复插管致黏膜损伤。

2. 长期留置胃管对黏膜的刺激及压迫引起口、鼻黏膜糜烂及食管炎。

（二）临床表现

1. 咽部不适、疼痛、吞咽障碍，鼻腔流出血性液体

2. 严重者可发生感染，如发热、白细胞计数升高。

（三）预防及处理

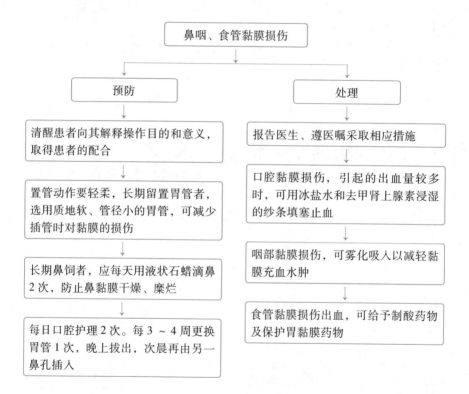

六、胃出血

（一）原因

1. 鼻饲液注入前回抽胃内容物用力过大，使胃黏膜充血、血管破裂所致胃出血。

2. 胃管的反复刺激引起胃黏膜损伤出血所致。

（二）临床表现

1. 出血轻者胃管内可抽出少量血液。

2. 出血量较多时可抽出咖啡样血液。

3. 出血严重者血压下降，脉搏细速，肢体发冷，出现休克。

（三）预防及处理

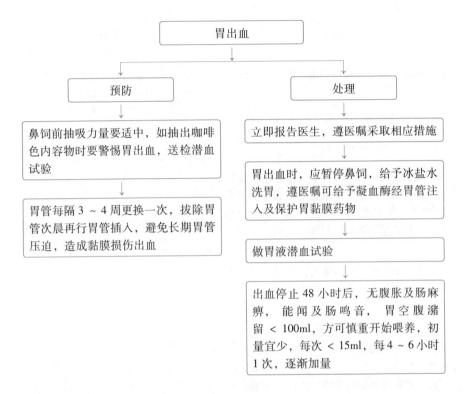

七、呼吸心脏骤停

（一）原因

1. 既往有心脏病、高血压合并慢性支气管炎病史的患者，当胃管插入咽部时即可产生剧烈的反射性咳嗽，重者可致呼吸困难，甚至诱发严重心律失常，致使心脏骤停。

2. 插管时恶心、呕吐剧烈，引起腹内压力骤升，内脏血管收缩，回心血量骤增，导致心脏负荷过重，引发心脏骤停。

3. 患者有昏迷等脑损伤症状，脑组织缺血、缺氧，功能发生障碍。胃管刺激咽部，使迷走神经兴奋，反射性引起病人屏气和呼吸道痉挛，导致通气功能障碍，呼吸困难或停止。

（二）临床表现

插管过程中，患者突发恶心呕吐、抽搐、双目上视、意识丧失、面色发绀、血氧饱和度下降，继之颈动脉、股动脉搏动消失，呼吸停止。

（三）预防及处理

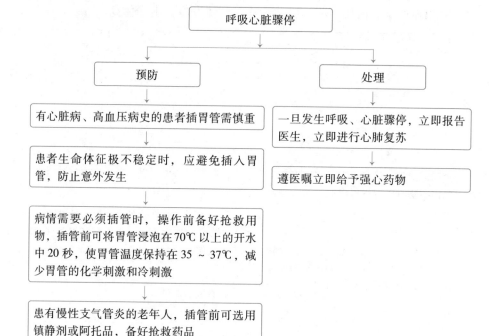

呼吸心脏骤停

预防

处理

有心脏病、高血压病史的患者插胃管需慎重

一旦发生呼吸、心脏骤停，立即报告医生，立即进行心肺复苏

患者生命体征极不稳定时，应避免插入胃管，防止意外发生

遵医嘱立即给予强心药物

病情需要必须插管时，操作前备好抢救用物，插管前可将胃管浸泡在70℃以上的开水中20秒，使胃管温度保持在35～37℃，减少胃管的化学刺激和冷刺激

患有慢性支气管炎的老年人，插管前可选用镇静剂或阿托品，备好抢救药品

必要时在胃管插入前行咽喉部黏膜表面麻醉，以减少刺激和不良反应。操作时轻柔、熟练，尽力一次成功。操作中严密观察生命体征，如发现异常立即停止操作，并采取相应的抢救措施

第十二节　冷、热敷技术操作并发症预防及处理流程

一、局部冻伤

（一）原因

1. 末梢循环不良时，低温下维持血供的小动脉容易痉挛，造成局部组织缺血坏死。

2. 冰袋温度低，持续冰敷时间过长，使局部营养、生理功能及细胞代谢均发生障碍，严重者会发生组织坏死，多见于老年和幼小感觉迟钝及昏迷患者。

3. 使用冰袋或冰毯降温时，因与其接触部位皮肤温度较低，血管收缩，血液循环缓慢易发生冻伤。

（二）临床表现

局部冻伤的临床表现可分为：

1. 反应前期　主要临床表现有受冻部位冰凉、苍白、坚硬、感觉麻木或丧失，其损伤范围和程度往往难以判定。

2. 反应期　根据冻伤范围和程度，分为三度。一度：损伤在表皮层。局部皮肤发红，肿胀，主要症状是刺痛、灼痛，一般约 1 周痊愈。二度：损伤达真皮层。有局部充血和水肿，复温后 12～24 小时出现浆液性水疱形成。疱液多为橙黄色、透明，疱底呈鲜红色，2～3 周后开始脱痂痊愈。三度：损伤达皮肤全层、皮下组织，甚至肌肉骨骼有明显的血性疱形成，疱底呈灰白色。皮肤为青紫色、灰白色。指（趾）甲床呈灰黑色。

3. 反应后期　①皮肤局部发凉，感觉减退或敏感。②对冷敏感，寒冷季节皮肤出现苍白或青紫。③痛觉敏感，肢体不能持重等。这些表现均由交感神经或周围神经损伤后所致。

（三）预防及处理

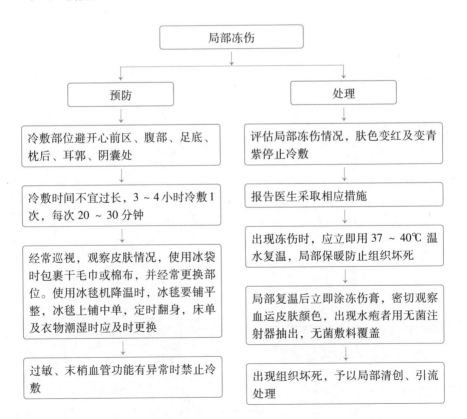

二、局部烫伤

（一）原因

1. 热敷器具温度过高、热敷器具与皮肤直接接触或外敷器具外包皮过薄引起局部烫伤。

2. 老人、幼儿、末梢循环不良的患者、麻醉未清醒和昏迷患者感知反应差，热敷时易导致局部烫伤。

（二）临床表现

烫伤可分为三度：一度烫伤只损伤皮肤表层，局部轻度红肿、无水疱、疼痛明显。二度烫伤是真皮损伤，局部红肿疼痛，且有大小不等的水疱形成浅二度，重者皮肤发白或棕色，感觉迟钝，温度降低，为深二度。三度烫伤是皮下，脂肪、肌肉、骨骼的损伤，并呈灰或红褐色。

（三）预防及处理

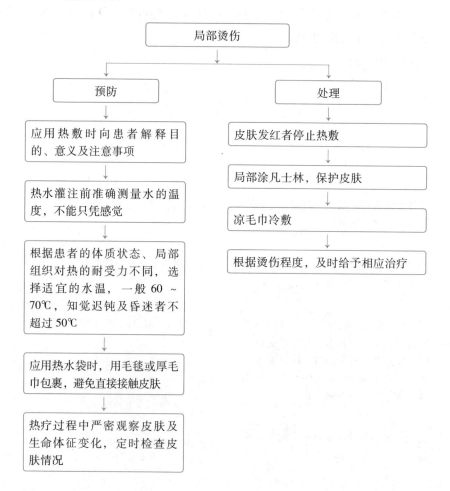

三、局部压疮（冷敷）

（一）原因
翻身时不慎将冰块、冰袋压在身下，而冰块、冰袋硬度高、有棱角，与体表面积接触少，受压时间过长，受冻部位的皮下动脉由于寒冷的刺激而收缩，导致动脉持续痉挛，血管麻痹而引起的局部压疮。

（二）临床表现
轻者受压部位皮肤苍白局部压痕，疼痛不适，局部按压可褪色，指压后红色逐渐恢复。重者可发生水疱，破裂形成糜烂或溃疡，愈后存留色素沉着或萎缩性瘢痕。

（三）预防及处理

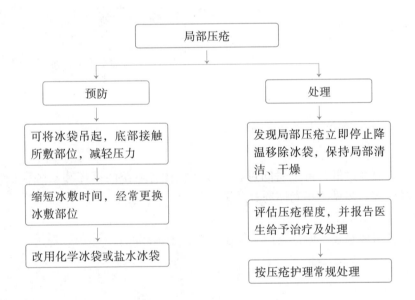

四、化学冰袋液体外渗损伤皮肤

（一）原因
化学冰袋液体包装由于外力作用挤压、抓挠等造成破损外渗。

（二）临床表现
外渗液体接触皮肤出现刺激反应，潮红或水疱形成的症状。

（三）预防及处理

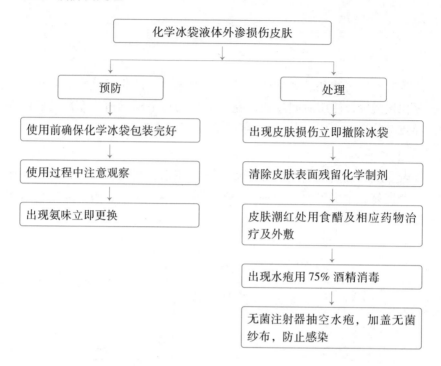

五、全身反应（冷敷）

（一）原因

冰敷温度过低，持续时间过长，改变机体各系统的循环和新陈代谢，形成全身反应。多见于年老体弱者及婴幼儿。

（二）临床表现

患者出现寒战，面色苍白，体温降低，手足冰凉。

（三）预防及处理

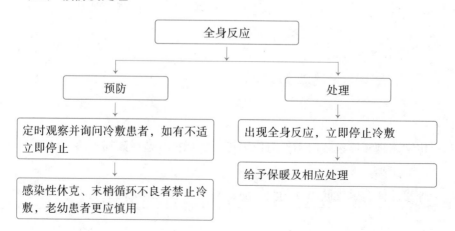

第十三节 氧气吸入技术操作并发症
预防及处理流程

一、无效吸氧

（一）原因

1. 吸氧装置连接不紧密，吸氧管扭曲、堵塞、脱落，造成无效吸氧。

2. 中心供氧或氧气瓶气压低，氧流量未达到病情需求。

3. 气管切开患者采用鼻导管供氧，护理不当氧气从套管溢出，未能有效进入气管及肺，导致无效吸氧。

4. 气道内分泌物过多，而未能及时处理，导致通气障碍，氧不能与血液充分氧和。

（二）临床表现

1. 患者自感呼吸困难、胸闷、烦躁、不能平卧。

2. 呼吸急促、氧分压下降、口唇及指（趾）甲床发绀、鼻翼扇动等。

3. 呼吸频率、节律及深度均发生改变。

（三）预防及处理

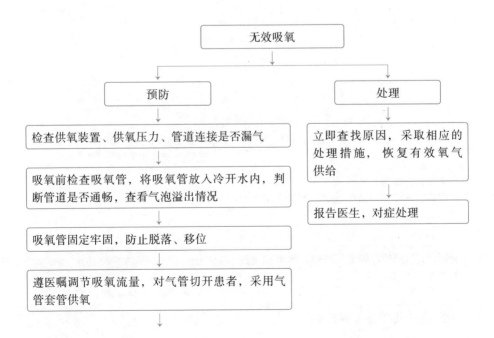

续流程

及时清除呼吸道分泌物，分泌物较多的患者，宜采取平卧位，头偏向一侧

↓

吸氧过程中，严密观察患者缺氧症状改善状况，定时检测血氧饱和度

二、气道黏膜干燥

（一）原因

1. 氧气是一种干燥气体，长期、持续吸氧易引起呼吸道黏膜干燥。

2. 长期中高流量吸氧患者造成鼻黏膜加温、加湿作用减弱，致气道黏膜干燥，吸入氧气的气温较低。

3. 吸氧流量过大，氧浓度>60%，吸氧过程中呼吸道黏膜水分被吸收，导致气道黏膜干燥。

4. 氧气湿化瓶内湿化液不足，氧气湿化不充分，易造成气道黏膜干燥。

5. 发热患者，呼吸急促或张口呼吸，导致体内水分蒸发过多，加重气道黏膜干燥。

（二）临床表现

出现呼吸道刺激症状，咽干、咳嗽、呼吸道黏膜干燥，无痰或痰液黏稠不易咳出。有的患者出现鼻出血或痰中带血。

（三）预防及处理

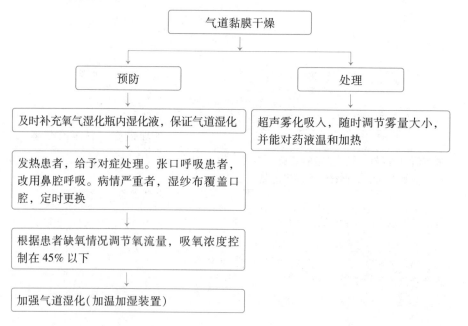

三、氧中毒

（一）原因

1. 氧治疗中发生氧中毒临床上极为少见。一般认为在安全的"压力-时程"阈限内是不会发生氧中毒的，但病人在疲劳、健康水平下降、精神紧张等情况下对氧过敏或耐力下降时可发生。

2. 氧中毒和吸氧时间密切相关，时间越长，越容易发生氧中毒，吸氧持续时间超过 24 小时、氧浓度高于 60%，进入体内的氧会产生氧自由基，氧自由基极为活跃，在体内攻击和杀死各种细胞，导致细胞和器官的代谢和功能障碍，从而使细胞死亡。这种损伤最常作用于肺血管细胞，早期毛细血管内膜受损，血浆渗入间质和肺泡中引起肺水肿，最后导致肺实质的改变。

（二）临床表现

氧中毒一般分为三种。

1. 肺型氧中毒　开始为鼻黏膜充血，有发痒感觉。即可出现口干、咽痛、咳嗽、胸骨后不适；发生频繁咳嗽、吸气时胸骨后灼痛；胸骨后剧痛、难以控制的咳嗽，肺活量已出现下降，危及生命。

2. 脑型氧中毒　最初出现额、眼、鼻、口唇及面颊肌肉的纤维性颤动，也可累及手的小肌肉；面色苍白、有异味感。继而可有恶心、呕吐、眩晕、出汗、流涎、上腹部紧张；也可出现视力丧失、视野缩小、幻视、幻听；还会有心动过缓、心悸、气哽、指（趾）端发麻、情绪反常（忧虑、抑郁、烦躁或欣悦）。接着出现极度疲劳、嗜睡、呼吸困难等。

3. 眼型氧中毒　主要表现为视网膜萎缩。

（三）预防及处理

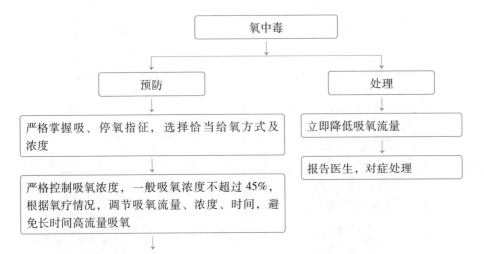

续流程

对氧疗患者做好健康宣教，嘱患者吸氧过程中勿自行调节氧流量

↓

吸氧过程中，及时做血气分析，动态观察氧疗效果

四、腹胀

（一）原因

1. 多见于新生儿，鼻导管插入过深，因新生儿上呼吸道相对较短，易误入食管。

2. 全麻术后患者咽腔变小、会厌活动度下降，食管入口括约肌松弛，舌体后移，咽腔因插管而水肿，使气体排除不畅，咽部成为一个气体正压区。此时氧气的吸入流量大，正压更加明显，迫使气体进入消化道。

（二）临床表现

1. 缺氧症状加重。

2. 患者烦躁，腹胀明显，腹壁张力大，呼吸急促表浅，胸式呼吸减弱，口唇发绀，脉搏细速，呈急性表现，严重者危及生命。

（三）预防及处理

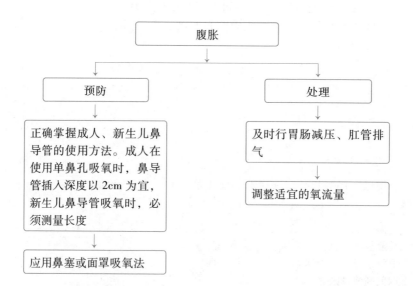

五、肺组织损伤

（一）原因

1. 患者进行吸氧时，在没有调节氧流速的情况下，直接与鼻导管连接进行吸氧，导致高流量氧气在短时间内冲入肺组织所致。

2. 在吸氧过程中需要调节氧流量时，没有取下鼻导管或未分离供氧管道，直接调节氧流量，若调节方向错误，大量氧气突然冲入呼吸道而损伤肺组织。

3. 患者长期吸入高流量氧气可造成肺组织损伤，已有肺组织损伤者更易发生。

（二）临床表现

早期表现为气管刺激感、干咳、胸骨后疼痛，严重者出现进行性呼吸困难、气胸。

（三）预防及处理

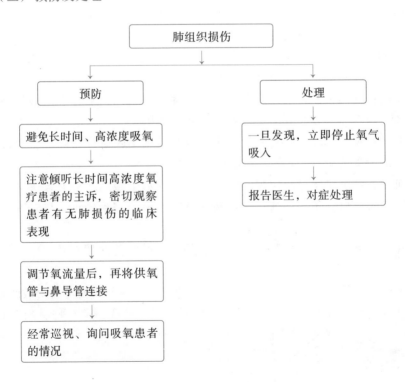

六、晶体后纤维组织增生

（一）原因

仅见于新生儿，以早产儿多见，是一种增殖性视网膜病变，其特征为视网膜新生血管形成，纤维增殖以及由此产生的牵引性视网膜脱离，最终导致视力严重受损甚至失明。

早产婴儿在恒温箱内吸氧时间过长，视网膜有广泛的血管阻塞，呈纤维组织浸润、晶体后纤维增生，可因而致盲。

（二）临床表现

常见于出生后 3~6 周婴儿，临床上分成活动期及纤维膜形成期。

1. 活动期　①血管改变阶段：为早产儿视网膜病变病程早期所见。②视网膜病变阶段：病变进一步发展，玻璃体出现混浊，眼底较前蒙眬。③早期增生阶段：上述局限性视网膜隆起处出现增生的血管条索，并向玻璃体内发展，引起眼底周边部（大多数）或后极部（少数）视网膜小范围脱离。④中度增生阶段：脱离范围扩大至视网膜一半以上。⑤极度增生阶段：视网膜全脱离。有时还可见到玻璃腔内大量积血。

2. 纤维膜形成期　在活动期不能自行消退的病例，终于瘢痕化而形成纤维膜，因程度不同，由轻至重分为 1~5 度。

Ⅰ度：视网膜血管细窄，视网膜周边部灰白混浊，杂有小块形状不规则色素斑，附近玻璃体亦有小块浑浊，常伴有近视。

Ⅱ度：视网膜周边部有机化团块，视盘及视网膜血管被此牵引而移向一方，对侧视盘边缘有色素弧，视盘褪色。

Ⅲ度：纤维机化膜牵拉视网膜形成一个或数个皱褶。每个皱褶均与视网膜周边部膜样机化团块相连接。视网膜血管不沿此皱褶分布，与先天性视网膜皱襞不同。

Ⅳ度：晶体后可见纤维膜或脱离了机化的视网膜一部分，瞳孔被遮蔽。

Ⅴ度：晶体后整个被纤维膜或脱离了的机化的视网膜所覆盖。散瞳检查，在瞳孔周边部可见呈锯齿状伸长的睫状突。前房甚浅，常有虹膜前后粘连。亦可因继发性青光眼或广泛虹膜前粘连而致角膜混浊，眼球较正常者小，内陷。

（三）预防及处理

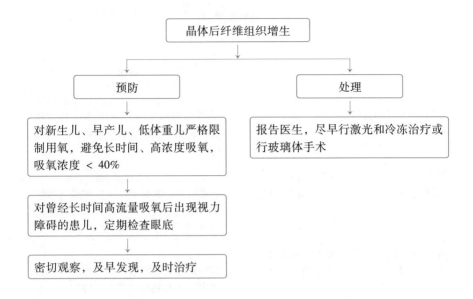

第十四节　吸痰技术操作并发症预防及处理流程

一、低氧血症

（一）原因

1. 患者原有缺氧性疾病，吸痰时未将氧流量提高，负压吸痰阻断氧气进入呼吸道，致使吸痰后缺氧。

2. 吸痰负压过高，导致缺氧或是低氧血症。

3. 吸痰管型号不合适，外径过粗，插入过深阻塞气道造成低氧血症。

4. 使用呼吸机时吸痰，患者吸痰脱离呼吸机时间长引发的低氧血症。

5. 反复吸痰刺激患者咽喉部引起咳嗽、憋气，致使呼吸频率下降引起缺氧。

（二）临床表现

临床表现：初期呼吸加深加快、脉搏加强、脉率加快、血压升高、肢体动作不协调等；缺氧进一步加重时出现疲劳、精细动作完成困难、注意力减退及反应迟钝。严重时出现头痛、皮肤发绀、恶心、呕吐、视物模糊、耳鸣、不能自主运动，很快心跳减弱、血压下降，继而出现抽搐、张口呼吸，甚至呼吸停止，而后心脏停搏，导致临床死亡。

（三）预防及处理

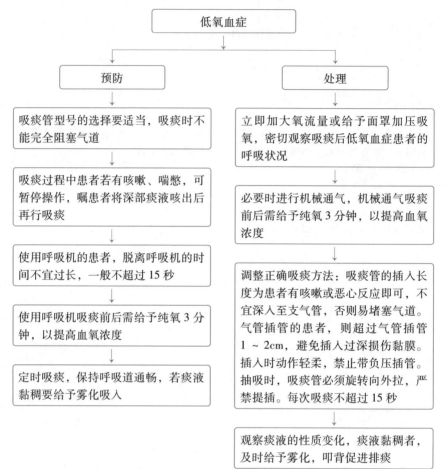

二、呼吸道黏膜损伤

（一）原因

1. 吸痰操作方法不当，如吸引管插入过深、管径过粗、用力过猛、吸引压力过大、时间过长等均可造成呼吸道黏膜损伤。

2. 鼻腔黏膜柔嫩，血管丰富，如有炎症时鼻腔充血肿胀，吸氧时间过长，更易造成黏膜损伤。

3. 吸痰前未充分将痰液稀释，影响吸痰的有效性，从而增加吸痰的频次导致气道黏膜损伤。

4. 由于气管插管深度过浅、气管插管固定不牢、翻身不当等原因致气管插管深度移位，吸痰时吸引管直接与气管黏膜触及吸附，造成负压性黏膜血管损伤。气管插管过深时，气管插管本身会对支气管或气管隆突黏膜造成损伤。

5. 吸痰管的质量差，质地硬、粗糙，容易损伤气管黏膜。

6. 意识蒙眬、烦躁不安、操作不配合的病人，在吸痰过程中头部晃动也可造成黏膜损伤。

（二）临床表现

吸痰时痰中带血，如有口腔黏膜受损可见表皮受损，甚至出血。显微镜下可见气管受损处黏膜糜烂、充血肿胀、渗血甚至出血。

（三）预防及处理

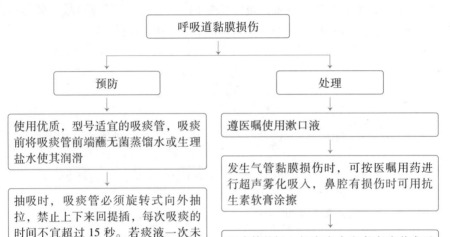

呼吸道黏膜损伤

预防

使用优质、型号适宜的吸痰管，吸痰前将吸痰管前端蘸无菌蒸馏水或生理盐水使其润滑

抽吸时，吸痰管必须旋转式向外抽拉，禁止上下来回提插，每次吸痰的时间不宜超过 15 秒。若痰液一次未吸净，可暂停 3 ~ 5 分钟再次抽吸

对于不配合的患儿，先做好家属宣教，取得家长的合作，固定好患儿头部，避免头部摇摆，对于烦躁不安和极度不合作者，又必须吸痰的患儿，吸痰前可酌情予以镇静

吸痰管的插入长度：插入长度为患者有咳嗽或恶心反应即可。气管插管的患者，则超过气管插管 1 ~ 2cm，避免插入过深损伤黏膜。插入时动作轻柔，禁止带负压插管。抽吸时，吸痰管必须旋转向外拉，严禁提插

为患者行口腔护理时，认真观察口腔黏膜有无损伤、牙齿有无松脱，如发现口腔黏膜糜烂等，可用漱口液清洗，以预防感染。松动的牙齿及时处理，以防脱落引起误吸

处理

遵医嘱使用漱口液

发生气管黏膜损伤时，可按医嘱用药进行超声雾化吸入，鼻腔有损伤时可用抗生素软膏涂擦

吸痰管的插入长度应为患者有咳嗽或恶心反应即可。气管插管的患者吸痰不超过气管插管 1 ~ 2cm，避免插入过深损伤黏膜。吸痰插入时动作轻柔，禁止带负压插管。抽吸时，吸痰管必须旋转向外拉，严禁上下提插。每次吸痰不超过 15 秒

吸痰前调节合适的负压：一般成人 0.04 ~ 0.053MPa(300 ~ 400mmHg) 儿童 0.033 ~ 0.04MPa(250 ~ 300mmHg)。婴幼儿0.013 ~ 0.026MPa(100 ~ 200mmHg)。新生儿 < 0.013MPa(100mmHg)

特别吸痰需要从鼻腔插入时不可蛮插，不要用力过猛，旋转向外提拉

严密观察皮肤黏膜及生命体征变化，注意观察痰液的性状、呼吸状态、血氧饱和度和生命体征等

三、感染

（一）原因

1. 未严格执行无菌操作技术，致病菌进入呼吸道造成感染。

2. 呼吸道黏膜损伤严重时极易造成呼吸道感染。

（二）临床表现

口、鼻黏膜感染时，局部充血肿胀、疼痛，部分患者会有脓性渗出液。肺部感染时会出现咳嗽、高热、痰多且黏稠，严重者可出现寒战。肺部有湿啰音，X线可见散在或片状阴影，痰液培养可找到致病菌。

（三）预防及处理

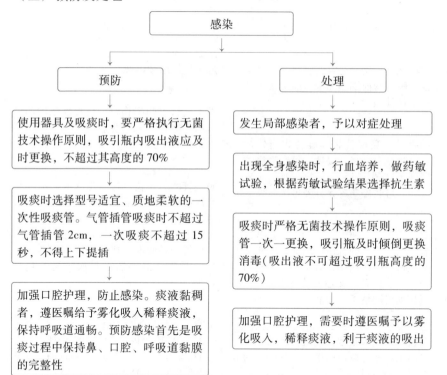

四、心律失常

（一）原因

1. 吸痰过程中，吸痰管插入过深，刺激气管隆突引起迷走神经反射严重时致呼吸心脏骤停。

2. 吸痰导管插入气管时，使儿茶酚胺释放增多，可导致心律失常。

3. 吸痰管在气管内反复吸引时间过长，造成病人呼吸困难、短暂性呼吸道不全阻塞，程度严重者可导致肺不张，引起缺氧或二氧化碳蓄积，致使心律失常。

4. 吸氧过程中多种因素可以导致低氧血症，低氧血症严重时引起心律失常甚至心脏骤停。

（二）临床表现

在吸痰过程中患者出现心律失常，如轻度的窦性心动过缓、窦性心律不齐、偶发的房性期前收缩、一度房室传导阻滞等对血流动力学影响甚小，故无明显的临床表现。较严重的心律失常，如快速心房颤动、阵发性室上性心动过速、持续性室性心动过速等，可引起心悸、胸闷、头晕、低血压、出汗，严重者可出现晕厥、阿-斯综合征，甚至猝死。

（三）预防及处理

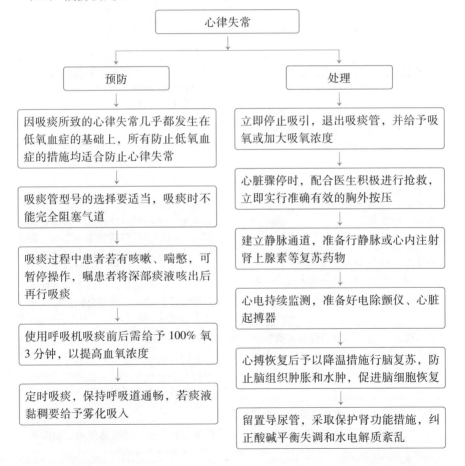

五、阻塞性肺不张

（一）原因

1. 吸痰时间长负压高，造成病人通气障碍、憋气缺氧、短暂性呼吸道不全阻塞及肺不张。

2. 吸痰管外径过大，吸引时氧气被吸出的同时，影响气体进入呼吸道诱发肺不张。

3. 痰痂阻塞吸痰管，导致无效吸痰、气道阻塞引发肺不张。

（二）临床表现

急性大面积肺不张可出现咳嗽、呼吸困难、喘鸣、咯血、畏寒和发热，因缺氧可引起口唇、甲床发绀。

（三）预防及处理

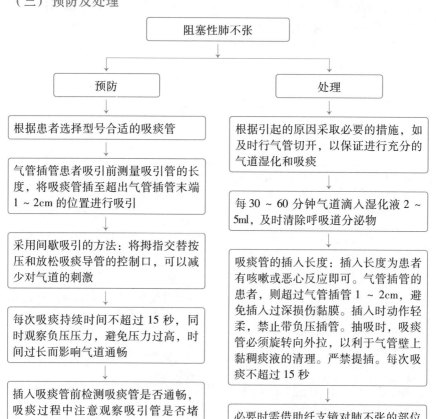

阻塞性肺不张

预防

处理

根据患者选择型号合适的吸痰管

气管插管患者吸引前测量吸引管的长度，将吸痰管插至超出气管插管末端1～2cm 的位置进行吸引

采用间歇吸引的方法：将拇指交替按压和放松吸痰导管的控制口，可以减少对气道的刺激

每次吸痰持续时间不超过 15 秒，同时观察负压压力，避免压力过高，时间过长而影响气道通畅

插入吸痰管前检测吸痰管是否通畅，吸痰过程中注意观察吸引管是否堵塞，防止无效吸痰

对痰液黏稠者，给予雾化吸入，稀释痰液。翻身同时叩背，有利于痰液引出

吸痰前后听诊肺部呼吸音判断吸痰效果，密切观察病人的呼吸频率及深度、血氧饱和度和血气分析结果及心率的变化

根据引起的原因采取必要的措施，如及时行气管切开，以保证进行充分的气道湿化和吸痰

每 30～60 分钟气道滴入湿化液 2～5ml，及时清除呼吸道分泌物

吸痰管的插入长度：插入长度为患者有咳嗽或恶心反应即可。气管插管的患者，则超过气管插管 1～2cm，避免插入过深损伤黏膜。插入时动作轻柔，禁止带负压插管。抽吸时，吸痰管必须旋转向外拉，以利于气管壁上黏稠痰液的清理。严禁提插。每次吸痰不超过 15 秒

必要时需借助纤支镜对肺不张的部位进行充分吸痰并冲洗，以排除气道阻塞，指导病人深呼吸以促进肺的复张

阻塞性肺不张合并肺部感染，遵医嘱给予应用抗生素治疗

六、气道痉挛

（一）原因

1. 长期吸痰因插管刺激引起气道痉挛，有哮喘病史的患者吸痰时更容易诱发气道痉挛。

2. 有过敏史、气道高度敏感的患者，吸痰后易发生气道痉挛。

（二）临床表现

哮喘、呼吸困难、咳嗽。气道痉挛不能立即解除的患者，面部、口唇及甲床发绀。

（三）预防及处理

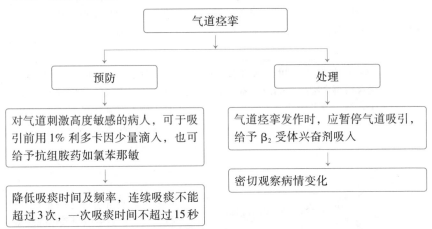

第十五节 气管切开术后操作并发症预防及处理流程

一、气管内套管阻塞

（一）原因

1. 病人伴有呼吸道炎性病变，气管切开处有感染时，呼吸道分泌物多且黏稠，加之吸痰不及时、不彻底，内套管清洗、消毒不彻底，导致气管内套管阻塞。

2. 气管切开后，呼吸道大量水分丢失至 800ml/d，若气道湿化不充分，易造成痰液结痂阻塞气管内套管。

3. 使用的气管套管质地过于柔软，导管套囊充气过多致使压力过高，压迫气管导管，使内径变小，产生呼吸道梗阻。

4. 吸痰动作过粗，气管黏膜受到损伤，导致痂皮形成，易阻塞气管内套管。

（二）临床表现

病人出现呼吸困难和发绀，气道阻力增强，吸痰管插入时受阻，检查气管内套管均有痰痂阻塞。

（三）预防及处理

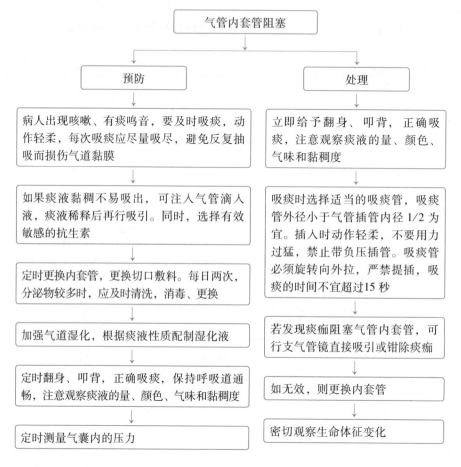

二、气管套管脱出或旋转

（一）原因

1. 气管套管可因导管系带固定太松，病人烦躁不安，剧烈咳嗽，术后皮下气肿均可造成气管套管脱出或旋转。

2. 内套管型号选择不当。

3. 支撑呼吸机管道的支架调节不当等可导致气管套管脱出或旋转。

（二）临床表现

气管导管全部脱出气管外，病人出现不同程度的缺氧、二氧化碳潴留等症状。

（三）预防及处理

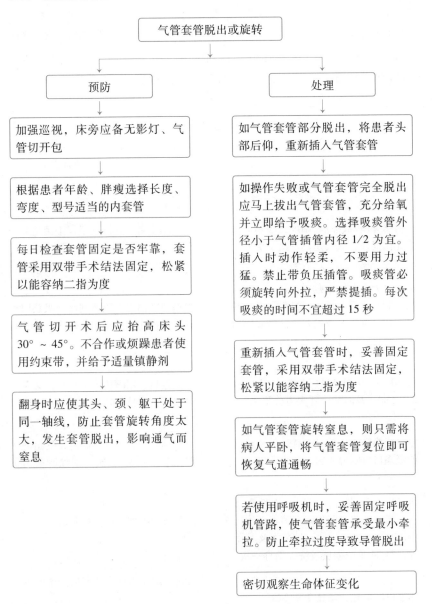

气管套管脱出或旋转

预防

加强巡视，床旁应备无影灯、气管切开包

根据患者年龄、胖瘦选择长度、弯度、型号适当的内套管

每日检查套管固定是否牢靠，套管采用双带手术结法固定，松紧以能容纳二指为度

气管切开术后应抬高床头30°～45°。不合作或烦躁患者使用约束带，并给予适量镇静剂

翻身时应使其头、颈、躯干处于同一轴线，防止套管旋转角度太大，发生套管脱出，影响通气而窒息

处理

如气管套管部分脱出，将患者头部后仰，重新插入气管套管

如操作失败或气管套管完全脱出应马上拔出气管套管，充分给氧并立即给予吸痰。选择吸痰管外径小于气管插管内径1/2为宜。插入时动作轻柔，不要用力过猛。禁止带负压插管。吸痰管必须旋转向外拉，严禁提插。每次吸痰的时间不宜超过15秒

重新插入气管套管时，妥善固定套管，采用双带手术结法固定，松紧以能容纳二指为度

如气管套管旋转窒息，则只需将病人平卧，将气管套管复位即可恢复气道通畅

若使用呼吸机时，妥善固定呼吸机管路，使气管套管承受最小牵拉。防止牵拉过度导致导管脱出

密切观察生命体征变化

三、感染

（一）原因

1. 操作时无菌操作不严格或消毒不彻底导致肺部感染。如气管切口处消毒不严格，更换敷料不及时；吸痰时将有菌的痰液溅到切口上而引发感染。

2. 气管切开后破坏了呼吸道自身的防御功能，吸痰时不严格执行无菌操作规范，将外部或口咽细菌带入肺部，造成肺部感染。

3. 环境空气消毒不严格，易使病室内各种细菌、病毒增多，增加感染机会。

（二）临床表现

切口感染时局部出现红、肿、分泌物增多，创面愈合不佳，窦道形成延迟。严重者套管松动，容易脱出，管周漏气，分泌物沿管周溢出。肺部感染时伴有发热、咳嗽、咳脓痰，严重时可致呼吸衰竭。

（三）预防及处理

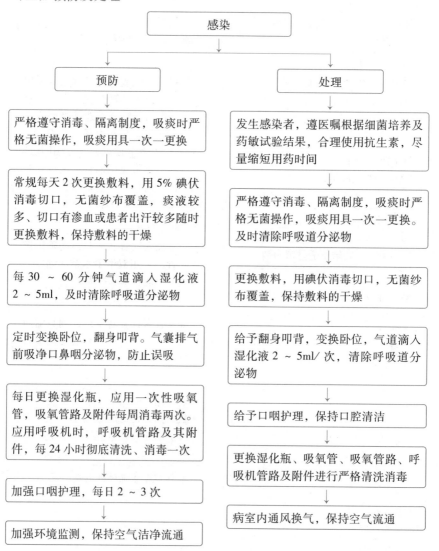

四、气管切开处出血

（一）原因

1. 气管切开术造成切口处活动性出血。

2. 患者有凝血机制障碍，切开处凝血时间延迟，导致切口出血。

3. 套管型号及材质选用不适宜或旋转。

4. 切口感染，侵犯切口周围组织，导致小血管破裂易发生出血。

（二）临床表现

1. 一般切口部位会有轻微渗血，量少，24 小时可缓解。

2. 因手术切口处活动性出血，量多，24 小时不能缓解。

（三）预防及处理

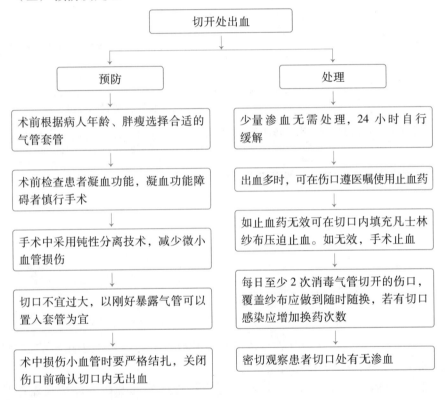

五、气管、食管瘘

（一）原因

1. 气管套管放置时间过长、管径过粗或套管气囊压迫，气管内膜受力不均匀，受力大的部位易导致黏膜缺血、坏死、破溃，而致瘘管形成。

2. 吸痰或取放内套管时用力不当，使外套管移位，压迫、摩擦气管，引起局部溃疡及感染，形成气管食管瘘。

（二）临床表现

1. 气管内分泌物明显增多并呈唾液性状提示瘘管形成。

2. 经口营养的患者可能出现吞咽时呛咳，并在吸痰时出现泡沫或食物。

3. 胃食管反流的患者可以在吸痰时经瘘口吸出胃内容物，并伴相应症状。

4. 如果气管套囊位于瘘口上方，机械通气经瘘口、食管进入胃，可导致胃严重扩张。

（三）预防及处理

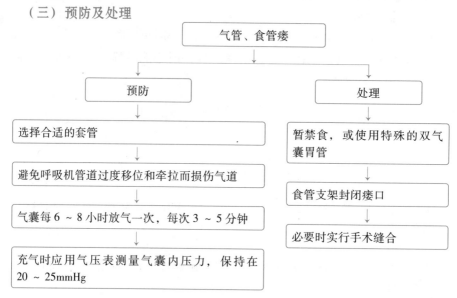

第十六节 机械通气并发症预防及处理流程

一、呼吸机相关肺炎（VAP）

（一）原因

1. 人工气道的建立使气管直接向外界开放，上呼吸道失去正常的过滤功能，非特异性免疫保护作用降低。

2. 气管插管、气管切开、吸痰、呼吸机管道处理等在气道护理操作时，未严格遵守无菌操作原则，同时患者痰液分泌多且黏稠，痰液清理不及时、不彻底，都会增加呼吸道污染机会。

3. 肺水肿、肺微栓形成、肺缺血、肺淤血的患者，使用呼吸机更容易发生细菌感染。

4. 潮气量和气道峰压参数的设置对 VAP 的发生有一定的影响。

5. 呼吸机通气环路中的冷凝水是高危污染因素，细菌主要来自患者的口咽部，因此要求集水瓶要位于呼吸机通气环路的最低位，并及时倾倒瓶内的冷凝水。

6. 年龄大、营养状况差、内环境紊乱的患者，机体免疫防御功能降低，是 VAP 发生的危险因素。肠内营养患者，当鼻饲速度过快、量过多时易造成反流和误吸。

（二）临床表现

1. 使用呼吸机 48 小时后患者出现下列体征

（1）呼吸道分泌物增多，分泌物颜色多为铜绿色改变。

（2）呼吸道阻力增加、呼吸频率增加、缺氧和二氧化碳潴留加重。

（3）血常规提示白细胞、中性粒细胞增多。

（4）痰培养常见假单胞菌、不动杆菌、克雷伯杆菌、变形杆菌、真菌等。

2. 诊断依据　主要是胸部 X 线片和痰菌培养结果阳性。

（三）预防及处理

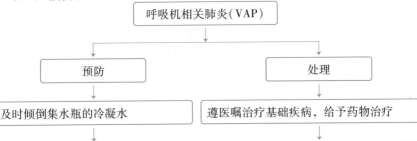

呼吸机相关肺炎（VAP）

预防

- 及时倾倒集水瓶的冷凝水
- 严格执行消毒隔离制度及无菌操作技术，加强对病室的消毒管理，严格执行探视制度
- 机械通气患者加强患者的翻身、叩背。观察确定吸痰指征，减少外界细菌侵入的机会
- 肠外营养患者尽量采用空肠鼻饲管，鼻饲速度宜慢，防止误吸
- 口腔护理每日 2～3 次，气管切开处敷料及皮肤保持清洁干燥，每日更换敷料一次，及时有效清洁气管套管的内套管
- 根据患者的个体差异设置合适的潮气量和气道峰压，气道分泌物定期培养

处理

- 遵医嘱治疗基础疾病，给予药物治疗
- 按常规实施 VAP 护理措施
- 雾化选用短时多次雾化，对排痰、防止痰痂形成有良好的效果。雾化吸入约 5min，时间不宜过长，防止正压通气过大造成气压伤
- 吸痰前要加大氧浓度，防止脱机吸痰时氧饱和度下降过快。使用吸痰管时，遇阻力退出 1～2cm，吸痰管进入适宜位置再放开负压，而后旋转吸痰管边吸边退，分泌物多处停留多吸，吸痰时机掌握要适当，出现吸痰指征时再操作，以减少外界细菌侵入
- 及时清洁气管套管内套管，保持气道通畅，痰液及时吸出
- 严密观察生命体征及各项指标的变化及时报告医生

二、肺不张

（一）原因

1. 气管插管时导管插入过深，进入单侧支气管，造成单肺通气，引起肺

不张。

2. 由于气道湿化不充分和吸痰不及时，造成痰液在气道内潴留，痰栓堵塞，阻塞气道，导致支气管及肺组织通气障碍，以致肺泡萎陷和不张。

3. 氧中毒　当长时间吸入高浓度氧气时使肺泡内氮气逐渐被吸入的氧气取代，造成肺泡内氧分压增高、导致肺泡萎陷，形成吸收性肺不张。

（二）临床表现

1. 一侧肺不张时，气管会向患侧移位，呼吸音减弱或消失。

2. 胸部 X 线检查可见不张部位肺纹理增粗，气管或纵隔向患侧移位，侧位片可见不张肺组织密度影增高。

3. 当肺不张合并感染时，可引起患侧胸痛，突发呼吸困难和发绀、咳嗽、喘鸣、咯血、畏寒、发热、心动过速、体温升高。

4. 血气分析动脉氧分压下降。

（三）预防及处理

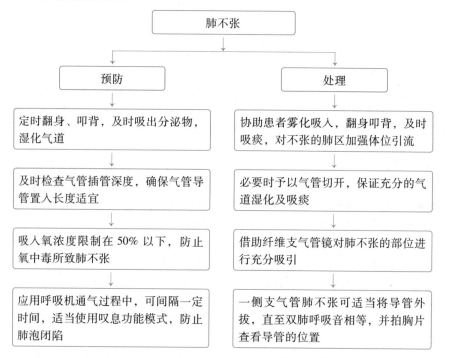

三、呼吸道堵塞

（一）原因

1. 导管端部有痰栓形成。

2. 套囊开放时吸入口咽部潴留的分泌物。

3. 误吸胃液导致支气管痉挛，严重误吸或异物可致气道阻塞。

4. 颈部严重大面积皮下气肿，对气道形成压迫。

5. 气囊脱落阻塞管口。

6. 导管扭曲或被压扁导致呼吸道不通畅。

7. 吸气活瓣失灵。

（二）临床表现

1. 病人出现焦虑、烦躁、发绀等低氧血症及高碳酸血症的表现；呼吸窘迫，呼吸频率>30 次/分，吸气时出现胸骨上、锁骨上及肋间凹陷，不能平卧，呼吸时产生不正常的噪声。

2. 若堵塞严重可致窒息、心动过速，继而心动过缓、心律失常、心脏停搏。

3. 呼吸机气道压力升高报警。

（三）预防及处理

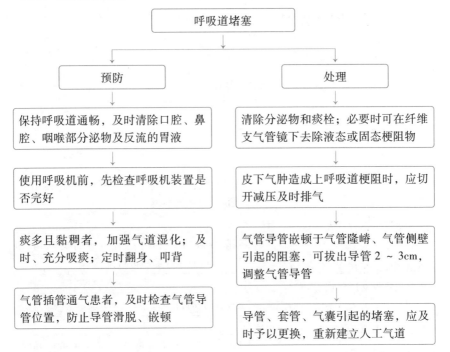

四、肺气压伤

（一）原因

1. 压力性损伤　压力过高（包括呼气末正压通气），吸气峰压>3.92kPa 或平均气道压（Paw）>1.6kPa 时，引起肺泡和周围血管间隙的压力梯度增大，导致肺泡破裂而发生压力性损伤。

2. 容积性肺损伤　吸气流速过快，气体分布不均匀，通气量过大所致的肺泡过度膨胀或破裂，是呼吸机诱导肺气压伤的直接原因。

3. 使用呼吸机时做心内穿刺、胸外心脏按压、颈内静脉或锁骨下静脉穿刺等均可能直接损伤脏层胸膜，引起气胸。

4. 气体经气管切开进入纵隔。

（二）临床表现

1. 胸痛、烦躁或大汗淋漓、呼吸困难、发绀加重，氧分压下降，伴血压下降和心率增快。

2. 张力性气胸表现为呼吸减慢或呼吸暂停、发绀、低血压和心排血量减少、心动过速或过缓，一侧叩诊呈清音、胸部运动不对称、捻发音。

3. 纵隔气肿常是肺气压伤的重要征象，患者主诉胸痛，50%的患者出现Hamman（纵隔摩擦音）。

4. 心包气肿时出现心脏压塞征象。

5. 低氧血症和高碳酸血症。

（三）预防及处理

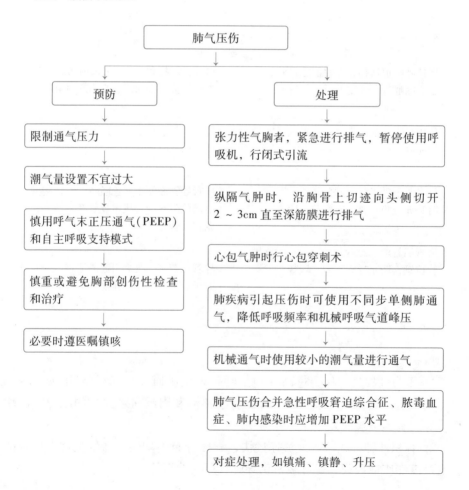

肺气压伤

预防　　　　　　　　　　　处理

限制通气压力

潮气量设置不宜过大

慎用呼气末正压通气（PEEP）和自主呼吸支持模式

慎重或避免胸部创伤性检查和治疗

必要时遵医嘱镇咳

张力性气胸者，紧急进行排气，暂停使用呼吸机，行闭式引流

纵隔气肿时，沿胸骨上切迹向头侧切开2～3cm直至深筋膜进行排气

心包气肿时行心包穿刺术

肺疾病引起压伤时可使用不同步单侧肺通气，降低呼吸频率和机械呼吸气道峰压

机械通气时使用较小的潮气量进行通气

肺气压伤合并急性呼吸窘迫综合征、脓毒血症、肺内感染时应增加PEEP水平

对症处理，如镇痛、镇静、升压

五、氧中毒

（一）原因

氧中毒的主要原因是长期高浓度吸氧。所谓高浓度，一般指氧浓度>60%。但氧中毒的时间因素，受患者个体差异的影响无法明确规定。

（二）临床表现

1. 氧中毒的早期表现为气管刺激症状，如难以控制的干咳、呼吸急促、血压下降、胸骨后锐痛，肺泡-动脉血氧分压差［P（A-a）O_2］增大等。

2. 18 小时后出现肺活量降低，继而肺顺应性下降，血气分析提示 PaO_2 增高。

3. 24~48 小时内可伴发急性呼吸窘迫综合征，发生肺间质和肺泡内液体渗出，可出现咯血。

4. 72 小时后胸部 X 线片可见到双侧弥漫性浸润灶，伴肺不张。晚期出现肺间质纤维化及多器官功能衰竭等表现。

（三）预防及处理

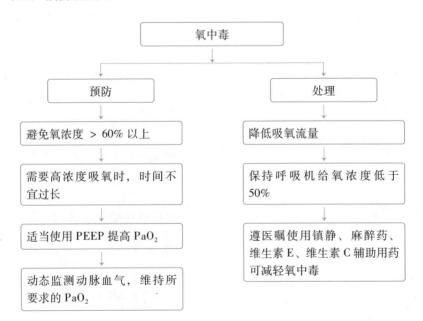

六、通气不足

（一）原因

1. 分泌物排出不畅　可由于分泌物黏稠、气道吸引不充分、导管或套管被堵塞等引起。

2. 气道堵塞　各种原因所致的支气管痉挛、分泌物黏稠以及导管扭曲或套管被气囊堵塞等均可致气道堵塞。

3. TV/过低或 I/E 设置不妥　常见 TV 设置过低或 I/E 设置的呼气时间不够长所致。少数情况下通气不足也可由呼吸机参数设置不当而造成。

（二）临床表现

1. 由于分泌物排出不畅、气管痉挛、导管扭曲、气囊移位、气囊漏气、机械通气参数设置不合理导致 $PaCO_2$ 升高或 PaO_2 降低。

2. 烦躁、呼吸频率变慢、颜面潮红等二氧化碳潴留表现。严重者可出现昏迷。

（三）预防及处理

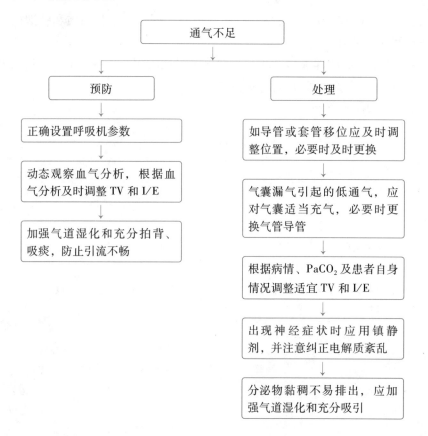

七、低血压

（一）原因

1. 胸腔压力过高，外周静脉回流障碍。

2. 血管床受压，右心后负荷增加。

3. 心脏和大血管受压，心脏舒张受限，产生类似心脏压塞作用。

4. 当血容量不足和（或）心功能不全，机械通气对循环的抑制更为显著。

（二）临床表现

主要表现为胸闷、恶心、心率正常或下降。正常血压者血压＜90/60mmHg，高血压者血压明显下降，影响主要器官血流灌注水平。

（三）预防及处理

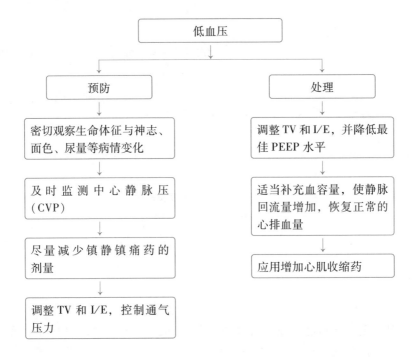

八、呼吸机依赖

（一）原因

1. 原发性疾病未得到改善或继发某些并发症，可能导致撤机困难。常见呼吸机乏力或呼吸机相关性肺炎。

2. 呼吸驱动力不足或呼吸肌疲劳。

3. 营养不良或水、电解质平衡失调

4. 病人从心理上对呼吸机产生依赖。

5. 撤机方法不当。

（二）临床表现

主要表现为逐步停机后伴有烦躁不安、激动、意识障碍；呼吸频率增加、呼吸困难；血压下降、心率增快；动脉血气异常等。

（三）预防及处理

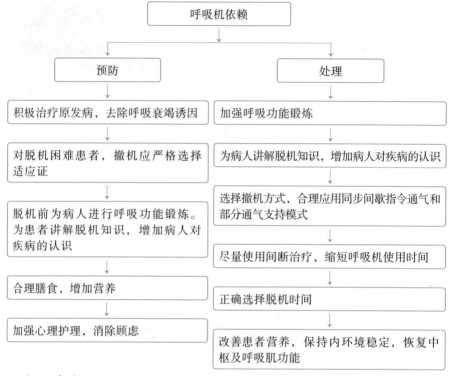

呼吸机依赖

预防

积极治疗原发病，去除呼吸衰竭诱因

对脱机困难患者，撤机应严格选择适应证

脱机前为病人进行呼吸功能锻炼。为患者讲解脱机知识，增加病人对疾病的认识

合理膳食，增加营养

加强心理护理，消除顾虑

处理

加强呼吸功能锻炼

为病人讲解脱机知识，增加病人对疾病的认识

选择撤机方式，合理应用同步间歇指令通气和部分通气支持模式

尽量使用间断治疗，缩短呼吸机使用时间

正确选择脱机时间

改善患者营养，保持内环境稳定，恢复中枢及呼吸肌功能

九、腹胀

（一）原因

多因气囊充气不足，吸入气体可从气囊旁经口鼻逸出，引起吞咽反射亢进，导致胃肠充气。

（二）临床表现

清醒患者示意腹部胀痛，体检时腹部膨隆，叩诊呈鼓音。

（三）预防及处理

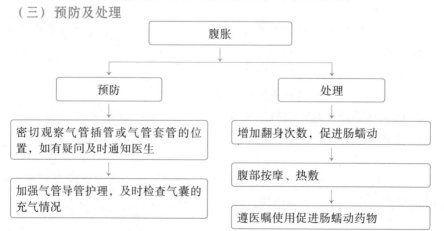

腹胀

预防

密切观察气管插管或气管套管的位置，如有疑问及时通知医生

加强气管导管护理，及时检查气囊的充气情况

处理

增加翻身次数，促进肠蠕动

腹部按摩、热敷

遵医嘱使用促进肠蠕动药物

十、呼吸性碱中毒

（一）原因

实施机械通气时呼吸机设置不当、分钟通气量过高和辅助通气时，病人自主呼吸频率过快，其次是 I/E 设置不当，呼气时间过长，造成过度通气，导致呼吸性碱中毒。

（二）临床表现

呼吸性碱中毒时心排血量下降、心律失常、脑血管收缩、组织氧耗增加、机体内环境碱化，出现躁动、抽搐等，对患者危害较为严重。血气分析 $PaCO_2 < 30 \sim 35mmHg$。

（三）预防及处理

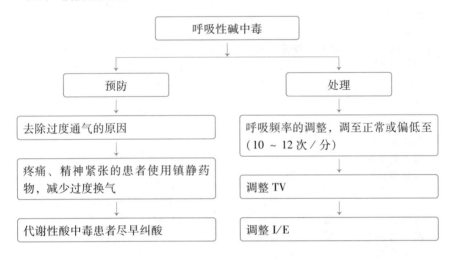

第十七节　口腔护理技术操作并发症预防及处理流程

一、窒息

（一）原因

1. 因操作不当或镊子夹持棉球不紧，棉球误入呼吸道造成窒息。

2. 给予口腔护理时，因患者躁动不安、意识模糊不配合，致使棉球脱落，棉球掉入气管或支气管，造成窒息。

3. 口腔护理操作时，摘取患者义齿时或者病牙因操作不当脱落误吸，严重者造成窒息。

4. 口腔护理时棉球过湿，吞咽困难的患者易造成呛咳，严重时引发窒息。

5. 口腔护理动作粗暴，刺激咽后壁引起恶心、呕吐，误吸并发窒息。

（二）临床表现

1. 起病急、烦躁不安、出汗、面色苍白、缺氧、口唇发绀。

2. 严重者呼吸困难、"三凹"症状（胸骨上窝、锁骨上窝、肋间隙出现明显凹陷）、大小便失禁、鼻出血、抽搐、昏迷甚至呼吸停止。

（三）预防及处理

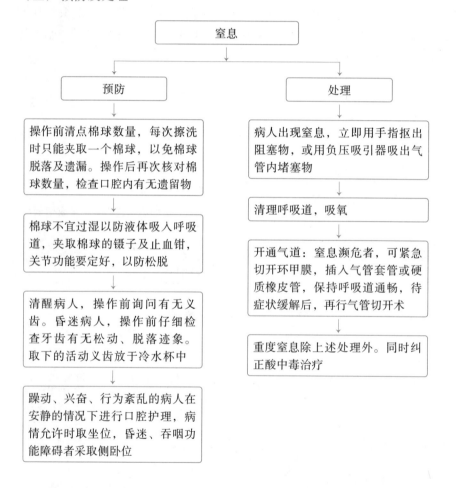

二、吸入性肺炎

（一）原因

1. 口腔护理操作时，过多的口腔护理液和口腔分泌物误吸入呼吸道，导致吸入性肺炎的发生，多见于意识障碍患者。

2. 口腔护理时刺激咽颊部引起患者恶心呕吐，呕吐物误吸入肺部，引发吸入性肺炎。

（二）临床表现

1. 清醒患者，痉挛性（刺激性）咳嗽伴气急。

2. 神志不清者，口腔护理后突发呼吸困难、发绀、咳浆液性泡沫痰，可带血（排除其他原因）。

3. 两肺闻及湿啰音及哮鸣音。

4. 低氧血症，可产生急性呼吸窘迫综合征，并伴有二氧化碳潴留和代谢性酸中毒。

（三）预防及处理

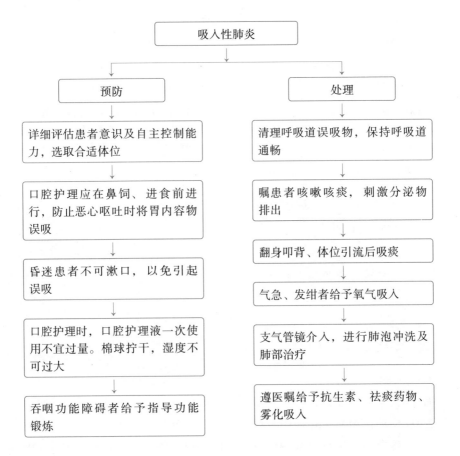

三、口腔黏膜损伤

（一）原因

1. 病人口腔黏膜脆弱，放疗、化疗的病人。

2. 为昏迷病人牙关紧闭者进行口腔护理时，使用开口器方法或用力不当，造成口腔黏膜损伤。

3. 漱口液浓度过高、温度过高，造成口腔黏膜损伤。

4. 操作动作粗暴，止血钳或镊子碰伤口腔黏膜。

5. 药物过敏性口腔炎，进食或口腔清洁时不慎损伤。

（二）临床表现

1. 轻者为局部黏膜破损、红肿、溃疡、炎症、疼痛。

2. 重者为局部出血、脱皮、溃烂坏死、剧痛及感染等。

（三）预防及措施

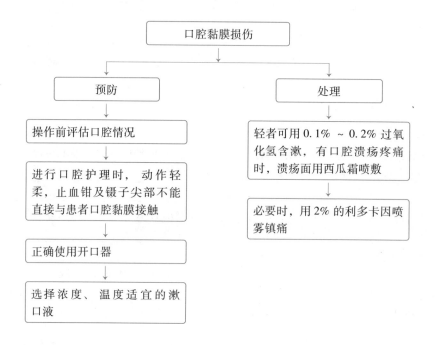

四、口腔及牙龈出血

（一）原因

1. 病人凝血功能异常或有牙龈炎、牙周病。

2. 操作动作粗暴，止血钳及镊子碰伤口腔黏膜及牙龈。

3. 为昏迷患者进行口腔护理时，操作过程中使用开口器操作方法不当。

4. 药物过敏性口腔炎，清醒患者，进食或口腔清洁时不慎损伤。

（二）临床表现

1. 口腔护理时，可见唾液中带血，牙龈持续性出血，一般在口腔护理结束后可自行停止。

2. 有凝血功能障碍的患者，口腔护理时黏膜受到刺激可引起出血不止。

（三）预防及处理

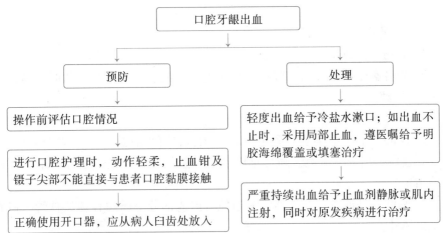

五、口腔感染

（一）原因

1. 口腔护理清洁不彻底，引起口腔感染。
2. 血液病病人行口腔护理时，牙龈易出血，从而伴发口腔感染。
3. 大量使用抗生素时、菌群失调患者，无菌操作不严格，可造成口腔感染。

（二）临床表现

1. 口腔有口臭、异味，严重者恶臭。
2. 可有口腔溃疡，黏膜表面有白色分泌物，重度者有脓液。
3. 牙龈易出血、疼痛。

（三）预防及处理

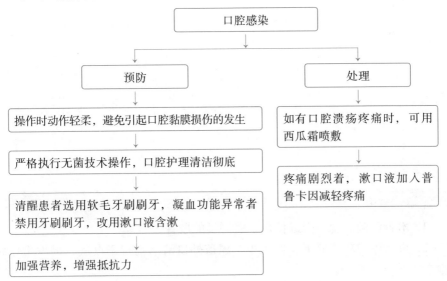

六、恶心、呕吐

（一）原因

1. 异物（护理液、镊子或止血钳）刺激咽喉部易引起恶心呕吐。

2. 患者有颅内压升高、肿瘤、药物副作用的恶心、呕吐症状时，易在口腔护理时诱发。

（二）临床表现

1. 恶心　上腹部不适、紧迫欲吐的感觉，可伴有迷走神经兴奋的症状，如皮肤苍白、出汗、流涎、血压下降及心动过缓等，是延髓呕吐中枢受到刺激的结果。

2. 呕吐　是通过胃的强烈收缩迫使胃内或部分小肠内容物经食管、口腔而排出体外。

（三）预防及处理

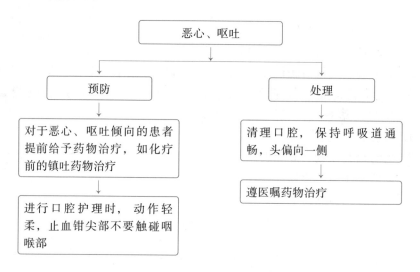

第十八节　留置导尿技术操作并发症预防及处理流程

一、尿路感染

（一）原因

1. 术者无菌观念不强或使用了受污染的尿管。

2. 机体免疫功能低下、饮水少、尿道外口清洁消毒不彻底，易发生尿路感染。

3. 尿道黏膜损伤易发生尿路感染。

4. 女性的生理特点，在留置尿管过程中易导致尿路感染的发生。

5. 留置导尿管影响尿道正常的闭合状态，容易发生逆行感染，刺激尿道使黏膜分泌增多，且不易排出。留置尿管的时间延长，细菌容易繁殖致感染。

6. 导管和气囊的刺激，易引起膀胱痉挛的发作，造成尿液从导管外排出，也是诱发尿路感染的重要因素。

7. 引流装置密闭不严也易发生尿路感染。卧床患者翻身时，尿袋内尿液位置过高导致尿液反流，也是造成感染的原因之一。

（二）临床表现

常见症状：尿频、尿痛、尿急，感染严重时可有寒战、发热，尿道口可有脓性分泌物。尿液检查可有红细胞、白细胞，细菌培养可见阳性结果。

（三）预防及处理

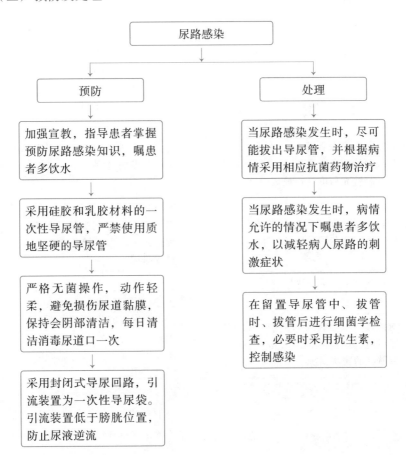

二、尿潴留

（一）原因

1. 患者长期留置导尿管开放引流，但未进行膀胱充盈及排空训练，导致膀胱功能障碍，发生尿潴留。

2. 泌尿系感染所致尿路刺激症状严重者，容易发生尿潴留。

3. 气囊充盈不足，导尿管滑脱出膀胱，而不能引流尿液，导致尿潴留。

4. 导尿期间导尿管压迫尿道黏膜，导致充血、水肿、排尿困难，腹部疼痛，括约肌痉挛，致导尿管拔出后出现排尿困难，甚至尿潴留。

（二）临床表现

尿潴留时病人表现出有尿意，但不能排出。严重时，下腹剧烈疼痛，膀胱充盈明显胀大。

（三）预防及处理

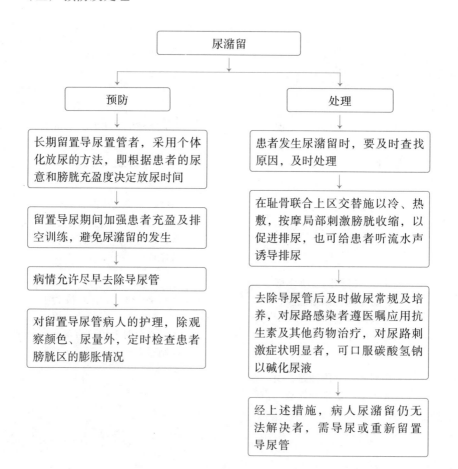

三、导尿管拔除困难

（一）原因

1. 气囊因质量问题老化变性。

2. 气囊及注气、排气接头与导尿管壁内约 1.5cm 内径的细管相连，狭窄通道经常可因脱落的橡皮屑或尿液沉淀物堵塞致气囊内空气或液体不易排出，造成拔管困难。

3. 操作前未认真检查导尿管气囊的注、排气功能，将气囊进、出气体功能不畅的导尿管插入，拔管时气体放出困难。

4. 患者极度精神紧张，尿道平滑肌痉挛易发生拔管困难。

5. 长时间留置导尿管，使导尿管与尿道黏贴导致拔管困难。

（二）临床表现

气囊内气体或液体不能抽出，拔除导尿管时病人尿道疼痛，不能正常拔出尿管。

（三）预防及处理

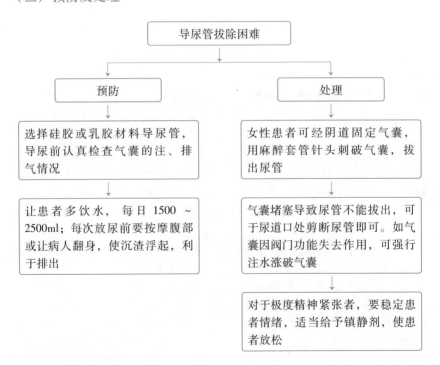

四、尿道黏膜损伤

（一）原因

1. 男性生理尿道有弯曲和狭窄部位，如操作不熟练或反复插管，导致尿道黏膜损伤。

2. 患者过度紧张导致尿道括约肌痉挛，导尿时易损伤尿道黏膜，插尿管时可出现尿道括约肌痉挛导致尿道黏膜损伤。

3. 尿道解剖发生病理变化，如前列腺增生症，导致尿道狭窄、扭曲变形，此时插入导尿管易致尿道损伤。

4. 烦躁、意识模糊的患者拔除导尿管，易造成尿道黏膜损伤。

5. 尿管型号选择不合适或质地较硬的导尿管，置入时易引起尿道黏膜损伤。

（二）临床表现

尿道外口见血液流出，有时伴血块，尿道内疼痛。排尿时加重，局部有压痛，部分患者有排尿困难甚至发生尿潴留。严重损伤时，可有会阴血肿，尿外渗，甚至直肠瘘。并发感染时，尿道溢出脓性分泌物或尿道周围脓肿。

（三）预防及处理

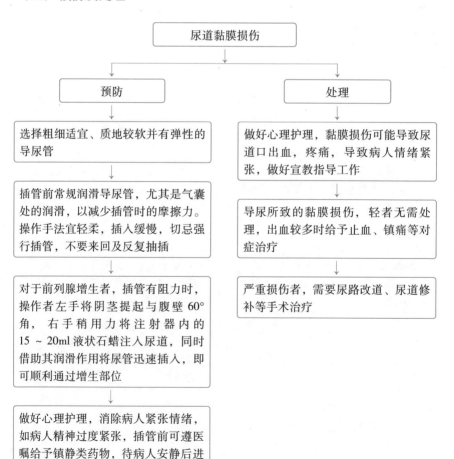

五、尿道出血

(一) 发生原因

1. 前述各种原因导致的尿道黏膜损伤，严重时均可引起尿道出血。

2. 凝血功能障碍也可导致尿道出血。

3. 药物引起尿道黏膜充血、水肿，使尿道易致机械性损伤而发生尿道出血。

4. 严重尿潴留患者导致膀胱内压升高，如大量放尿，膀胱内突然减压，使黏膜急剧充血、出血而发生血尿。

(二) 临床表现

尿道疼痛，尿液外观为洗肉水样或有血凝块从尿道流出或滴出，显微镜检查尿液红细胞数高于正常值。

(三) 预防及处理

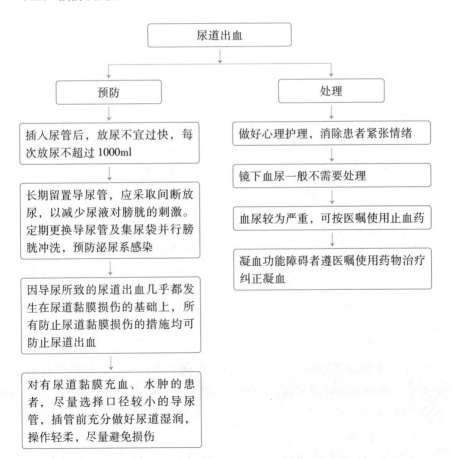

六、虚脱

（一）发生原因

一次大量放尿超过 1000ml 以上，使腹腔内压力突然降低，血液大量滞留腹腔血管内，影响回心血量，导致血压下降而虚脱。

（二）临床表现

一次大量放尿后，患者突然出现恶心、头晕、心悸、面色苍白、呼吸表浅、全身出冷汗、肌肉松弛、周身无力，往往突然瘫倒在地，严重者伴有意识不清。

（三）预防及处理

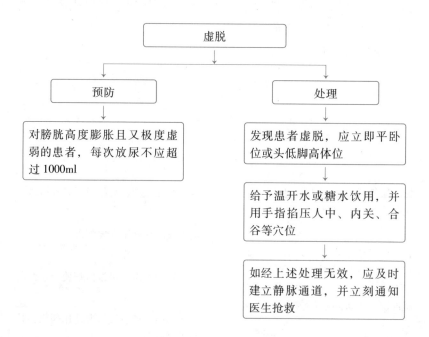

七、误入阴道

（一）原因

1. 老年女性患者因会阴部肌肉及黏膜松弛，萎缩牵拉，使尿道口陷于阴道前壁中，造成尿道外口异位，操作中误将导尿管插入阴道。

2. 外阴部肿瘤的患者，不易正确判断尿道口位置。

（二）临床表现

导尿管插入后无尿液流出，而患者膀胱仍充盈、膨胀。

（三）预防及处理

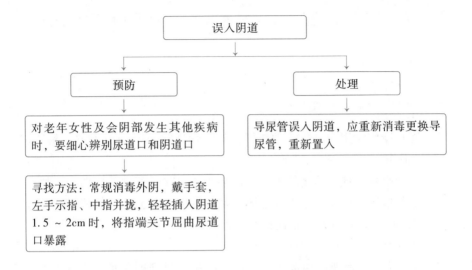

八、尿道假性通道形成

（一）原因

多年于脊髓损伤并发截瘫患者，反复、长期插入尿管，易造成膜部损伤，形成尿道假性通道。

（二）临床表现

尿道疼痛、尿道口溢血。尿道镜检发现假性通道形成。

（三）预防及处理

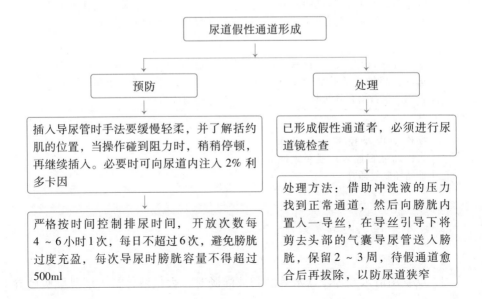

第十九节　灌肠术操作并发症预防及处理流程

一、肠道黏膜损伤

（一）原因

1. 灌肠操作时用力过猛，动作粗暴或肛管液状石蜡润滑不够，易造成肠道黏膜的损伤。

2. 肛管质量欠佳，质地较硬，多次插管会引起肠道黏膜损伤、水肿。

3. 术前指导不到位，患者在灌肠时精神紧张，导致肛提肌收缩和外括约肌收痉挛，肛管插入阻力大而致肠道黏膜损伤。

（二）临床表现

肠道黏膜损伤表现：局部压痛，肛门疼痛，排便时加剧。严重时可见肛门处出血，粪便带血丝，排便困难等。

（三）预防及处理

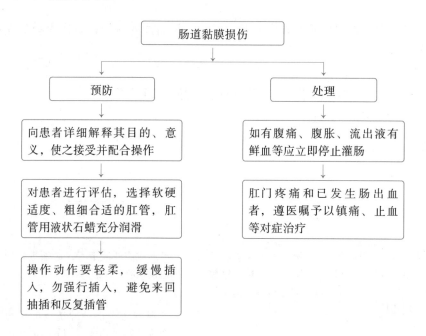

二、水中毒、电解质紊乱

（一）原因

1. 反复用清水或等渗盐水等灌肠液灌肠时，大量液体被大肠黏膜吸收导致水中毒。

2. 灌肠以后排便异常增多，丢失过多的水，电解质导致脱水或低钠、低钾血症。

（二）临床表现

1. 脱水患者表现为口渴，查体见皮肤干燥、心动过速、血压下降、尿量减少、尿色加深。

2. 水中毒者早期表现为烦躁不安，继而嗜睡、抽搐、昏迷，查体可见球结膜水肿。

3. 低钾血症者表现为软弱无力、腹胀、肠鸣音减弱、腱反射迟钝或消失，可出现心律失常。

（三）预防及处理

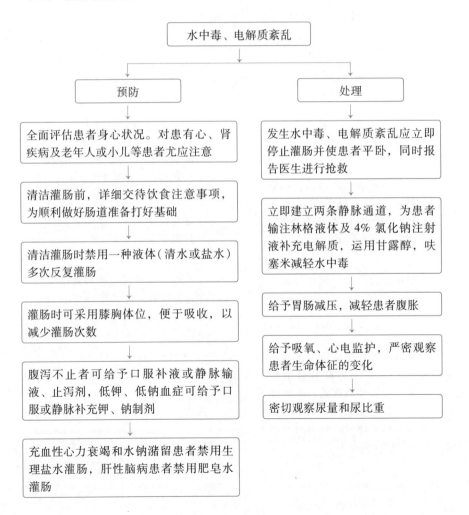

三、虚脱

（一）原因

1. 患者精神过度紧张。
2. 灌肠液温度过低，致使肠道痉挛。
3. 灌肠次数过多，速度过快，溶液过量。
4. 患者年老体弱、全身营养状况差或患有严重心肺疾病。

（二）临床表现

患者表现为头晕、恶心、面色苍白、脉速、全身出冷汗甚至晕厥。

（三）预防及处理

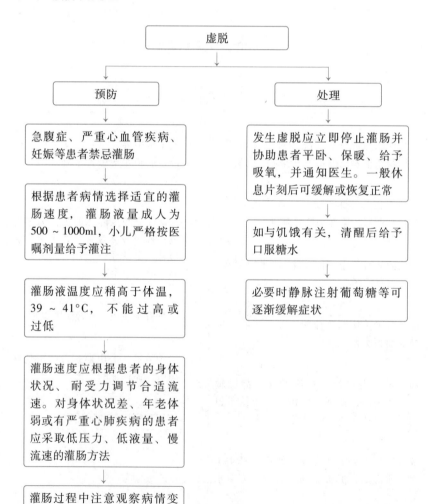

四、肠道出血

（一）原因

1. 肛管质地粗硬，肛管润滑不到位。

2. 插管动作粗暴，用力过猛，反复多次插管。

3. 患者有痔疮、肛门或直肠畸形、肿物、凝血机制障碍等，插管时增加了肛门的机械性损伤。

4. 灌肠时患者情绪紧张，肛门括约肌处于收缩状态，插入肛管时阻力较大，容易用力过度，伤及直肠。

（二）临床表现

表现为肛管前端有血迹，肛门滴血或排便带有血丝、血凝块。

（三）预防及处理

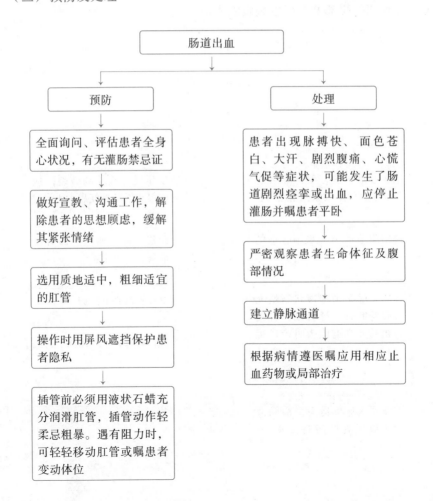

五、肠穿孔、肠破裂

（一）原因

1. 肛管质地粗硬，肛管润滑不到位。

2. 灌入液体过多，肠道内压力过大。

3. 插管动作粗暴，用力过猛，反复多次插管。

4. 灌肠时患者情绪紧张，肛门括约肌出于收缩状态，插入肛管时阻力较大，容易用力过度，伤及直肠。

5. 患者有痔疮、肛门或直肠畸形、肿物、凝血功能障碍等异常，插管时增加了肛门的机械性损伤。

（二）临床表现

灌肠时患者突然腹胀、腹痛，进行性加重。腹部体征表现为全腹肌紧张、压痛、反跳痛。腹部 B 超可发现腹腔积液。

（三）预防及处理

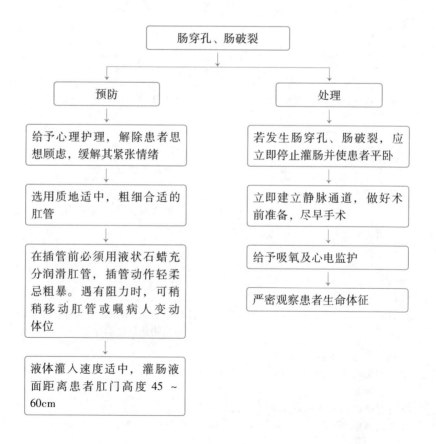

六、肛周皮肤损伤

（一）原因

1. 便器使用不当，擦伤肛周皮肤。

2. 长期卧床或年老体弱患者灌肠后排便次数增多，肛周皮肤长期受潮湿刺激，抵抗力降低。

（二）临床表现

患者肛周皮肤发红、红肿甚至破溃。

（三）预防及处理

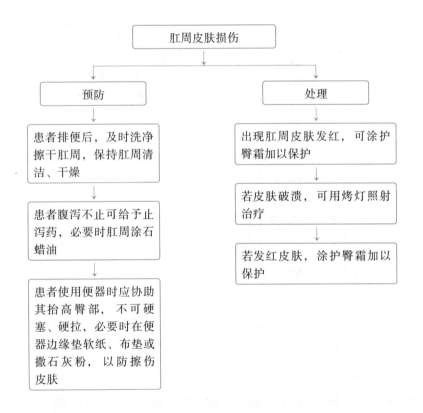

七、大便失禁

（一）原因

1. 清洁灌肠时患者精神紧张造成排便反射控制障碍。

2. 灌肠时插入肛管动作过猛损伤了肛门括约肌或其周围的血管神经。

3. 长期频繁灌肠导致肛门括约肌反应性降低，甚至永久性松弛，损伤肛门括约肌或其周围的血管与神经。

（二）临床表现

粪便不自主由肛门排出。

（三）预防及处理

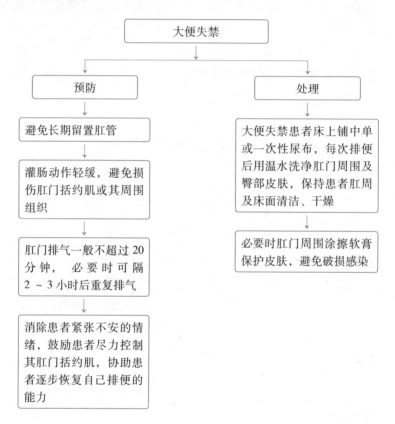

八、排便困难

（一）原因

1. 插管过程中肛管插入粪便中，使肛管堵塞，导致灌肠失败。

2. 对于粪便干结的患者，注入的灌肠液停留时间短，不能使粪便软化、溶解，粪便堵塞肛门及直肠，致使排便困难。

（二）临床表现

患者自感排便困难，伴有头痛、乏力、食欲不佳、腹痛等症状，且腹胀明显。

（三）预防及处理

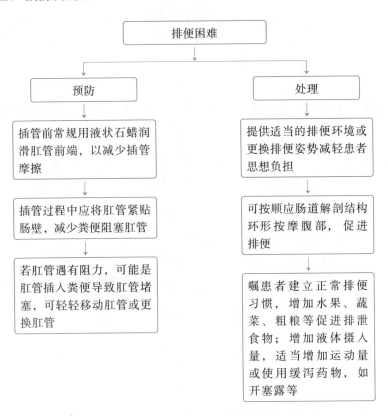

第二十节 约束带使用并发症预防及处理流程

一、血液循环障碍

（一）原因

1. 约束带约束过紧，影响静脉回流。

2. 约束带过窄，使得约束部位压强增大。

3. 约束时间较长，未定时松解，导致局部组织长期受压。

4. 约束方法错误，导致约束带随患者的活动而越拉越紧，如未及时处理，影响局部血液循环。

（二）临床表现

约束部位皮肤苍白、发绀、肿胀、麻木、刺痛、冰冷等，严重者出现水疱或组织坏死。

（三）预防及处理

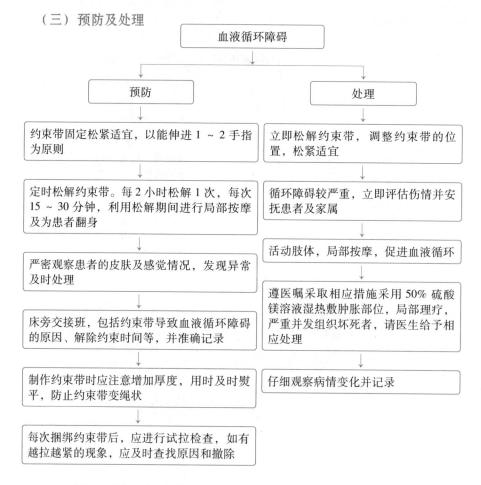

二、皮肤破损、皮下淤血

（一）原因

1. 保护垫太薄，起不到保护作用，易造成皮肤破损。

2. 约束带捆绑过紧，导致皮肤磨损或皮下出血。

3. 在水肿或病变皮肤处使用约束带，易使皮肤破损。

4. 未放保护垫或者保护垫移位、保护垫质地较硬、粗糙，使局部皮肤受到摩擦，出现破损。

5. 床单位不平整，或约束肢体附近有锐利、坚硬的物体，躁动时与其发生碰撞、摩擦，导致皮肤破损。

（二）临床表现

约束部位疼痛，出现皮肤破损、皮下淤血、瘀斑。

（三）预防及处理

（1）皮肤受损

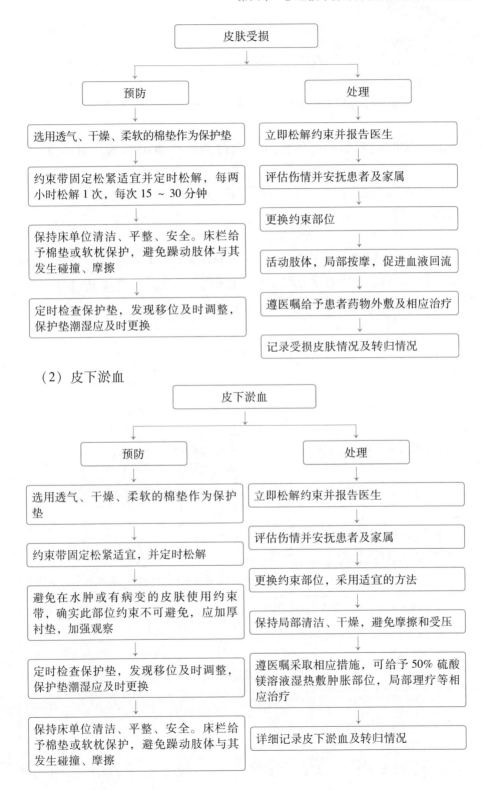

皮肤受损

预防

选用透气、干燥、柔软的棉垫作为保护垫

约束带固定松紧适宜并定时松解，每两小时松解 1 次，每次 15 ~ 30 分钟

保持床单位清洁、平整、安全。床栏给予棉垫或软枕保护，避免躁动肢体与其发生碰撞、摩擦

定时检查保护垫，发现移位及时调整，保护垫潮湿应及时更换

处理

立即松解约束并报告医生

评估伤情并安抚患者及家属

更换约束部位

活动肢体，局部按摩，促进血液回流

遵医嘱给予患者药物外敷及相应治疗

记录受损皮肤情况及转归情况

（2）皮下淤血

皮下淤血

预防

选用透气、干燥、柔软的棉垫作为保护垫

约束带固定松紧适宜，并定时松解

避免在水肿或有病变的皮肤使用约束带，确实此部位约束不可避免，应加厚衬垫，加强观察

定时检查保护垫，发现移位及时调整，保护垫潮湿应及时更换

保持床单位清洁、平整、安全。床栏给予棉垫或软枕保护，避免躁动肢体与其发生碰撞、摩擦

处理

立即松解约束并报告医生

评估伤情并安抚患者及家属

更换约束部位，采用适宜的方法

保持局部清洁、干燥，避免摩擦和受压

遵医嘱采取相应措施，可给予 50% 硫酸镁溶液湿热敷肿胀部位，局部理疗等相应治疗

详细记录皮下淤血及转归情况

三、神经损伤

（一）原因

1. 约束过紧，使约束部位血液循环受阻，神经缺少血供，导致神经损伤。

2. 约束时间较长，肢体长时间未得到活动而出现肢体麻木和关节僵硬。

3. 肢体约束过度伸张，躁动时引发骨折或神经损伤，多见于手肘部骨折及臂丛神经损伤。

（二）临床表现

受约束的肢体麻木、关节僵硬、出现活动障碍，神经损伤者出现肘关节屈曲受限，上肢上举困难或不能完成背手动作，出现"猿手""爪形手""垂腕征""方肩""翼状肩"等表现。

（三）预防及处理

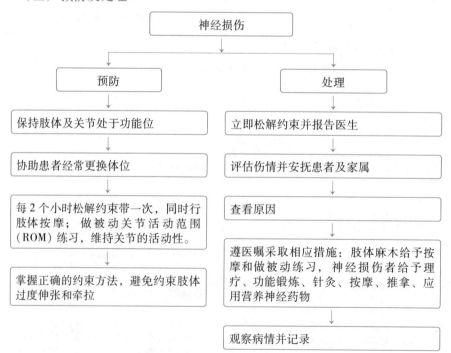

四、窒息

（一）原因

1. 心、肺大手术后，患者本身心、肺功能降低，加之胸带固定，压迫感加重，感觉呼吸困难，如果约束带使用不当，影响呼吸，导致窒息。

2. 约束胸腹部过紧、约束胸腹部时间较长，造成呼吸困难。呼吸困难长时间得不到缓解导致窒息。

3. 躁动时导致约束带紧迫感加重，造成胸腹部损伤，造成呼吸困难，严重时继发窒息。

（二）临床表现

1. 呼吸道受阻，氧气吸入造成障碍后，因体内尚有余氧可供组织细胞代谢活动的利用，以及呼吸、循环的代偿，此期持续半分钟左右，可不显示任何症状。

2. 由于机体缺氧和二氧化碳潴留刺激延髓呼吸中枢，致呼吸加深加快。脉搏加快，血压上升。由于呼吸运动加快，胸膜腔负压增加，回心血量增加，继之右心和静脉系统淤血，颜面和手指发绀，眼球突出，憋闷面容，持续1~1.5分钟。

3. 因机体内二氧化碳持续增多，刺激迷走神经，反射性引起呼吸运动加剧，呼气大于吸气。全身骨骼肌痉挛，甚至强直，意识逐渐丧失，心跳变慢，瞳孔缩小，还可出现流涎，不自主地排便或排精。时间不超过1分钟。

4. 由于严重缺氧呼吸中枢深度抑制，呼吸变浅变慢后停止，神经系统功能逐渐丧失，出现肌肉松弛，心跳微弱，血压下降。时间持续1~2分钟。

5. 由于严重缺氧，呼吸中枢深度抑制，呼吸变浅变慢后停止。神经系统功能逐渐丧失，出现肌肉松弛，心跳微弱，血压下降。时间持续1~2分钟。

（三）预防及处理

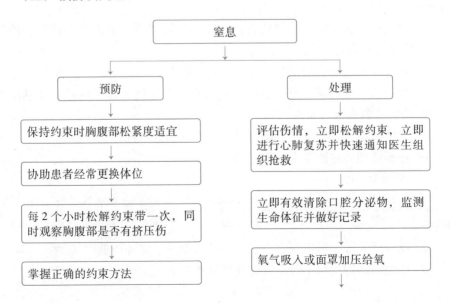

续流程

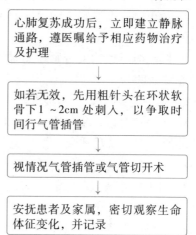

心肺复苏成功后，立即建立静脉通路，遵医嘱给予相应药物治疗及护理

↓

如若无效，先用粗针头在环状软骨下 1～2cm 处刺入，以争取时间行气管插管

↓

视情况气管插管或气管切开术

↓

安抚患者及家属，密切观察生命体征变化，并记录

第二十一节　血液透析常见技术并发症预防及处理流程

一、热源反应

（一）发生原因

最常见为内毒素热原反应。

1. 复用透析管路特别是透析器时，冲洗不彻底，清洗剂效价低或浸泡时间未达到要求。

2. 复用透析管路时，配制消毒液用水为非反渗水，消毒剂效价低，消毒液灌注不足及管路透析器内混有气泡。

3. 消毒时间超过有效期，消毒液效价已降低。

4. 新透析器透析膜完整性不良或复用高通透性透析器，内毒素及其降解产物从透析液侧弥散入血液。

5. 透析液原液或透析用反渗水被污染，细菌数和内毒素严重超标。

6. 透析液细菌过滤器未定期更换。

（二）临床表现

1. 透析开始一小时左右，病人出现寒战、高热、血压升高、头痛和全身不适。

2. 反应严重者，可出现心力衰竭，继而血压下降等严重症状。

3. 体温高热持续数小时后可逐渐恢复正常。

（三）预防与护理

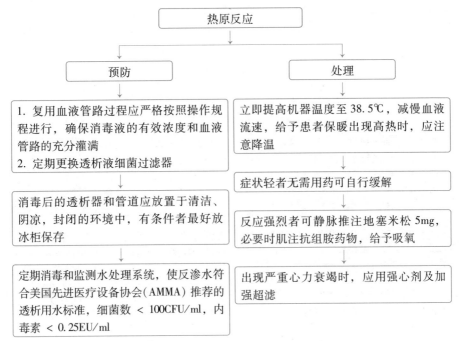

二、空气栓塞

（一）发生原因

当透析机的空气安全监视装置失灵或被强行关闭时，发生下列情况时，空气进入体外血液循环，继而引起血液空气栓塞。

1. 透析管路预充不充分，空气未完全排除即连接病人血管通路。

2. 安装透析管路时，静脉空气捕集器（静脉壶）被倒置或液面过低，空气进入静脉回路。

3. 血泵前补液输完后未及时夹闭管道。

4. 血泵前管道破损，或泵前肝素注射器连接处松脱。

5. 供血侧穿刺针与动脉管道连接处松脱，或穿刺针固定不稳妥、受外力牵拉，从穿刺部位脱落。

6. 当透析机除气泵失灵和透析液温度过低时，透析液在加温过程中产生大量气体，通过透析膜弥散至血液。

7. 透析结束时，回血操作错误，未及时关闭血泵和夹闭静脉回路。

（二）临床表现

1. 少量空气呈微小泡沫缓慢进入血液时，可无明显症状，或有少许干咳。

2. 若气泡较大，进入血液速度较快时，病人可立刻出现症状：突然胸痛、胸闷、呼吸困难、剧烈咳嗽，发绀、烦躁不安，严重时神志不清。

3. 进入血液的空气达 5ml 以上时，可引起缺氧而立即死亡。

（三）预防与护理

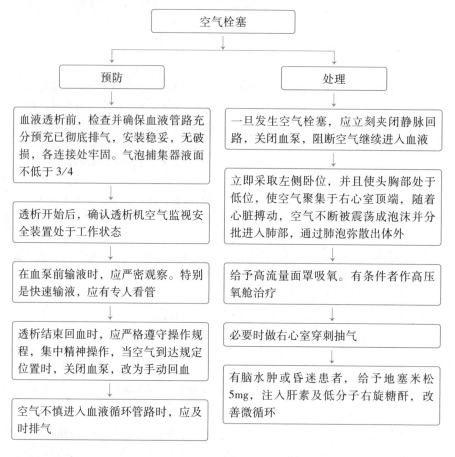

三、溶血

血液透析发生溶血是少见而严重的并发症，绝大多数发生原因是与透析液有关。

（一）发生原因

1. 透析液浓度异常　透析机设有浓度监视装置。正常情况下，当透析液浓度超出设定的安全范围时，机器发出警示，同时透析液旁路开关自动打开，透析液停止通过透析器。但是，在机器浓度计失灵或浓度警戒范围被人为设置过大时，异常浓度的透析液就会通过透析器进入血液，使血浆渗透压发生改变，引起红细胞肿胀或脱水，继而发生红细胞破裂引起溶血。

2. 水处理系统故障　透析用水中氧化剂和还原剂含量较高，如铜、氯、氯胺及硝酸盐等，特别是活性炭失效不能把总氯降到 0.1mg/L 以下时，氯进入血液与血红蛋白结合氧化成高铁血红蛋白，致血红蛋白下降。严重时引起溶血。

3. 消毒剂残留　水处理系统或透析机消毒后未进行彻底清洗，复用透析管路预充时，消毒液未彻底排尽，致使消毒液在透析过程中进入血液，引起溶血。

4. 透析液温度异常升高　多为透析机加热器及温度监控系统出现异常。如某些透析机的漏血监视器和加热监控器设计在同一 CPU 上，往往在不得已关闭漏血监视器的同时，后者亦停止监控，加热器持续加热，导致透析液温度异常升高。透析液温度 47～51℃，溶血可在数小时至 48 小时内发生，超过 51℃病人可立刻溶血。

5. 血红细胞机械损伤　可见于血泵轴轮对透析管压迫过紧及管壁粗糙，造成红细胞破损。

6. 异型输血。

（二）临床表现

1. 急性溶血时，病人接受回血的静脉突然疼痛，静脉回路管中血液呈淡红色或葡萄酒色。

2. 胸闷、呼吸困难、烦躁不安，伴有心律失常等高血钾症状。

3. 腰背部疼痛，或腹肌痉挛。

4. 血细胞比容明显下降，血液滤过时滤出液肉眼可见呈淡红色。

5. 由透析用水中氯胺引起的溶血，少量而缓慢，症状不明显，可有大批透析患者血红蛋白同时下降的现象。

（三）预防与护理

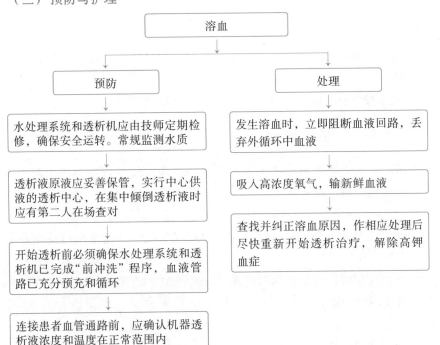

四、硬水综合征

水中含有较高的钙离子和镁离子称为硬水。透析患者接受硬水透析后出现高 Ca^{2+} 和高 Mg^{2+} 血症并由此引起一系列症状称硬水综合征。日常用自来水硬度为100dh，必须经初步过滤 - 软化 - 吸附 - 反渗透等一系列处理，方可作为透析用水。水的软化是水处理其中一个步骤。通常采用钠型的阳离子交换树脂，即将钠离子与水中的阳离子交换；吸附钙和镁离子，释放钠离子。经软化处理后的水<10dh，称软水。当树脂吸附饱和后，需用饱和盐水中的钠离子将钙、镁离子重新置换出来排出树脂罐，恢复软化功能，称为再生。再生程序可自动进行，多设定每周 2~3 次在夜间的非透析时间执行。

（一）发生原因

1. 软化水装置故障，硬水直接进入透析用水系统。
2. 树脂罐的树脂膜破损。
3. 树脂罐的树脂长期使用，未及时更换，不能完成有效再生。
4. 用于置换用的饱和盐水罐未及时补充盐或盐颗粒未完全溶解。

（二）临床表现

恶心、呕吐、头痛、血压升高，全身皮肤温热、发红，兴奋，甚至昏迷。

（三）预防与护理

1. 经常检查软水装置的工作性能，及时了解自动再生程序是否正常进行，定期监测水质。
2. 发生硬水综合征时，立即中止透析，对症处理。

五、透析液配制错误

透析液是血液透析治疗的关键因素之一，透析液配置错误可引起严重的电解质紊乱和酸碱平衡紊乱。

（一）发生原因

1. 透析机比例泵故障、浓度监视器故障或关闭、透析液浓度安全报警范围人为设置错误。
2. B 液配制时间过长或长时间暴露在空气中，而发生分解。
3. 采用透析液中心供给时，进行人工集合 A、B 原液操作时发生错误。
4. 透析机 A、B 吸液管与浓缩透析液 A 液和 B 液的连接发生混淆。

5. 透析机未能及时除铁，导致电导度探头灵敏度降低，造成高钠透析。

6. 水处理系统或透析机消毒后未进行彻底清洗，即进入透析程序。

7. 透析液原液严重污染或被恶意投毒。

（二）临床表现

1. 透析液总浓度过高或过低。主要表现：①高钠血症：头痛、高血压、烦躁、口干、定向力差、昏迷、呼吸困难。②低钠血症：血压下降、恶心、呕吐、肌肉抽搐、头痛、意识障碍，出现溶血症状，甚至死亡。

2. 在总浓度正常的情况下，A 液和 B 液比例失调。①A 液浓度高而 B 液浓度低时，病人血清钠水平略低，但无明显不适。②A 液浓度低而 B 液浓度高时，突出表现为低钾血症伴有高钠血症。病人自觉难以忍受的全身不适，血压可正常或略低，头痛、表情淡漠，严重者出现心律失常、血压下降、意识丧失。

3. 当机器仅吸入 A 液时，病人短时间内无明显不适，透析 2 小时后可出现低钠血症和醋酸盐不耐受现象。当仅有 B 液成分的稀释透析液进入透析器时，血细胞在较高的 pH 环境中受到破坏，透析器及静脉回路管的血液。外观呈深暗红色，与动脉导管的鲜红色血液形成鲜明对比。病人接受静脉回路的血管突然剧烈刺痛，胃肠道强烈痉挛，伴有便意，表情极度痛苦。

（三）预防与护理

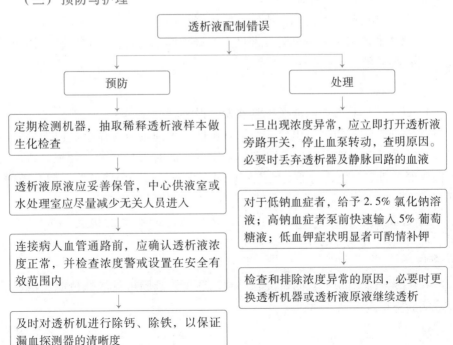

327

六、透析器破膜

透析器破膜是指透析膜破损，血室中的血液向透析液室漏出，血液侧被透析液污染。透析机均设有漏血报警装置，它是利用漏血探测器测量透析液废液管路里透光强度或红细胞对绿光的吸收来实现的，光束穿过透析废液照射到光敏管上，如果废液里混有血液，则透光减弱，光电效应改变引起报警，实现监测目的。注意区别误报警现象：当透析液中混有大量空气或沉淀物经过探测器时，也可发生漏血报警。所以当漏血报警发生时，应仔细分辨确定透析器是否破膜。

（一）发生原因

1. 净化剂或消毒剂对膜的腐蚀。氢氧化钠和含氯剂，对透析膜的腐蚀作用最强，浓度过高和浸泡时间过长，均可导致透析器破膜。如次氯酸钠浓度超过 0.1%，浸泡时间超过 12 小时，可引起透析器破膜。另外，不同的透析膜对氯有不同的耐受性，聚砜膜最好，而纤维素膜则耐受性较差。

2. 机械损伤　如复用时冲洗水压过大；透析器在静脉回路被阻断后，遭受血泵的持续驱动压力达 500mmHg 以上；超滤量设置过大，跨膜压超过 500mmHg；透析器从高处掉落等。

3. 透析器反复多次使用，或消毒后待用时间过长。

4. 透析器制造工艺不过关　常见空心纤维两端与透析器顶盖粘合固定不良，引起血室和透析液室相互交通。

（二）临床表现

1. 处于工作状态中的漏血探测器发生报警。

2. 透析器的透析液流出口，可见有血性呈浑浊透析液流出。但如果只有极少数纤维膜断裂破损时，肉眼不易观察到。此时可打开旁路开关，暂停透析液流经透析器，使透析器上的出液口对准光源，打开旁路开关，如有破膜，积聚一定量的血液会随透析液逸出，可见到一丝丝絮状物漂动。

3. 破膜较小时，由于血流正压，透析液污染血液的机会不大，患者无自觉不适；破膜较大时，患者可出现畏寒发热，数小时后出现血液感染症状。

4. 行无漏血监视装置的血液滤过时，透析器破膜可见淡红色滤出液，滤出液实验室检查可见红细胞。

（三）预防与护理

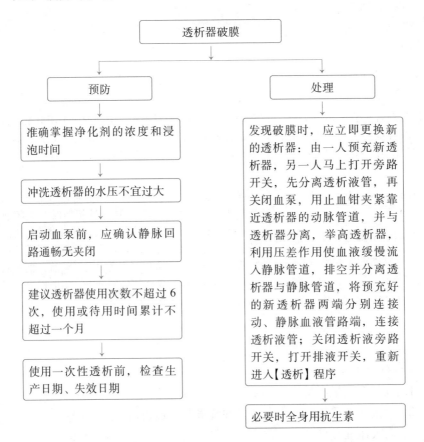

七、动静脉管道渗漏

（一）发生原因

1. 在清洗过程中损坏，特别是在管道血凝块堵塞严重、天气寒冷管路柔韧度下降时，用力敲打所致。

2. 血泵的滚动轴轮对管道泵段的机械磨损。

3. 锐物刺破管道或使用止血钳时损伤管道。

4. 产品质量问题。

（二）临床表现

动静脉管道破损，血液从破损处渗出。

（三）预防与处理

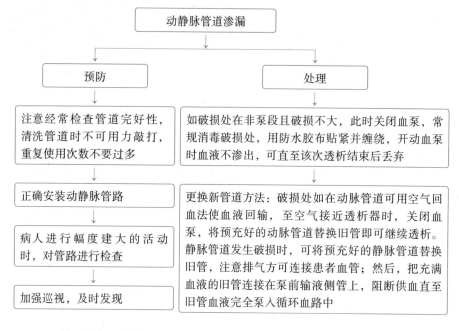

八、体外循环管路凝血

（一）发生原因

1. 抗凝剂用量不足。

2. 无抗凝剂透析时，没有及时冲洗管路及透析器。

3. 病人血液黏稠。

4. 血流缓慢或血流量不足。

5. 体外血液循环特别是在透析器中，混有空气。

6. 血液管路内壁粗糙。

（二）临床表现

血液体外循环最容易发生凝血的地方是透析器（灌流器）、动脉壶、静脉壶和接受静脉回路的穿刺针头或血管通路，正确判断凝血部位，并迅速处理，可避免体外循环完全堵塞现象发生。

1. 动脉气泡捕集器凝血。动脉管道压力升高，可达 250～300mmHg（正常约 100mmHg），动脉壶可见暗红色血凝块。静脉管道压力不高或略低。

2. 透析器凝血动脉管道压力升高，静脉管道压力下降。透析器外观呈黑色带，透析器动脉端盖可见暗红色血凝块。

3. 静脉气泡捕集器凝血。静脉管道压力异常升高至 250mmHg（正常约 50mmHg）以上，动脉管道压力升高，静脉壶可见暗红色血凝块。此时，动脉管道及透析器因血流不畅通而继发凝血；很快，静脉壶的血凝块延伸至静脉回路侧穿刺针头，致使循环管路全部堵塞，血液不能回纳。

4. 接受静脉回路的血管通路或穿刺针头凝血。动、静脉管道压力均升高，可迅速导致整个循环管路全部堵塞。如此时未及时处理，在血泵的继续驱动下，可导致血液管路各连接处松脱、崩裂。

（三）预防与护理

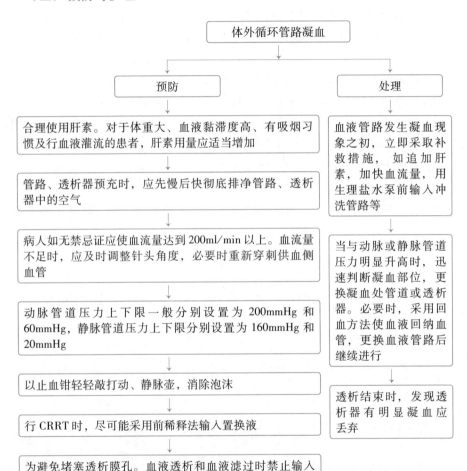

体外循环管路凝血

预防

合理使用肝素。对于体重大、血液黏滞度高、有吸烟习惯及行血液灌流的患者，肝素用量应适当增加

管路、透析器预充时，应先慢后快彻底排净管路、透析器中的空气

病人如无禁忌证应使血流量达到 200ml/min 以上。血流量不足时，应及时调整针头角度，必要时重新穿刺供血侧血管

动脉管道压力上下限一般分别设置为 200mmHg 和 60mmHg，静脉管道压力上下限分别设置为 160mmHg 和 20mmHg

以止血钳轻轻敲打动、静脉壶，消除泡沫

行 CRRT 时，尽可能采用前稀释法输入置换液

为避免堵塞透析膜孔。血液透析和血液滤过时禁止输入脂肪乳；输血时应尽量避免在透析器前的管路输入

行无抗凝剂的体外血液循环净化时，注意：① 使用全新透析器和管道，选用聚丙烯腈膜(PAN)透析器。② 预充时，用含肝素的盐水疱浸并循环 30 分钟以上，上机前再用 500ml 生理盐水排去含有肝素盐水的预充液。③ 在病人病情允许的情况下，血流量应调至 250 ~ 300ml/min。④ 每 30min 从泵前输液侧管以 100ml/min 左右的流速冲入生理盐水。⑤ 冲洗时，应阻断供血侧血流，直至透析器血液变成淡红色

处理

血液管路发生凝血现象之初，立即采取补救措施，如追加肝素，加快血流量，用生理盐水泵前输入冲洗管路等

当与动脉或静脉管道压力明显升高时，迅速判断凝血部位，更换凝血处管道或透析器。必要时，采用回血方法使血液回纳血管，更换血液管路后继续进行

透析结束时，发现透析器有明显凝血应丢弃

九、血液体外循环意外失血

（一）发生原因

1. 循环管路因血流受阻，致使管路各连接处崩裂分离，血液从循环管路流失。

2. 血液管路（特别是静脉回路侧）与穿刺针或留置导管连接处松脱。

3. 动脉或静脉穿刺针脱落，导致动脉穿刺口流血或静脉回路血液被泵出体外。

4. 机器漏血监视器失灵或关闭，透析器破膜而未被及时发现。

5. 排放预充液时，精神不集中，致使血液大量排放至体外。

6. 各种原因引起的外循环严重凝血，致使血液不能回输。整套外循环血量在 180~300ml。

7. 管路上夹子没有夹闭，白帽未拧紧，造成血液从管路侧支流出。

（二）临床表现

1. 管道压力过低报警。当血液管路各连接处松脱后，动、静脉压力下降，尤其以静脉管道压力下降更明显。

2. 空气监视器报警。如动脉导管与穿刺针连接处松脱或穿刺针脱落，空气随之泵入循环管路中。

3. 失血量不多者，无明显症状或面色苍白；失血多者可出现血压下降，严重时出现失血性休克。

（三）预防与护理

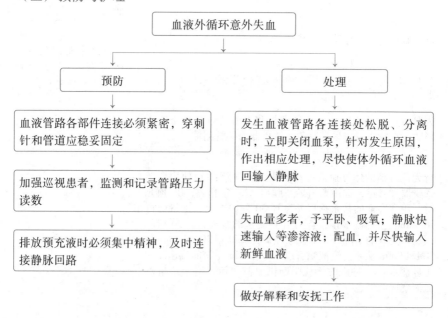

```
              血液外循环意外失血
                     │
         ┌───────────┴───────────┐
         ▼                       ▼
       预防                     处理
         │                       │
血液管路各部件连接必须紧密，   发生血液管路各连接处松脱、分离
穿刺针和管道应稳妥固定         时，立即关闭血泵，针对发生原因，
         │                   作出相应处理，尽快使体外循环血液
加强巡视患者，监测和记录管路压力   回输入静脉
读数                            │
         │                   失血量多者，予平卧、吸氧；静脉快
排放预充液时必须集中精神，及时连   速输入等渗溶液；配血，并尽快输入
接静脉回路                     新鲜血液
                                │
                            做好解释和安抚工作
```

第二十二节　心肺复苏术并发症预防及处理流程

一、肋骨骨折

（一）发生原因

1. 胸外心脏按压用力过大或用力不当；按压位置不当；用力方向与胸壁不垂直；按压呈摇摆状；均可造成肋骨骨折。

2. 患者年龄大、骨质疏松、肋骨弹性减弱，也可引起肋骨骨折。

（二）临床表现

1. 局部疼痛，且随咳嗽、深呼吸或身体转动时加重，同时可有骨摩擦感。

2. 胸壁血肿、胸部疼痛以及胸廓稳定性受破坏，呼吸方式改变。

3. 多根肋骨骨折时出现连枷胸。

4. 胸廓挤压试验出现间接压痛或直接压痛。

5. X线胸片上显示肋骨骨折。

（三）预防及处理

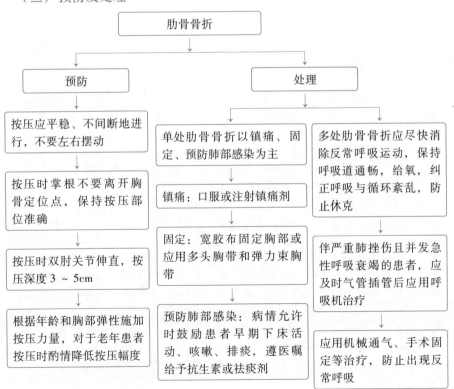

二、损伤性血气胸

（一）发生原因

1. 对于有外伤的患者，可能存在颈部、胸部外伤，在行心肺复苏开放气道和胸外按压时用力过大、用力不当有可能造成损伤。

2. 胸外按压时，骨折端刺破胸膜腔，形成血气胸。

3. 胸外按压时，骨折端刺破胸部血管，引起血胸。

（二）临床表现

1. 气胸　伤侧肺部分萎陷，可出现胸闷、气急、干咳，大量积气时出现呼吸困难。

2. 血胸　少量出血无明显症状，出血量超过 500ml 可出现呼吸循环衰竭和失血性休克症状，如面色苍白、口渴、血压下降、脉搏细速、呼吸急促、发绀、贫血等。

（三）预防及处理

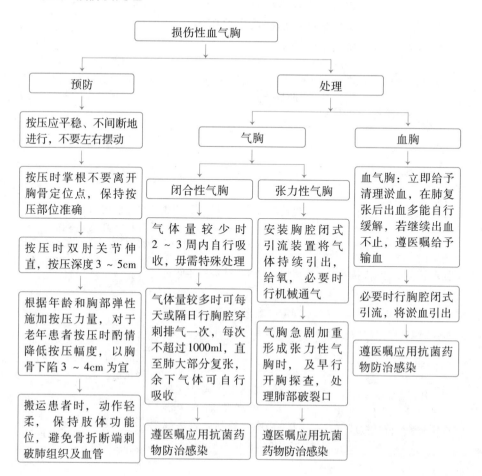

三、心脏创伤

（一）发生原因

胸外按压时受压力撞击所致

（二）临床表现

1. 心前区疼痛，心电图可见室性或室上性期前收缩等。

2. 偶见 ST-T 段异常和心肌梗死的征象。

（三）预防及处理

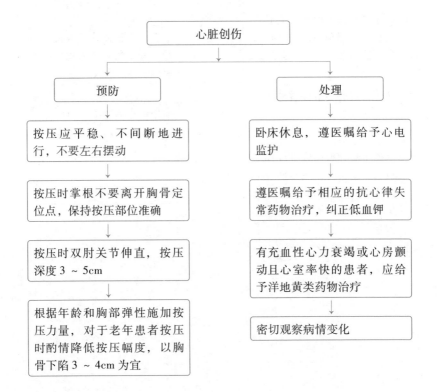

四、栓塞

（一）发生原因

　　胸外心脏按压发生肋软骨分离和肋骨骨折时，骨髓内的脂肪滴可进入体循环血管导致栓塞。

（二）临床表现

　　潜伏期 12~36 小时或更长时间后突然出现呼吸困难，心动过速、发热（体温可达 39℃以上）、发绀、烦躁不安、易激动、谵妄，继之昏迷。

（三）预防及处理

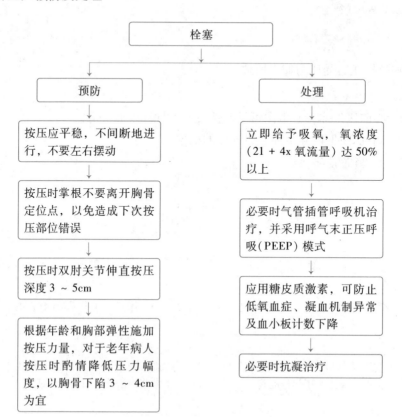

参 考 文 献

［1］ 吴欣娟. 临床护理技术并发症与应急处理. 北京：人民卫生出版社，2016，155-261.

［2］ 张素秋，石福霞. 中医护理技术操作实训. 北京：人民军医出版社，2011，1-66.

［3］ 张素秋. 中医科护士规范操作指南. 北京：中国医药科技出版社，2017，1-110.

［4］ 王建荣，皮红英，张稚君. 基本护理技术操作规程与图解. 北京：北京科学出版社，2016，99-283.

［5］ 国家中医药管理局医政司. 护理人员中医技术使用手册，2015，1-70.

［6］ 中华中医药学会护理分会. 18项中医护理技术评分标准，2016，1-19.

［7］ 护理技术专家委员会. 50项护理技术操作技术图解与评分标准. 北京：中国医药科技出版社，2014，30-261.

［8］ 皮红英，陈海花，田晓丽. 军队医院护士必读. 北京：人民军医出版社，2013，85-153.

［9］ 黄金，李乐之. 常用临床护理技术操作并发症的预防及处理. 北京：人民卫生出版社，2013，44-190.

［10］ 吴惠平，罗伟香. 护理技术操作并发症及处理. 北京：中国医药科技出版社，2015，37-99.

［11］ 潘瑞红，陆贞，程辉. 临床护理技术操作常见并发症的预防与处理. 华中科技大学出版社，2014，1-77.

［12］ 中华中医药学会. 中医护理常规技术操作规程. 北京：中国中医药出版，2006，194-206.

［13］ 李小寒，尚少梅. 基础护理学第五版. 北京：人民卫生出版社，2012，49-52.

［14］ 李俊英，罗艳丽，余春华. 外周中心静脉导管技术的临床应用. 北京：科学出版社，2013，92-115.